中医文化系列丛书

中医药文化软实力研究

张洪雷 著

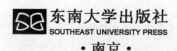

东南大学出版社
SOUTHEAST UNIVERSITY PRESS

·南京·

图书在版编目(CIP)数据

中医药文化软实力研究/张洪雷著. —南京:东南大学出版社,2023.12

ISBN 978-7-5766-1036-9

Ⅰ. ①中… Ⅱ. ①张… Ⅲ. ①中国医药学—文化研究 Ⅳ. ①R2-05

中国国家版本馆 CIP 数据核字(2023)第 250516 号

○ 2015 年江苏省社会科学基金项目"文化强国视域下中医药文化软实力研究"资助项目(编号:15ZHB007)
○ 2018 年国家社科基金重大项目"中医药文化国际传播认同体系研究"资助项目(编号:18ZDA322)

中医药文化软实力研究
ZHONGYIYAO WENHUA RUANSHILI YANJIU

著　　者:张洪雷
出版发行:东南大学出版社
社　　址:南京市四牌楼 2 号　　邮编:210096　　电话:025-83793330
网　　址:http://www.seupress.com
出 版 人:白云飞
经　　销:全国各地新华书店
印　　刷:南京玉河印刷厂
开　　本:710 mm×1000 mm　1/16
印　　张:14.25
字　　数:256 千字
版　　次:2023 年 12 月第 1 版
印　　次:2023 年 12 月第 1 次印刷
书　　号:ISBN 978-7-5766-1036-9
定　　价:58.00 元

本社图书若有印装质量问题,请直接与营销部联系。电话(传真):025-83791830

责任编辑:刘庆楚　责任校对:子雪莲　封面设计:企图书装　责任印制:周荣虎

目　录

第一章　导　论 ……………………………………………………… 1

第一节　中医药文化软实力提出的背景 …………………………… 1

第二节　文化软实力、中医药文化软实力的内涵、性质和特征 ……… 6

第三节　中医药文化软实力的主要来源 …………………………… 20

第四节　中医药文化软实力的影响要素 …………………………… 29

第五节　中医药文化软实力评价体系 ……………………………… 35

第二章　提升中医药文化软实力：健康中国建设的历史使命 …… **42**

第一节　健康中国战略提出的历史背景 …………………………… 42

第二节　健康中国建设的基本内涵及方针 ………………………… 45

第三节　历史使命：提升中医药文化软实力助力健康中国建设 ……… 50

第三章　增强中医药文化软实力，顺应文化强国建设的时代要求

………………………………………………………………… **62**

第一节　文化强国建设的时代背景 ………………………………… 62

第二节 文化强国建设的历史发展进程 ·············· 64

第三节 时代要求：增强中医药文化软实力助力文化强国建设 ·········· 68

第四章 提升中医药文化软实力的前提：文化自觉和文化自信

·············· **74**

第一节 文化自觉的内涵及特征 ·············· 76

第二节 培养中医药文化自觉,提升中医药文化软实力 ·········· 78

第三节 文化自信的内涵及特征 ·············· 83

第四节 增强中医药文化自信,提升中医药文化软实力 ·········· 85

第五章 传承和创新中医药,提升中医药文化吸引力 ·········· 94

第一节 中华优秀传统文化：中医药文化吸引力的基础 ·········· 94

第二节 文化反思：提升中医药文化吸引力的条件 ·········· 103

第三节 文化传播：提升中医药文化吸引力的路径 ·········· 110

第六章 中医药与国家形象塑造 ·········· 115

第一节 国家形象与国家中医药形象 ·········· 116

第二节 塑造国家形象的中医药实体本源 ·········· 125

第三节 从建构主义视角探索中医药对国家形象的塑造 ·········· 129

第七章 中医药话语权与中医药文化软实力 ·········· 139

第一节 中医药话语权的含义 ·········· 139

第二节　我国中医药话语权现状分析 ………………………………… 140

第三节　对提升中医药国际话语权的探索 ……………………………… 153

第八章　发展中医药文化产业，增强中医药文化软实力 ………… **160**

第一节　中医药文化产业概述 …………………………………………… 160

第二节　我国中医药文化产业现状分析 ………………………………… 167

第三节　发展我国中医药文化产业的策略和途径 ……………………… 174

第九章　中医药文化传播与中医药文化软实力提升 ……………… **179**

第一节　中医药文化国内传播，提升中医药的吸引力和影响力 ……… 180

第二节　中医药文化国际传播，提升中医药文化软实力 ……………… 204

主要参考书目 ………………………………………………………… **219**

后　记 ………………………………………………………………… **221**

第一章 导 论

第一节 中医药文化软实力提出的背景

一、国际背景

（一）文化软实力日益成为影响国家综合国力持续发展的关键因素

国家综合国力，是指一个主权国家赖以生存与发展且实际存在的综合力量，它既包括一个国家在物质层面所拥有的经济、军事、资源等力量，又包括国家在精神层面所拥有的政治、外交、文化等方面的力量①。二战以来，和平与发展成为时代主题，社会生产力和科学技术得到飞速发展，人类整体的生活水平明显提高，人们的思想观念发生了深刻的变化。进入21世纪以来，伴随着经济全球化、政治多极化、文化多元化、社会信息化的快速发展，人类更加向往和平、反对战争。在这种时代背景下，国与国之间的竞争不再局限于经济、军事等硬实力竞争，还包括国家的发展模式、制度模式、意识形态、价值观和生活方式等软实力竞争。美国哈佛大学教授约瑟夫·奈首先提出"软实力"概念，并在《注定领先》一书中进一步指出："过去，像法兰西这样的帝国依靠农业和人口的优势维护自己的统治；后来，不列颠利用较大的工业优势和航海实力变成全球性的帝国。将来，美国的权威不能建立在军事力量或经济统治上，美国还必须依靠榜样的力量来实施领导。而且，如果这样做的话，美国的价值观、生活方式和文化就是最有说服力的武器。换句话说，最有说服力的武器是美国的软实力。"②后来，约瑟夫·奈又在《软实力的挑战》一书中对软实力概念做了进一步的阐发："软实力是一个国家的文化与意识形态所产生的吸引力，它通过吸引力而非强制力影响

---

① 魏明.文化：综合国力中的"软实力"[J].湖北大学学报（哲学社会科学版），2007,34（2）：25-28.
② "提升我国体育文化软实力核心问题研究"课题组.中国体育文化软实力及其提升[M].北京：科学出版社，2015：2.

其他国家的行为并获得理想的结果,如能够让其他国家信服地跟随你,遵循你所指定的行为标准或制度,并按照你的设想行事。软实力在很大程度上依赖信息的说服力。如果一个国家可以使它的立场在其他人眼里具有吸引力,并且鼓励其他国家依照寻求共存的方式加强界定它们利益的国际制度,那么它无须扩展那些传统的经济和军事实力。"①事实上,任何国家都需要两条腿走路:一条腿是物质硬实力,一条腿是文化软实力。张国祚指出:一个国家物质硬实力不强,可能一打就败;而如果文化软实力不强,可能不打自败。软实力关乎民族兴衰、国家强弱等。党的十八大报告首次提出了"五位一体"的总体布局,将文化建设与经济建设、政治建设、社会建设和生态文明建设摆在同等重要的位置,这充分显示了文化软实力在综合国力建设中的重要性。党的十九大报告重点强调:"文化是一个国家、一个民族的灵魂。文化兴国运兴,文化强民族强。没有高度的文化自信,没有文化的繁荣兴盛,就没有中华民族伟大复兴。""推进国际传播能力建设,讲好中国故事,展现真实、立体、全面的中国,提高国家文化软实力。"因此,增强我国综合国力,实现中华民族伟大复兴的中国梦,不仅要有以经济实力为核心的硬实力,更离不开以文化为核心的软实力。

中医药学作为中华民族的瑰宝,蕴含着中华民族丰富的哲学思想和人文精神,是我国独具特色的医学科学,几千年来为中华民族的繁衍昌盛做出了重要贡献,对世界文明进步产生了积极影响。中医药文化是中医药学的根基和灵魂,是中华民族优秀传统文化的重要组成部分,是中医药学发展过程中的精神财富和物质财富,是中华民族几千年来认识生命、维护健康、防治疾病的思想和方法体系,是中医药服务的内在精神和思想基础,是我国文化软实力的重要体现。正如《国务院关于扶持和促进中医药事业发展的若干意见》中明确提出:"中医药作为中华民族的瑰宝,蕴含着丰富的哲学思想和人文精神,是我国文化软实力的重要体现。"然而,伴随着西方文明在全球的殖民化过程,单向度的科学主义的盛行,导致对多民族的本土文化的认同危机,多样性的文化发展受到抑制;地域性知识的民族性与世界科学的普遍性之间的矛盾、人类医学现象观察的经验性与科学理论的共同性的差异、中医人文方法与西医科学方法的差异所引起的困惑进一步导致中医模仿西医。这些问题严重制约中医药事业的发展,影响了中医药文化软实力作用的发挥。针对中医药文化在发展道路上面临的严峻考验,探讨如何提升中医药文化软实力就成为当务之急。

---

① 张国祚.理论思维与文化软实力[M].长沙:湖南大学出版社,2016:14.

因此,开展中医药文化软实力研究:第一,可以重新找回中医自己表达的"语言"、自己的思维方式、自己的价值观念,从而为中医提供适合自己发展的土壤;第二,可以提高公众对中医药的认知水平,促进中医药学术进步和事业发展;第三,有益于弘扬中华优秀传统文化,共建中华民族精神家园,促进经济社会协调发展,推进健康中国建设和文化强国建设,构建人类卫生健康共同体。此外,开展中医药文化软实力研究,对内有利于把丰富的中医药文化资源转化为中华民族的凝聚力和向心力,对外有利于把丰富的中医药文化资源转化为国家的吸引力和影响力,提升我国在国际上的影响力,增强我国的综合国力。因此,增强我国的综合国力,实现中华民族伟大复兴的中国梦,不仅要建设以经济、军事、科技为核心的硬实力,而且要建设包括中医药文化软实力在内的中国文化软实力。

(二)　中医药文化软实力建设是构建"健康丝绸之路"的重要支撑

自古以来,中医药就是"古丝绸之路"沿线国家交流合作的重要内容,也是提升中华优秀传统文化世界影响力的重要方面。伴随早期的商贸活动在沿线国家落地生根,中医药以不同形态成为沿线民众共享共建的卫生资源。中医药在疾病预防、个体化治疗、身心共治、情志疗法等方面的作用日益得到国际社会的认可。《中医药"一带一路"发展规划(2016—2020年)》指出:目前,中医药已传播到183个国家和地区,中国已同外国政府、地区主管机构和国际组织签署了86个中医药合作协议。屠呦呦研究员因发现青蒿素获得2015年诺贝尔生理学或医学奖,表明中医药为人类健康做出了卓越贡献。"中医针灸"被列入联合国教科文组织"人类非物质文化遗产代表作名录",《本草纲目》和《黄帝内经》被列入"世界记忆名录"。国际标准化组织(ISO)成立中医药技术委员会(ISO/TC 249),并陆续制定颁布10余项中医药国际标准。以中医药为代表的传统医学首次纳入世界卫生组织国际疾病分类代码(ICD-11),中医药作为国际医学体系的重要组成部分,正为促进人类健康发挥积极作用[1]。

与此同时,我们也清醒地认识到,"健康丝绸之路"的发展还面临着诸多困难和挑战。沿线国家和地区的卫生管理模式大部分建立在现代医学体系上,由于文化背景和理论体系的差异,中医药面临政策和技术等方面的壁垒。传统医药在大多数国家处于补充和替代地位,发展环境不容乐观。国内中医药事业发

---

[1]　中医药"一带一路"发展规划:2016—2020年[EB/OL]. (2018-03-24)[2023-05-06]. http://www.satcm.gov.cn/bangongshi/gongzuodongtai/2018-03-24/1330.html.

展质量和效益尚显薄弱,"走出去"的基础有待加强。同时,现有外向型合作机制还不能很好地适应形势发展的需要,具有国际竞争力的外向型团队尚未形成,中医药参与"一带一路"建设的任务依然十分艰巨①。

因此,推动中医药文化软实力建设对于"健康丝绸之路"建设具有重要意义。中医药凝聚着中华民族传统文化的精华,是中华文明与沿线国家人文交流的重要内容,有助于促进与沿线国家民心相通。中医药是中国特色医药卫生事业的重要组成部分,可以为沿线国家解决医疗可持续发展问题提供参考,满足沿线各国建设民生的普遍关切。随着中医药融入国际医学体系的步伐逐渐加快,中医药健康服务业发展存在巨大潜力,能够为促进经济结构转型、拉动经济增长贡献力量。积极参与"一带一路"建设,有利于促进中医药传承创新,促进中医药原创思维与现代科技融合发展,为维护人类健康做出新的贡献。开展中医药文化软实力建设,以中医药为载体传播中华优秀传统文化,用国际化语言讲述中医药故事,促进中医药文化在"健康丝绸之路"沿线国家传播与推广,将中医药打造成中国在国际舞台的一张亮丽名片,从而提升中医药在"一带一路"沿线国家的吸引力和影响力,增强中国文化软实力。

二、国内背景

(一)中医药文化软实力建设是文化强国的题中应有之意

习近平总书记指出,中医药学是我国古代科学的瑰宝,也是打开中华文明宝库的钥匙,凝聚着深邃的哲学智慧。中医药积淀中华文化的精神追求,代表着中华文化的精神标识,承载着中华文化的基因,流淌着中华文化的血液,体现着中华文化的本质特征,在思维方式、价值观层面与中华文化同频共振,成为我国独特而优秀的文化资源。中医药文化坚持以人为本、道法自然的价值观,顺应自然节奏的养生观,大医精诚、医乃仁术的职业道德观,天人合一、人我合一和形神合一的健康观,体现独特的生命智慧和健康养生理念。当下,随着人们生活水平的提高、健康观念的变化,人民日益增长的健康生活需要与中医药不平衡不协调发展之间的矛盾日益突出,迫切要求国家大力发展中医药事业和中医药文化产业。党的十七届六中全会明确提出了"建设社会主义文化强国"战略目标。在文化强国的建设中,发展中医药文化产业、提升中医药国际话语权、培育中医药文化

---

① 中医药"一带一路"发展规划:2016—2020年[EB/OL].(2018-03-24)[2023-05-06].http://www.satcm.gov.cn/bangongshi/gongzuodongtai/2018-03-24/1330.html.

核心价值观、增强中医药文化软实力是建设社会主义文化强国的必然要求。

（二）中医药文化软实力建设是新时代维护国家文化安全的客观要求

《中共中央关于深化文化体制改革 推动社会主义文化大发展大繁荣若干重大问题的决定》指出，当今世界正处在大发展大变革大调整时期，世界上各国之间，各种各样的文化之间交流、交融、交锋越发频繁，因此，维护我国的文化安全任务显得尤为艰巨。当下，伴随着经济全球化、文化多元化、政治多极化的发展，西方文化和价值观在我国大行其道。由于西方新闻媒体掌控着国际话语权，西方国家以"普世价值"为旗号输入西方价值观，以影视作品和互联网为载体推广西方生活方式，形成了西方文化霸权主义、科学沙文主义。在医学领域表现为西医中心主义：顺西方医学者昌、逆西方医学者亡。以西医为基础发展起来的现代医学成为评判各民族传统医学的标准，这是民国时期"废医存药""废医验药""取消中医"现象产生的外部因素，使中医药处于自卑（与现代医学相比）的阴影和自辩（中医是否科学）的尴尬境地。西医话语权的强势和西方医学文化霸权主义使我国的中医药文化安全和文化主权受到严峻挑战。因此，落实好习近平总书记提出的大力弘扬中华优秀传统文化，增强包括中医药文化在内的中华文化自觉、文化自信和文化自强就变得非常重要而且迫切。习近平总书记对中医药的科学价值和历史地位进行了重新界定，为提升中医药话语权奠定了坚实的知识论基础；推动中医药积极参与埃博拉病毒病、新冠肺炎等疾病的防治，以确切的临床疗效为提升中医药话语权、维护中医药文化主权和文化安全奠定可靠的实践论基础；主张遵循中医药发展规律，传承精华、守正创新，为维护中医药文化主权和文化安全提供持续的动力论基础。同时，在国外积极讲好中医药故事、扩大中医药文化传播，提升中医药文化的吸引力和影响力，增强中医药文化软实力，是新时代维护我国文化安全的客观要求，也是我国总体国家安全观建设的重要内容。

（三）中医药文化软实力建设是健康中国的必然要求

一个国家、一个民族的强盛，总是以文化兴盛为支撑的。没有文明的继承和发展，没有文化的弘扬和繁荣，就没有中国梦的实现。习近平总书记指出："没有全民健康，就没有全面小康。"对于一个国家而言，文化软实力最深厚的源泉就是它特有的传统文化，中医药文化是国家文化软实力的重要组成部分。中医药是我国独特的卫生资源，在健康中国建设中，我们要充分发挥中医药在治未病中的主导作用、在重大疾病治疗中的协同作用、在疾病康复中的核心作用。世界卫生组织曾将 21 世纪医学发展方向归纳为八个转变：从疾病医学向健康医学，从重治疗向重预防，从对病原的对抗治疗向整体治疗，从对病灶的改善向重视生态环境的改善，从群体治疗向个体治疗，从生物治疗向身心综合治疗，从强调医生的作用向重视病人的自我保健作用，从以疾病为中心向以病人为中心。中医药学非常契合 21 世纪医学的发展方向，如"不治已病治未病"的先进预防理念，"谨察阴阳所在而调之，以平为期"的整体调节手段，"因人、因时、因地"的个体化治疗方案，"身心一元、形神一体"的身心综合治疗，"正气存内、邪不可干"的人体健康的自我保健，"医者仁心、医乃仁术"的以病人为中心的治疗理念，"以人为本、辨证论治、药取天然"等绿色疗法等，有助于实现"人人享有卫生保健的目标"，助推全民健康。正如习近平总书记指出："要发挥中医药在治未病、重大疾病治疗、疾病康复中的重要作用。"①因此，要传承和传播好中医药文化，大力弘扬中医药文化核心价值观，中医药人要把中医药文化核心价值观内化于心、外化于行，从而让人们爱中医、信中医、用中医，增强中医药在防病治病中的作用，提升中医药文化自信，进而继承好、发展好、利用好中医药，在健康中国建设的实践中充分发挥中医药的独特优势和价值，提升和增强中医药文化软实力。

第二节　文化软实力、中医药文化软实力的内涵、性质和特征

一、文化软实力、中医药文化软实力的内涵

（一）文化的概念

对于什么是文化，历来是仁者见仁，智者见智。在西方，文化一词来源于拉丁语 cultura，含有耕作、培养、教育、尊重之意。最初它指土地的开垦以及植物的栽培。之后它又指对人的身体和精神的发展和培养，特别是艺术和道德方面能力和精神的培养，进而它又泛指人们的生活方式、思维方式以及人们在征服自然中和自我发展中创造的物质财富与精神财富。《世界文化报告 2000：文化的多样性、冲突与多元共存》指出："应把文化视为某个社会或某个社会群体特有的精神与物质，智力与情感方面的不同特点之总和；除了文学和艺术外，文化还包

---

① 共建共享健康中国[N].人民日报，2016-08-21(1).

括生活方式、共处的方式、价值观体系、传统和信仰。"①在中国古代,文化一词,原是与武力之功相对,指文治教化。《周易·贲卦·象传》中说:"观乎天文,以察时变;观乎人文,以化成天下。"刘向在《说苑·指武》中指出:"圣人之治天下也,先文德而后武力。凡武之兴为不服也。文化不改,然后加诛。夫下愚不移,纯德之所不能化,而后武力加焉。"近代第一个引用"文化"概念的是英国人类学家泰勒。他在1871年出版的《原始文化》一书中,开宗明义地指出:"文化乃是当代人为社会一分子时所获得的包括知识、信仰、艺术、道德、法律、风俗及其他才能习惯等复杂的整体。"我国《辞海》(1996年版)对文化的解释是:"文化从广义来说,指人类社会历史实践过程中所创造的物质财富和精神财富的总和。从狭义来说,指社会的意识形态以及与之相适应的制度和组织机构。"

综合上面对文化的不同阐述,笔者认为:无论对文化作何种解释,其实质基本上是一致的,即文化就是人化,或是马克思所说的人的本质力量的对象化及其结果,是人对自然的超越和提升。本文对文化这一概念的全面理解至少包括:以科学和技术为主体的客体知识形态,以创造性和想象力为基础的智力因素,以价值观(如理想、信念、道德等)为核心的精神因素,以文学艺术和传统文化为依托的人文资源等。

(二)软实力的内涵

1. 软实力的理论渊源

(1)安东尼奥·葛兰西提出的文化领导权思想。意大利思想家安东尼奥·葛兰西曾提出文化领导权思想,他"认为统治者不能仅仅依赖暴力和强制,要获得统治的合法权益,就要在道德观、世界观上赢得社会的广泛共识,要重视意识形态、文化对于政治权力的重要性"②。在《狱中札记》中,葛兰西对文化领导权问题进行了深入思考和系统阐释,使这一思想逐渐趋于成熟。该思想主要包括以下三个方面的内容:一是文化领导权依靠的主体力量——有机知识分子。葛兰西比较重视知识分子在无产阶级夺取政权中的作用。在葛兰西看来,知识分子承担着更重要的历史使命,扮演着联系群众的重要角色,承担着文化上的教育职能、行政上的领导职能和生产上的智力职能。无产阶级要夺得政权,需要广大知识分子传播先进的价值观念及世界观,需要其成为广大社会成员的组

---

① 关世杰.中华文化国际影响力调查研究[M].北京:北京大学出版社,2016:24.
② 郑学刚.中国文化软实力提升研究[D].北京:中共中央党校,2018:50.

织者和领导者①。"知识分子是统治集团的'管家',用他们来实现服从于社会领导和政治管理的职能。"②二是文化领导权重点紧盯的领域——市民社会。葛兰西将国家分为政治社会和市民社会。政治社会依靠军队、公安机关等政府暴力机关进行统治,而市民社会则依靠意识认同、伦理准则等柔性力量来取得合法性统治③。葛兰西认为,资产阶级政府统治一方面依靠政府暴力机关维持,另一方面"也依赖于对意识形态领导权的占有,借助大众对一定的道德观念、行为准则和价值体系的接受来实现对市民社会的控制"④。三是夺取文化领导权的策略和方式——"阵地战"。葛兰西认为,工人阶级夺取领导权主要有两种方式:一种是"运动战",另一种是"阵地战"。西欧等发达的资本主义社会可采取"阵地战"策略,在市民社会这一领域与资产阶级展开较量,通过"一点一滴""分子式渗透"的方式打入资产阶级占领的文化核心之中,瓦解其意识形态统治基础,最终夺取文化的领导权⑤。葛兰西对无产阶级在夺权过程中的文化软实力运用有着清醒的认识和深入规划,他认识到"文化内含着权力,是权力斗争、阶级斗争的场所之一,这与如今'文化软实力'概念所指涉的内容实际上已经很接近了"⑥。

（2）亨廷顿的"文明冲突论"。塞缪尔·亨廷顿是美国较有影响力的政治学家,曾是哈佛大学约翰·奥林战略研究所主任,曾在美国安全委员会任过职务,是具有保守倾向的资深民主党人。他认为在国际社会,国家与国家之间发生冲突的主要原因不再是经济方面、意识形态方面的原因,而是文化的不同;文化背景相同的国家容易达成一致意见,而具有不同文化背景的国家之间则会产生矛盾、对抗甚至发生战争。在《文明的冲突与世界秩序的重建》一书中,亨廷顿系统阐述了文明冲突的内容、主要观点及对未来的展望。亨廷顿认为,一是未来国际关系的主体是文明的核心国家。当今世界主要存在八种文明,每种文明都有其核心国家,未来国际关系的主体将不再是民主国家,而是那些文明的核心国家。人类的历史就是一部文明史,文明是人的最高文化归属。文化的差异一旦形成,改变起来就会比较缓慢。二是文明之间的力量格局对比发生了变化。西方的实力及影响力总体下降,主要体现在世界政治、经济以及军事方面所占的比

① 郑学刚. 中国文化软实力提升研究[D]. 北京:中共中央党校,2018:51.
② 葛兰西. 狱中札记[M]. 葆煦,译. 北京:人民出版社,1983:425.
③ 郑学刚. 中国文化软实力提升研究[D]. 北京:中共中央党校,2018:51.
④ 潘西华. 葛兰西文化领导权思想研究[M]. 北京:社会科学文献出版社,2012:77.
⑤ 郑学刚. 中国文化软实力提升研究[D]. 北京:中共中央党校,2018:52.
⑥ 王一川,等. 中国文化软实力发展战略综论[M]. 北京:商务印书馆,2015:16.

重在缩小。其他非西方国家的实力在上升，主要表现为亚洲文明借着经济快速发展的势头，不断提升经济、军事和政治实力。三是出现了以文明划界的国际秩序。很多文明不是存在于单一国家，而是跨越很多国家。因此，国际上会出现按文化相似或相近站队的现象，一些国家会根据自己的文化特质，围绕文明领导国家或核心文明国家确定自身归属。四是文明冲突可能成为未来国际政治的主线。由于西方国家推行普世主义，其必将和伊斯兰文明和中华文明产生冲突。特别是随着经济的快速发展及现代化的迅速推进，这些文明领导国家的文化认同和文化自信日益提升，和西方国家的矛盾日益加剧，未来伊斯兰文明以及儒教文明将是西方国家文明的主要挑战者。这些国家都要发展现代化，但是现代化不代表要西方化。如果发生战争，则首先可能会发生在区域层面的断层线上，主要是穆斯林和非穆斯林的战争。五是加大对西方文明的认同，这主要依赖于对美国价值理念的重新肯定。西方国家要认识到西方文明不再是普世的文明而是独特的文明，要相互团结保护自己的文明不受外来威胁，应对来自非西方文明特别是伊斯兰文明和儒教文明的挑战。为了避免全球战争的发生，各文明核心国家的领导人要担负起维持全球多文明特征的责任，彼此之间加强合作。"文明的冲突"模式强调文化在塑造全球政治中的主要作用，它唤起了人们对文化因素的注意，而它长期以来曾一直为西方的国际关系学者所忽视；同时在全世界，人们正在根据文化来重新界定自己的认同。民族国家仍然是世界事务中的主要因素。它们的行为像过去一样受对权力和财富的追求的影响，但也受文化偏好、文化共性和文化差异的影响。在冷战后的世界中，国家日益根据文明来确定自己的利益。它们同具有与自己相似或相同文化的国家合作或结盟，并常常同具有不同文化的国家发生冲突。

（3）约瑟夫·奈的"软实力"思想。"软实力"概念是由美国哈佛大学肯尼迪政府学院前院长约瑟夫·奈首先提出来的。约瑟夫·奈提出"软实力"概念是受英国著名现实主义学者卡尔的启发，卡尔把国际权力划分为三种类型：军事权、经济权和话语权。在此基础上，约瑟夫·奈认为，权力是影响他者从而获得期望结果的能力，可以通过胁迫、收买或吸引力来实现。军事权体现胁迫力，经济权体现收买力，这两者都是硬实力，而话语权则体现一种吸引力。他对"软实力"的定义是："软实力是一种通过文化与意识形态的感召力而吸引他人的能力。它具体表现在国际事务中就是一个国家能够通过自身文化、意识形态、社会制度等方面的吸引力而非强制力，使得别国追随其政策、仰慕其价值观、学习其发展过程。"约瑟夫·奈所界定的软实力主要包括以下内容：第一,软实力是一种依靠吸引力,而非通过威逼或利诱的手段来实现目标的能力。第二,软实力是相对于硬实力而言的,硬实力主要通过军事、经济等手段达已所愿,体现的是强制性的和有形的力量,而软实力主要通过影响力、吸引力等达到认同目的,更多体现的是非强制性的和无形的力量。第三,软实力主要来自三个方面：文化(在其能发挥魅力的地方)、政治价值观(无论在国内还是国外都能付诸实践)、外交政策(当其被视为合法并具有道德权威时)①。第四,要学会使用巧实力,这一点非常重要。"巧实力既非硬实力,也非软实力,它是二者的巧妙结合。"②

（4）中国古代软实力思想。中国古代软实力思想也非常丰富。儒家孔子曰："道之以政,齐之以刑,民免而无耻;道之以德,齐之以礼,有耻且格。""为政以德,譬如北辰,居其所而众星拱之。"孟子讲"得道多助,失道寡助""天时不如地利,地利不如人和""得人心者得天下""以力服人者,非心服也,力不赡也。以德服人者,中心悦而诚服也"。道家提倡"以柔克刚""以弱胜强"。老子讲"天下之至柔,驰骋天下之至坚"。道家还主张无为而治,"无为而无不为",通过循"道"来治理国家。"治大国,如烹小鲜",要用怀柔的力量治理国家,使民众得以休养生息,不要过多地干扰他们,"天之道,不争而善胜,不言而善应,不召而自来,坦然而善谋"。兵家主张"上兵伐谋,其次伐交,其次伐兵,其下攻城",认为"百战百胜,非善之善者也;不战而屈人之兵,善之善者也"。这些讲的都是软实力的重要作用。

2. 软实力的内涵

现在,虽然很多人都在用"软实力"概念,但对于软实力究竟"软"在何处,往往是仁者见仁,智者见智。事实上,对软实力内涵的界定应当遵循理论与实践的内在逻辑,在充分考量现有研究成果基础上进行。一般而言,"对软实力的理解都从资源角度与行为角度展开"③。软实力的形成既需要一定的资源作为支撑,也离不开对这些资源使用方式的合理选择。软实力资源是主体借以影响其他行为体的各种物质的、制度的、精神的资源。软实力行为是主体通过运用自身掌握的软实力资源影响其他行为体的行为、措施。资源与行为这两种不同的研究取向对人们界定和理解软实力产生了深刻影响。从资源视角出发的研究者倾向于

---

① 奈. 软实力[M]. 马娟娟,译. 北京:中信出版社,2013:15.
② 奈. 软实力[M]. 马娟娟,译. 北京:中信出版社,2013:前言 XVII.
③ 吕松涛. 中国软实力国际影响力提升研究[D]. 济南:山东大学,2018:19.

将软实力与文化、价值观等各种无形性、非物质性资源相联系,将软实力理解为由这些无形性、非物质性资源产生的影响他人的能力;而从行为视角出发的研究者则强调在资源使用行为方式上的非强制性,将软实力界定为以非强制性方式支配其他行为体的能力。约瑟夫·奈在早期阶段侧重从软实力资源的角度理解软实力,后来,伴随着软实力研究的深入发展,特别是在 2004 年出版的《软实力:世界政治的成功之道》一书标志着约瑟夫·奈已经意识到了单纯资源视角的局限性,开始从资源与行为双重视角来解释软实力。

综上所述,从资源与行为相统一的角度出发,软实力就是指利用各种软性资源或者以非强制性方式影响其他要素、行为体的能力。

（三）中医药文化软实力的内涵

1993 年,复旦大学学者王沪宁发表了《作为国家实力的文化:软权力》一文后,我国学界才慢慢开始注意到"软实力研究"。2007 年党的十七大报告中明确指出"当今时代,文化越来越成为民族凝聚力和创造力的重要源泉,越来越成为综合国力竞争的重要因素",强调要"激发全民族文化创造活力,提高国家文化软实力"。自那以后,"软实力"才逐渐成为我国学术研究的一个热点。2011 年召开的党的十七届六中全会强调:"文化在综合国力竞争中的地位和作用更加凸显,维护国家文化安全的任务更加艰巨,增强国家文化软实力、中华文化国际影响力要求更加紧迫。"影响最大的是,2013 年 12 月 30 日,习近平总书记在中央政治局集体学习会上发表的关于"建设社会主义文化强国,提高国家文化软实力"的重要讲话。习近平总书记指出:提高国家文化软实力,关系到"两个一百年"奋斗目标和中华民族伟大复兴中国梦的实现。要弘扬社会主义先进文化,深化文化体制改革,推动社会主义文化大发展、大繁荣,增强全民族文化创造活力,推动文化事业全面繁荣、文化产业快速发展,不断丰富人民的精神世界、增强人民的精神力量,不断增强文化整体实力和竞争力,朝着建设社会主义文化强国的目标不断前进。他指出,提高文化软实力,要努力夯实国家文化软实力的根基,要坚持走中国特色社会主义文化发展道路,深化文化体制改革,深入开展社会主义核心价值体系学习教育,广泛开展理想信念教育,大力弘扬民族精神和改革开放的时代精神,推动文化事业全面繁荣、文化产业快速发展。

1. 中医药文化

文化是一个民族生存和发展的灵魂和血脉,也是一个民族的精神记忆和精神家园,体现了民族的认同感、归属感,反映了民族的生命力、凝聚力。在世界古文明中,唯一源源不断的是中华文明,中华民族是唯一一个今人可以和古人对话的民族。中医药在历史长河中逐步融入儒释道的文化精神,形成了今天的中医药理论,并在中华民族的繁衍和发展进程中发挥了不可替代的作用。中医药历经数千年发展依然生机勃勃、枝繁叶茂,一个重要因素是其深深扎根于中华民族优秀文化土壤之中,是中华民族几千年来认识生命、维护健康、防治疾病的思想和方法体系,是人们在长期劳动实践、共同生活中逐渐形成的,并得到了社会群体的一致认同。中医药的内在精神和思想基础构成了中医药文化,其医德精神在中国文化思想史上占有重要地位,是中华民族优秀传统文化的重要组成部分。国家中医药管理局发布的《国家中医药管理局关于加强中医药文化建设的指导意见》中指出:"中医药文化是中医药学的根基和灵魂,是中医药事业持续发展的内在动力,是中医药学术创新进步的不竭源泉,也是中医药行业凝聚力量、振奋精神、彰显形象的重要抓手。"中医药文化是我国文化软实力的重要体现。正如《国务院关于扶持和促进中医药事业发展的若干意见》中明确提出的:"中医药作为中华民族的瑰宝,蕴含着丰富的哲学思想和人文精神,是我国文化软实力的重要体现。"提高文化软实力是贯彻落实习近平新时代中国特色社会主义思想的重要体现,是推动经济高质量发展的重要力量,是增强综合国力、提升民族凝聚力、塑造大国形象以及坚定文化自信的重要途径。

2. 中医药文化软实力

那么到底什么是中医药文化软实力,国内学者对此进行了一系列研究。张其成指出:"中医药是最能代表中国国家形象的文化符号,中医文化是国家文化软实力的重要构成元素,是增强'文化自信'、助推中华文化伟大复兴的强大动力,对外传播中医文化则是提升国家文化软实力的重要途径。"[①]陈小平等人认为:"中医药文化是中华优秀传统文化的杰出代表,具有软实力特质。"[②]中医药文化软实力的历史特质有助于国家历史文化的传承,中医药文化软实力的哲学特质有助于国家文化影响力核心价值的塑造,中医药文化软实力的学术特质为国家文化的创新力提供不竭的资源,中医药文化软实力的伦理道德特质则不仅有助于影响公民素质,而且能推动本土公共文化的建设,中医药文化软实力的文学特质更有助于提升文化强国的品牌竞争力、激发文化人才的创造力。高彦彬、赵慧玲认为,"中医药文化是中华民族优秀传统文化的重要组成部分,它体现了

① 张其成.弘扬中医文化,助升国家文化软实力[J].中国医药导报,2018,15(9):1.
② 陈小平,江娜,严暄暄.中医药文化软实力特质分析[J].湖南中医药大学学报,2017,37(4):452.

中华民族的认知方式、价值取向和审美情趣,也是国家文化软实力的代表。"①黄建银认为,"中医药文化软实力的形成是一个渐进的过程。中医药文化资源要转化为国家软实力应具备三个条件:第一,中医文化应具有普世价值观。第二,要有推行体现中医药文化价值观的政策。第三,他国需认同中医药文化价值观。中医药文化发挥软实力的作用主要是通过文化交流与传播以及国家在各领域、各层次的对外活动、行为等来实现的。可见,推动中医药文化走向国际是将中医药文化资源转化为文化软实力的重要方式。"②赵海滨认为:"中医药文化是一种软权力资源。它不但植根中国传统文化肥沃土壤,汲取中国传统文化精华,包含具有丰富深刻内涵的普世价值观,而且反映认同客观规律,在促进健康、防治疾病方面优势独到,具有现代医学不可替代的重要作用。"③

综上所述,中医药文化软实力就是中华民族基于中医药而具有的对内凝聚力和向心力,以及对外的社会吸引力和影响力,是我国综合国力的重要组成部分。中医药文化软实力和中医药硬实力之间的关系是相互依存、辩证统一的关系,中医药文化软实力是相对于中医药硬实力而言的,没有中医药硬实力,也就没有我们所说的中医药文化软实力。中医药硬实力为中医药文化软实力提供物质基础、科技平台、传播手段等,中医药文化软实力则为中医药硬实力提供思想智慧、发展战略、精神动力,两者缺一不可。中医药发展需要两条腿走路,一条腿是中医药硬实力,另一条腿是中医药文化软实力。如果中医药硬实力不行,那么中医药在西方医学的强烈冲击下可能一打就垮;如果中医药文化软实力不行,那么中医药可能不打自垮。

二、中医药文化软实力的性质与特征

(一) 中医药文化软实力的性质

中医药文化软实力既具有软实力的共性,又具有自己的独特性,其性质主要表现为人本性和医学价值的普适性。

1. 人本性

中医药文化软实力探讨的主要是中医药文化的吸引力和影响力。人本性是

---

① 高彦彬,赵慧玲.加强中医药文化研究,提高中医药文化软实力[J].世界中医药,2011,6(6):461.

② 黄建银.加强中医药文化建设 提升我国软实力[J].中国当代医药,2009,16(11):1.

③ 转引自 毛嘉陵.中国中医药文化文献集:2000—2016[M].北京:社会科学文献出版社,2017:284.

中医药文化软实力的主要特征，也是中医药广受欢迎并产生吸引力和影响力的要素之一。它的核心思想是，以人为本、以人为中心，把人作为一切活动的出发点和归宿。具体地说，中医药文化软实力的人本性主要体现在中医的生命观、诊疗观和养生观三个方面。

在生命观方面重视人的生命和价值。研究表明，生命本身是自然生态演化的产物，而人又是演化进程中最高层级的产物。《周易·系辞》言，"生生之谓易"，"天地之大德曰生"，认为生命不息、生命的创造都是宇宙中最为重要的根本活动。《黄帝内经》曰："人以天地之气生，四时之法成"。儒家认为生命的价值就在于德性的完善。《荀子·王制》云："水火有气而无生，草木有生而无知，禽兽有知而无义；人有气、有生、有知，亦且有义，故最为天下贵也。"道家从"道法自然"的维度把握生命的质量和长度。《道德经》曰："道大，天大，地大，人亦大。域中有四大，而人居其一焉。"老子强调"摄生""贵生"，《庄子》言"宝生""全生""尊生"，《太平经》则主张"乐生""重生"。《素问·宝命全形论》曰："天覆地载，万物悉备，莫贵于人。"孙思邈在《备急千金要方》中强调："人命至重，有贵千金。"这是说天地之间，万物之中，人的生命是最宝贵的。这一思想贯穿中医药发展史的始终，体现了对人的生命无微不至的关怀和精心呵护。

在诊疗观层面，人本性的文化气质和精神品质表现得最为明显。第一，中医治病要求医生有精湛的医术。中医药文化核心价值观"精、诚、仁、和"，其中的"精"就是要求医者有精湛的医术，因为医道是"至精至微之事"，习医之人必须"博极医源，精勤不倦"。明代医学家张介宾认为"为人不可不知医，以命为重也"，因此他再三强调"医非小道"。清代冯楚瞻自述"自业医以来，日夕兢兢，常思人命最重"。第二，医生在诊疗过程中必须具备高尚的医德。孙思邈在《大医精诚》中所述的"诚"字就是要求医者有高尚的品德修养，以"见彼苦恼，若己有之"感同身受的心，策发"大慈恻隐之心"，进而发愿立誓"普救含灵之苦"；且不得"自逞俊快，邀射名誉"，"恃己所长，专心经略财物"，"若有疾厄来求救者，不得问其贵贱贫富，长幼妍媸，怨亲善友，华夷愚智，普同一等，皆如至亲之想"。《灵枢经·师传》曰："人之情，莫不恶死而乐生，告之以其败，语之以其善，导之以其所便，开之以其所苦。虽有无道之人，恶有不听者乎？"第三，在具体治疗过程中，医生会根据患者的具体情况，灵活采取"因人、因时、因地"原则，打造最适合患者的个体化治疗方案。当代著名西方科学哲学家费耶阿本德在接受中医治疗后指出："首先引起我注意的是他们的诊断方法：身体没有疼痛的感觉。尤其是中医根据脉搏、眼睛和舌头的颜色、步态等提出了有效的诊断方法(后来,当我读了为针灸提供哲学基础的《黄帝内经》后,我发现在中国这是有意识的:必须尊重人体,这意味着必须发现一些不损害人的尊严的诊断方法)。"这些都鲜明体现了中医治疗的"以人为本"的思想。

在养生观层面,中医的养生方面体现了人本思想。第一是情志养生。《素问·上古天真论》云:"恬淡虚无,真气从之,精神内守,病安从来?是以志闲而少欲,心安而不惧,形劳而不倦。"《东医宝鉴》云:"欲治其疾,先治其心,必正其心,乃资于道。使病者尽去心中疑虑思想,一切妄念、一切不平、一切人我,悔悟平生所为过恶,便当放下身心……慨然领悟,顿然解释,则心地自然清净,疾病自然安痊。"这说明保持良好的情绪是维护自身健康的重要保证。第二是饮食养生。饮食要有节制,如果饮食没有节制,就会伤害身体。饮食宜清淡而富有营养,品种要多样化,同时,饮食要谨和五味,平衡阴阳。各种食物与中药一样,具有寒、热、温、凉四性之异和酸、苦、甘、辛、咸五味之分。如果食物的性味配合得当,则有助于保持人体的阴阳平衡状态,对健康有益;若性味配合失宜,则会打破机体的平衡状态,从而损害健康。第三是运动养生。生命在于运动。锻炼可以增强体质,预防疾病,使人身体健康。中医养生处处体现了重视人、关心人,以人为中心的思想,重在调动人的积极性、主体性。提倡个体的人应该积极主动地采用多种有效方法预防疾病,增强体质,延年益寿。"故智者之养生也,必顺四时而适寒暑,和喜怒而安居处,节阴阳而调刚柔,如是,则避邪不至,长生久视。"(《灵枢经·本神》)。

中医药文化的人本性是中医药具有凝聚力和吸引力的根本原因所在,也是中医药能够传播到世界196个国家和地区的重要因素。文化的主要功能是立德树人、以文化人,中医药文化的人本性能够使人树立正确的世界观、人生观和价值观,它倡导关心病人、爱护患者,一切以患者为本,使患者在看病过程中感受到医生的关爱,而不是面对现代医学的冷冰冰的缺乏人文关怀的仪器检查。由此笔者想到了美国撒拉纳克湖畔特鲁多医生的墓志铭:"有时治愈,常常帮助,总是安慰。""医乃仁术、医者仁心"是中医药文化软实力人本性的鲜明写照,也是中医药文化具有感染力、渗透力和影响力的重要原因之一。

2. 普世性

中医药文化软实力不仅具有人本性,还具有普世性。当下,由于生态环境的恶化、人们生活方式和行为方式的变化以及人口老龄化等因素,致病因素与疾病结构发生了重大变化。据统计,心脑血管疾病、高血压、糖尿病、呼吸系统疾病已成为威胁人类健康的主要因素,其患病率每年以百分之十几的速度增长。这导致了医生越来越忙、患者却越来越多,医疗技术越来越先进而患者却越来越看不起病,医学快速发展的同时而医学人文精神越来越缺失的现象,说明现代医学发展已进入"只治不防,越治越忙"的误区。这是医生的无奈,更是现代医学发展模式的悲哀。因为现代医学发展已面临自身难以解决的内部困境,即身心一元论与身心二元论的矛盾、局部分析与整体综合的矛盾、技术手段与非技术手段的矛盾、技术的无限性与生命承受有限性的矛盾、个体医学与群体医学的矛盾、现代医学的高成本与公众可承受性的矛盾。为了解决现代医学面临的困境,需要从中医药文化的"普世价值"中汲取智慧。这也是中医药文化软实力的重要性质。中医药文化的"普世价值"是指历代中医先贤在临床实践的基础上,不断吸收儒家、道家、佛家和其他各家学说的文化精髓,总结和凝练出一套具有"普世价值"的中医药文化核心价值体系,这种体系是放之四海而皆准的真理。无论什么种族、民族、国家、信仰、阶级、性别、地位,无论老幼、贫富都能够同等地享受中医药文化带来的益处,都能学习和接受中医药文化给全人类带来的精神财富。中医药文化软实力的普世性主要指:大医精诚、仁心仁术、积善厚德的道德观;不治已病治未病、以人为本、济世贵生、扶正祛邪的治疗观;身心合一、形神和谐、调和致中、以平为期的健康观等。下面以中医治未病理念为例进行阐述。

《素问·四气调神大论》曰:"是故圣人不治已病治未病,不治已乱治未乱,此之谓也。夫病已成而后药之,乱已成而后治之,譬犹渴而穿井,斗而铸锥,不亦晚乎。"中医学治未病包括未病先防、既病防变、愈后防复三个主要环节。20世纪后半叶,伴随着人们生活方式和行为方式的变化,疾病结构和致病因素也发生了很大的变化。各种慢性病如心血管病、糖尿病、肿瘤、呼吸系统疾病等已成为危害人类健康的主要疾病;发病原因不但在于生物、物理、化学方面,还在于生活、环境、社会和心理等方面。针对疾病谱变化,中医学"治未病"思想发挥了巨大优势。治未病主要通过养成良好的生活习惯和保持良好的心态,即"饮食有节,起居有常,不妄作劳",从而达到"志闲而少欲,心安而不惧,形劳而不倦,气从以顺,各从其欲,皆得所愿"的境界。治未病的对象是广大的群体而不仅是患者个人,事实上只有当人们养成了一种健康的生活习惯,群体健康才有保障。中医药治未病理念也是未来医学发展的重要方向。

（二）中医药文化软实力的特征

中医药文化软实力的特征主要表现在文化性特征、层次性特征、吸引性特征和认同性特征四个方面。

1. 文化性

中医药文化软实力的资源是中医药文化，因此，它具有文化性的特征。文化是人创造的，同时文化反过来又会影响人、改变人，实现"化人"的效果。《周易·贲卦》曰："刚柔交错，天文也；文明以止，人文也。观乎天文以察时变，观乎人文以化成天下。"人们通过对中医药文化的学习，能够形成良好的作息方式、养成健康的饮食习惯、保持"恬淡虚无"的良好心态，从而对人的思想、行为产生影响，实现不得病、少生病，这就是中医药文化"化人"的功效。正如《素问·上古天真论》所云："上古之人，其知道者，法于阴阳，和于术数，食饮有节，起居有常，不妄作劳，故能形与神俱，而尽终其天年，度百岁乃去。"事实上，中医药文化不仅具有丰富多彩的外在形式，而且蕴含十分丰富的精神文化。如"不治已病治未病"的预防理念，"医乃仁术、医者仁心"的高尚品德，"以人为本、济世活人"的医学人文精神，"调和致中、以平为期"的健康观念，"顺应自然、身心共养"的养生方式，"因时、因地、因人制宜"的治疗原则，以及独特的情志疗法等，这些思想具有很强的渗透力和感染力。因此，从某种意义上，我们可以说，中医药对世界的贡献不仅仅是治病救人的临床疗效，简、便、廉、验的治疗技术，自然生态的动植物药材和统筹兼顾的经典方剂，更难能可贵的还有天人合一、形神合一、身心合一、阴阳调和、正气为本的思想，以调神为先，祛邪扶正、辨证施治的治疗观，以及一以贯之、以简驭繁、行之有效、思维独到的方法论等。这些思想和观念才是中医药文化的魅力所在，是中医药文化软实力的源头活水，这一源头使中医药文化对内具有凝聚力和感染力，对外具有吸引力和影响力，是中国文化软实力的重要组成部分。

2. 层次性

中医药文化软实力的层次性特征主要表现为边缘层、中间层和核心层三个方面。黄建银在《加强中医药文化建设，提升我国软实力》一文中指出："能够产生软实力的资源有三类，即器物技财类、规范制度类和精神心理类。根据软实力发挥作用的效果，可将软实力相应地分为边缘层、中间层和核心层。"边缘层的软实力主要来自对于器物技财等中医药文化基本资源的软性运用。边缘层的软实力是一个国家软实力中最活跃、最敏感的部分，是中间层和核心层软实力形成的基础和前提。中医药文化国际传播者、中医诊疗技术、中医药企业、中医药团体和中医药国际组织等属于中医药软实力器物技财方面的资源,国家对这些资源的有效运用,支持这些资源发挥和体现感染力、亲和力和说服力等方面的作用,如支持中医药团体或特殊人才与国外政要建立互动关系,游说外国政府和领导人,政府支持有条件的机构举办国际学术大会、展览会、文化交流活动等宣传活动,是实现边缘层国家软实力的重要方式之一。

中间层的软实力主要来自对各种制度(标准)、规范和习俗等方面资源的柔性运用。中间层软实力经过边缘层软实力的长期沉淀,具有更强的吸引功能,具有相对稳定性和规范导向、同化功能。中医药文化是中华民族智慧的结晶,是中华民族宝贵的文化财富,体现了中华民族的认知方式、价值取向和审美情趣。用中医药文化的标准去规范、约束和指导自己的生活和行为方式,接受中医药文化的价值观、生活方式、行为方式、文化心理和思维模式等,实质上是体现了中医药文化的规范导向、同化功能,是实现深层次身份认同的开始,将进一步发挥中医药文化作为国家软实力的作用。

核心层的软实力主要来自对精神、心理和观念方面资源的柔性运用。这方面的中医药文化资源主要包括:中医药文化价值观念、世界观、文化精神和思维模式等。核心层软实力最为稳定,一旦形成能持久地、潜移默化地发挥作用,主要功能是规范导向力、推动力和凝聚力。我们应大力传播中医药文化的核心价值观,以此影响和确立一个国家的价值目标和价值追求,从而使国家行为具有鲜明的倾向性,实现人们对自己行为的自我控制,用价值观念的价值目标和价值标准来引导和规范自己的行为,最终实现中医药文化作为国家软实力的目标。

3. 吸引性

中医药学是中华民族几千年的健康养生理念及其实践经验的总结,是中国古代科学的瑰宝,也是打开中华文明宝库的钥匙。中医药学以其神奇的临床疗效、独特的人文关怀、独具特色的情志疗法和药取天然、对人体副作用较小的优势对世界各国人民产生了巨大的吸引力,这种吸引力来自中医药文化独特的魅力。"文化魅力是国家软实力的深层根源和核心实力。文化的力量具有极强的渗透力和超越性,根本上是靠文化的吸引和精神的感召,国家软实力的'软'在文化魅力上,软实力之有'力',也是源自文化具有的强大'魅力'。"①德国著名汉学家,西医学者、中医学者曼福瑞德·波克特对中医学非常崇拜,他指出:"它既是形而上之道,无形无象,通天达地,又是形而下之器,有形有象,医病救人,同

---

① 严昭柱.从战略高度认识文化软实力[J].时事报告(大学生版),2008,4X:33.

时也是一种渗透于东方世俗生活的文化、哲学、艺术、价值观,甚至就是一种美的生活方式。我相信,学了中医,生活一定会更美好,所以我认为每个中国人都该学中医。《黄帝内经》《道德经》《易经》的经典语录应该直接进入大中小学的课本,因为这些都是中医的源头。"①"中国是文化的中国,数千年来以文教化四方而少有武力征服;而中医承载着中国文化的核心——道。"作为一个外国学者,被博大精深的中医药文化吸引,对中医药文化做出客观真实的评价,充分体现了中医药文化的独特魅力,彰显了中医药文化强大的吸引力。通过问卷进行抽样调查,美国、德国、俄罗斯、印度四国 62.5%(四国平均数)的受访者认为中医能治病②,这也许是中医药文化传播到世界 196 个国家和地区的根本原因之所在。

4. 认同性

中医药文化是中国传统文化的瑰宝,蕴含着丰富深刻的普世价值观,是我国一种独特的软实力资源。软实力资源与软实力是两个不同的概念:软实力资源具有物性,是实体范畴;而软实力则具有关系性,属于关系范畴。中医药文化作为软实力资源要转化为软实力,需要通过接触、沟通、劝说和引导等柔性方式吸引他人,争取他人的理解,最终得到他人的认同,才能实现从中医药文化软实力资源到中医药文化软实力的过渡或转变。因此,在中医药文化传播过程中,除了要提高传播主体的传播能力、优化传播内容、改善传播方式外,还应该考虑传播受众的接受度和认同度,这是衡量中医药文化从潜在的软实力资源转化为软实力的唯一标准。正如北京同仁堂(集团)有限责任公司副总经理丁永玲所说:"让不相信中医的外国人吃中药、看中医,必须从文化传播做起。中医药国际化,立法是基础,标准化是关键,文化认同是根本。"③因此,通过各种渠道、各种方式、各种层次与其他国家建立和保持中医药文化交流,给对方留下好感并产生吸引力,在此基础上让其进一步接受中医药文化的价值观、生活方式、行为方式、文化心理和思维模式等,实现中医药文化的规范导向、同化功能。加强深层次身份认同,进一步促进对中医药文化的认同,是加强中医药文化软实力建设的重要一环。

---

① 中医是一门成熟的科学! 德国汉学家满晰驳对"伪科学论"的有力回击[EB/OL]. (2018-07-12)[2023-06-08]. https://www.sohu.com/a/240669110_644319.

② 关世杰. 中华文化国际影响力调查研究[M]. 北京:北京大学出版社,2016:6.

③ 中医是一门成熟的科学! 德国汉学家满晰驳对"伪科学论"的有力回击[EB/OL]. (2018-07-12)[2023-06-08]. https://www.china.com.cn/culture/guoxue/2010-09/09/content_2.htm.

第三节　中医药文化软实力的主要来源

拿破仑说过:"世界上有两种强大的力量,一种是利剑,一种是思想,从长而论,思想要比利剑强大得多。"英国前首相丘吉尔在谈到英国文化时指出:"我宁愿失去一个印度,也不愿失去一个莎士比亚。"这都说明思想、文化在国家综合国力建设中的重要性。全国人大常委会前副委员长许嘉璐认为:"衡量我们国家的强大,不是几颗核弹、不是 GDP、不是最高大楼在不在中国、不是最大广场在不在中国,而是最完美、最吸引人的文化是不是在中国。"我国著名学者张国祚也曾指出:"一个国家物质硬实力不强,可能一打就败;而如果文化软实力不强,可能不打自败。"这些观点都说明文化、软实力在综合国力竞争中的地位和作用越来越突出。中医药文化是中华优秀传统文化的代表,凝聚着深邃的哲学智慧和中华民族几千年的健康养生理念及其实践经验,是中国古代科学的瑰宝,也是打开中华文明宝库的钥匙,是我国文化软实力的重要体现。党的十九大报告提出,在健康中国建设过程中"坚持中西医并重,传承发展中医药事业"的方针。传承发展中医药事业,不光要看中医院大楼盖得有多好、中医院医疗设备有多先进,还要看全民族的中医药文化素养如何、中医院中医药文化建设得如何等,因为中医药文化是人们感受得到的一种软实力,这种软实力虽然看不见、摸不着,但它的作用和效果是真实存在的,它能内化于心,外化于行,促使人们认可、信服直至折服。这种力量源于对中医药文化核心价值体系和中医药文化价值观的追求,源于中医药所代表的国家形象,源于中医药国际话语权和中医药文化产业等。

一、中医药文化核心价值体系和核心价值观

(一)价值观与价值体系阐释

"价值"原来是一个经济学概念,是指"凝结在商品中的一般的无差别的人类劳动或抽象的人类劳动"(《政治经济学辞典》)。价值在哲学层面的含义是"客体以自身属性满足主体需要,或主体需要被客体所满足的属性"。价值在社会学层面的定义为:价值产生并存在于人(主体)与客观事物(客体)的关系中,是客观事物的存在及其属性对人的需要的满足,标志着人与外界事物关系的一

个范畴。正如马克思所说："价值这个普遍性的概念是从人们对待满足他们需要的外界物的关系中产生的。"①价值观是对价值的认识、价值的评判以及价值创造的看法和观点，是处理各种价值问题时所持有的比较稳定的立场、观点和态度的总和。核心价值观是指"对某一事物价值认识和态度中最根本的、起支配作用的核心理念，是一个需要长期普遍遵循的基本价值准则，具有相对的稳定性"②。价值体系是一个民族在一定时代、一定社会中形成和发展起来的，是一定社会、民族在一定时代社会意识的集中反映。当一个社会中存在多种价值体系时，就有可能形成一种主导价值体系，并以它为统领，建立和形成这个社会的价值体系，这个主导的价值体系就是核心价值体系。

（二）中医药文化核心价值体系与核心价值观

中医药文化核心价值观是指对中医药价值认识起支配作用的核心理念，是中医药界需要长期普遍遵守的基本价值准则，具有相对的稳定性。中医药文化核心价值体系是中医药文化在长期发展过程中形成的一种主导价值体系，并以它为统领，建立和形成于一定时代、一定社会的中医药文化价值体系，是中医药文化的精髓和灵魂。

对于中医药文化核心价值体系包含哪些要素，历来是仁者见仁，智者见智。有学者认为，中医药文化核心价值体系包括中医药生命价值体系、中医药伦理价值体系、中医药科学价值体系；有学者认为，中医药文化核心价值体系包括中医医疗价值体系、中医教育价值体系、中医人文价值体系等。对于中医药文化核心价值观包括哪些内容，学界也进行了热烈探讨。南京中医药大学王旭东教授认为，中医药文化核心价值观包含唯象（从现象入手的认知方式）、尽意（以辩证逻辑为特征的直觉思维）、致善（以效果为价值判定标准的审美情趣）、求征（以证据为工具的真理检验方法）、循道（道法自然、天人合一的环境理念）、重德（以医学伦理为代表的社会思想道德体系）六个要素。有学者建议是"博大精深、真实有效、仁爱贵生、和合致中"；有人主张是"道法自然（道）、精诚仁和（医）、心身共养（养）、药取天然（药）"；有人认为"精、诚、仁、和"作为中医药文化核心价值观使用最简洁。但不管如何，大家公认的事实是，中医药文化核心价值体系和核心价值观是中医药文化的精髓和灵魂，是中医药文化思维方式和价值观的集中体

---

① 马克思，恩格斯.马克思恩格斯全集：第 19 卷［M］.北京：人民出版社，1963：406.
② "提升我国体育文化软实力核心问题研究"课题组.中国体育文化软实力及其提升［M］.北京：科学出版社，2015：20.

现,是中医药文化的魅力之所在,是中医药文化软实力的重要体现。正如习近平总书记所说:"核心价值观是文化软实力的灵魂、文化软实力建设的重点。这是决定文化性质和方向的最深层次要素。"因此,大力传承和弘扬中医药文化核心价值观,特别是弘扬中医药文化核心价值观所体现的尊重生命、救死扶伤、仁爱救人的人道主义精神,追求平等、公平、公正、幸福、和谐的理念,倡导道法自然、天人合一的生态医学价值观等,对国内民众而言,会产生出一种强大的凝聚力和向心力,对国外民众而言,会形成一种柔性的吸引力和影响力。其实,中医药能够切实提高生活质量、有效减少疾病的发生、提高预期寿命等,这些优势都会为世界各国人民所称赞、仰慕、追求,从而产生强大的吸引力和影响力。因此,中医药文化核心价值观是中医药文化软实力的重要来源。

中医药文化核心价值观深入人心的过程也是中医药文化软实力形成与发挥作用的过程。中医药文化软实力建设的各个环节都要同中医药文化核心价值体系建设相适应,都要有利于人们培育和践行中医药文化核心价值观。中医药文化软实力建设必须把培育和践行中医药文化核心价值体系和核心价值观作为贯穿始终的第一要务。

二、中医药国家形象

(一) 国家形象概念阐释

国家形象作为一个国家极为重要的无形资产,是一国"软实力"的核心内容和重要体现。一般而言,国家形象主要取决于两大因素:一是国家的自身实力和行为;二是信息传播,尤其是国际传播所产生的效果。美国的政治学家肯尼思·艾瓦特·博尔丁认为:"国家形象是一个国家对自己的认知以及国际体系中其他行为体对它的认知的结合;它是一系列信息输入和输出的结果,是一个结构十分明确的信息资本。"[1]孙有中指出:"国家形象是一国内部公众和外部公众对该国政治、经济、社会、文化与地理等方面状况的认识与评价,国家形象在根本上取决于国家的综合国力。"[2]从传播学的视角看,"国家形象被理解为社会公众对一国的基本印象与总体评价,社会公众既包括国际公众,也包括国内公众。就其本质而论,国家形象是一国可观的无形资产或软实力的重要组成部分"[3]。良

---

① 刘朋.国家形象的概念:构成、分歧与区隔[M].北京:中国传媒大学出版社,2009:124.
② 管文虎.国家形象论[M].成都:电子科技大学出版社,1999:23.
③ 吴一敏.中国国家形象及其定位研究综述[J].经济师,2012(5):9.

好的国家形象是一种无形的力量，是一个国家的吸引力、感召力和影响力的重要体现，也是国家文化软实力的重要组成部分。在国家软实力竞争日趋激烈的时代背景下，重视和加强国家形象塑造，充分发挥国家形象的影响力、凝聚力和感召力，进而实现国家战略意图，具有十分重要的理论意义和现实意义。中医药文化是中华优秀传统文化的典型和代表，是我国国家形象的重要组成部分。因此，中医药国家形象不仅关系到中医药的竞争力，还关系到中国国家形象的塑造。

（二）中医药国家形象与国家软实力

中医药国家形象是指我国中医药在国内被民众认同的和在国际上给人们留下和形成的总体印象。它包括以下几个方面的印象：一是国家中医药发展的历史与现实。二是国家中医药的发展战略、政策制度和法律制度等。《中华人民共和国中医药条例》、《国务院关于扶持和促进中医药事业发展的若干意见》、《中医药发展战略规划纲要（2016—2030 年）》、《中国的中医药》白皮书和《中华人民共和国中医药法》的发布，都是中医药发展已经上升为国家层面重要战略的体现。三是中医药新闻媒体报道和中医药国际交流中体现出来的中医养生理念、价值观等。中医药国家形象主要以中医药文化的形式对国内外民众产生影响，因此，它是中医药文化软实力的重要来源。它的影响方式是"随风潜入夜，润物细无声"的软方式，从而达到"水滴石穿"的效果。在人人都是自媒体的今天，人们随时随地都可以传播中医药文化和中医药发展实际状况的信息。世界中医药学会联合会举办的各种学术活动、国家政府部门举办的中医科学大会、国医大师评选以及年度中医药十大新闻评选等，更是直接向世人展示中医药思维、中医治疗理念、中医人文精神、中医医德以及中医药体制、发展模式和中医药取得的成就等。这些渠道输出的一系列信息被国内外民众接受，通过内部加工整合后逐渐形成对国家中医药的总体印象。这虽然是一种主观的印象，但实际上构成人们对国家中医药认识与态度的心理定式，影响到人们对中医药及其治疗效果的接受和评价，并影响到中医药在世界上的地位。

当今世界，伴随着中国成为世界第二大经济体，中国的崛起受到国际上一些国家的嫉妒和非难，政治、军事、经济、贸易等多个领域内的正常国际交往都被冠以恶名，诸如"军事扩张""经济威胁""文化渗透"等，唯有中医药普遍受到世界各国欢迎，受到的指责最少。第四次中国国家形象全球调查表明，中医是最能代表中国文化的元素，由此可见，中医在海外的吸引力和影响力是不容忽视的。中医药已成为中国国家形象的一张亮丽名片。因此，南京中医药大学王旭东教授曾提出要将中医药文化作为国家政治文化来对待。

唯物辩证法告诉我们,任何事物都有两面性。中医药国家形象在具有正面影响的同时,也会产生负面的影响。当中医药向世人展示的是"悬壶济世、大医精诚"的敬业奉献精神,"医乃仁术、医者仁心"的仁爱思想,"一视同仁、淡泊名利"的高尚品德,"勤求古训、博采众方"的治学态度,"以人为本、济世活人"的价值追求,"不为良相、则为良医"的社会责任感,"调和致中、以平为期"的健康观念,"顺应自然、身心共养"的养生方式,"饮食有节、起居有常、不妄作劳"的保健思想,"不治已病治未病"的预防理念等思维方式和价值观时,给世人留下的将是一些美好的印象,这些美好的印象将会逐渐深入人心,治疗效果令人信服,治疗手段令人向往,中医药这种印象将会征服世人之心。此外,中医药的一些重大研究成果也会提升中医药的国家形象。如当人们亲自看到或从媒体上看到、听到屠呦呦因发现青蒿素而获得 2015 年诺贝尔生理学或医学奖时,加上相关媒体对屠呦呦获奖报道的插图,有的是几十年前的工作照片,有的是近期演讲时的照片,直接反映了屠呦呦端庄典雅、慈祥温和的个人形象,人们将会从屠呦呦身上折射出对中医药国家的印象。特别是屠呦呦在斯德哥尔摩出席颁奖典礼时的演讲,对传播中医药国家形象产生了积极的推动作用。屠呦呦指出,"青蒿素是传统中医献给世界的礼物","青蒿素是中医给全世界的馈赠"。媒体通过报道屠呦呦获得诺贝尔奖,从而有效地建构起国际传播语境下一个古老、厚重的民族国家形象,适时地向全世界传递了一张文化中国的国家名片——中医药文化。然而,负面的中医药相关事件却会带来许多负面的印象。20 世纪 90 年代出现的"小柴胡颗粒事件"和 2006 年出现的"中药鱼腥草注射液致 30 余人死亡"等事故,事实上都是"中药西用"导致的恶果,但对中医药国家形象产生了一定的负面影响。

中医药国家形象是一个整体的印象,它反映的是我国中医药的全息形象,包括中医药价值观等核心层面、规则制度等中间层面和器物技财等边缘层面。中医药国家形象的形成是一个逐渐积累的过程,绝不是一蹴而就的。良好的中医药国家形象的形成,决定了中医药在世人心目中的地位,对国内外民众产生了重要的影响,体现出中医药文化软实力效应。

三、中医药国际话语权

话语权就是指国家、组织或个人说话的权利、能力与权力,是"话语权利和话语权力的统一。其中,话语权利是言论自由权,是对话语资格的确认;话语权力是通过一定的话语实践体现出的影响力和控制力,是对主体意志的贯彻"①。在经济全球化、文化多元化、政治多极化、社会信息化的今天,话语权的作用越来越强大,话语权已经成为国与国之间竞争不可缺少的手段。法国哲学家福柯在《话语的秩序》一文中指出,话语就是人们斗争的手段和目的。他认为话语不仅仅是思维符号,是交际工具,而且既是手段,也是目的,并能直接体现权力②。中医药国际话语权是指中医药通过中国政府官方、非官方层面对国际医药学术界、世界卫生组织、国际红十字会等所产生的话语影响力。

截至 2022 年,在中国政府大力支持和推动下,中医药已传播到世界 196 个国家和地区,获得世界卫生组织在全球的大力推广,我国与世界上 86 个国家和国际组织签订有中医药合作协议。据世界卫生组织统计,"目前已有 103 个会员国认可使用针灸,其中 29 个国家制定了传统医学的法律法规,18 个国家将针灸纳入医疗保险体系。中药逐步进入国际医药体系,已在俄罗斯、古巴、越南、新加坡和阿联酋等国以药品形式注册。有 30 多个国家、地区开办了数百所中医药院校,培养本土化中医药人才"③。2015 年,中国中医科学家屠呦呦获得诺贝尔生理学或医学奖,扩大了中医药在世界上的吸引力和影响力,提升了中医药国际话语权。2019 年,世界卫生组织将以中医药为主体的传统医学纳入新版国际疾病分类(ICD-11),有助于推动中医药进入世界主流医学体系之中。这些措施都有利于增强中医药国际话语权。

中医药作为一门医药科学,其发展不仅要争取到政府的支持和民众的认同,而且更重要的是要获得国际学术界的认同。因此,中医药国际话语权的形成,需要我国政府从高层不断推动与其他国家政府间进行官方合作。同时大力鼓励中医药"走出去",积极参与中西医学文化交流,在学术交流中进行智慧碰撞,在学术交锋中进行医学创新。同时,大力支持国内中医药大学在海外设立中医院、中医研究中心、中医诊所等服务平台,在为海外民众的临床诊疗中、为他们的健康服务中提升中医药文化的吸引力和影响力,同时在国际一流学术期刊上发表中医药相关论文,与国际科技精英、医药学术领域的权威专家学者进行学术交流,

---

① 杜敏.思想政治教育话语权研究[D].兰州:兰州大学,2017:107.
② 张国祚.关于"话语权"的几点思考[J].政工研究文摘,2009(3):43.
③ 毛嘉陵.中国中医药文化与产业发展报告:2017—2018[M].北京:社会科学文献出版社,2019:108.

提升中医药国际话语权。如 2018 年 9 月 26 日在《自然》新闻版发表了"Why Chinese Medicine is Heading for Clinics Around the World"（为什么中医药正走向世界各地的诊所），引起了世界医学领域的热议和广泛关注。

现在，中医药已上升到国家发展战略的高度。习近平同志直接而且肯定地指出："中医药学凝聚着深邃的哲学智慧和中华民族几千年的健康养生理念及其实践经验，是中国古代科学的瑰宝，也是打开中华文明宝库的钥匙。深入研究和科学总结中医药学对丰富世界医学事业、推进生命科学研究具有积极意义。""中医药是中国至今保留的独有的原创性科学体系，在现实社会中的国计民生方面，继续发挥着独具特色和优势的作用。它不仅是确保我国人民生命健康的重要保障、实施'健康中国'国家战略的可靠支撑，也是当代恢复弘扬中华优秀传统文化精神的有效途径，是中国与各国人民交往沟通，反对西方反华势力话语霸权的重要组成部分，是中国走向世界的重要渠道之一。"①

《中国的中医药》白皮书的发布充分说明了我国政府对发展中医药的决心，《中华人民共和国中医药法》的颁布给予中医药坚强的法律保障，但国家官方层面的支持并不等于中医药就有强大的国际话语权。今天，中医药发展具有天时、地利和人和的优势，但在国际话语权上还很薄弱。中医药国际话语权作为中医药文化软实力的一个部分，是健康中国和文化强国战略不可缺少的部分，在建设文化强国的过程中，我们应当给予重视，积极参与中外医学文化交流，向国际一流期刊投稿，利用各种途径、机会和中医孔子学院等平台，发出中医药的声音，提高中医药国际话语权。

四、中医药文化产业

当下，伴随着中国成为世界第二大经济体，中国特色社会主义逐渐从改革开放初期的"以经济建设为中心"转向"中国特色社会主义政治、经济、文化、社会、生态五位一体"全面发展。英国前首相撒切尔夫人曾断言，中国不会成为世界大国，因为中国出口的是电视机而不是思想观念。撒切尔夫人从反面给我们提了个醒：中国要成为世界大国，既要实现"经济走出去"，也要推动"文化走出去"，从而提高中华文化的吸引力和影响力，增强文化产业的国际竞争力，提升中国文化软实力。

今天，数字化技术和互联网领域的科学技术快速发展，对文化传播的形态造成了重大影响。以信息高速公路为标志的信息革命从一开始就直接作用于文

---

①　陈其广. 战略的中医药：国情分析和国策建议［M］. 北京：社会科学文献出版社，2018：87-92.

化、教育、娱乐、服务业等,直接进入千家万户。它开拓的电子消费市场,反过来又刺激信息经济中的文化产业的发展,导致文化产业成为发达国家的支柱产业。据统计,在美国,文化产业特别是影视产品的生产和销售占到国内生产总值的6%,解决了130万人的就业问题,这个数字超过了采矿、警察和林业部门的就业人数①。2017年,美国文化产业的产值占GDP的18.7%,文化产业已经成为发达国家发展最快的产业,也是发达国家提升本国文化软实力的一个重要手段。

对"文化产业"(Culture Industry)这一概念明确的文字陈述是西方马克思主义法兰克福学派霍克海默和阿多尔诺在《启蒙辩证法》中第一次提出的。霍克海默和阿多尔诺提出的文化产业有两层含义:第一层是指现代文化的商品化生产、制度化机制,它代表的是商业模式的文化活动的操作方式,是指商业原则下的不同种类的知识产品的生产。第二层意思是指文化的生产是具有物质性实体性的产业基础,包括电影制作、录音设施、工厂、报纸的高速印刷线,覆盖全球的广播电视台,甚至剧院、俱乐部和舞台表演等云集的大型场所。1988年,联合国教科文组织对文化产业进行了重新定义:"为按照创造、生产和商品化等方式,生产、再生产、储存以及分配本质上为无形的文化内容,这些文化内容基本上受到著作权的保护,其最终形式可以是商品或是服务。"②原文化部制定的《文化部关于支持和促进文化产业发展的若干意见》对文化产业的定义为:"文化产业是指从事文化产品生产和提供文化服务的经营性行业。文化产业是与文化事业相对应的概念,两者都是社会主义文化建设的重要组成部分。"国家统计局在《文化及相关产业分类》中将文化产业分为三类:"核心层(包括新闻、出版、广电和文化艺术类等)、外围层(包括网络、娱乐、旅游、广告、会展等)和相关服务层(包括提供文化用品、文化设备生产和销售业务的行业)。"③无论人们对文化产业的定义如何不同,它的商业性、文化性、创意性和满足人们精神文化需求的特性都是大家形成的共识。

在经济全球化的时代背景下,形成规模生产的文化产业会得到较好的生存和发展空间,一种文化的文化产品的客户越多,产品销售量就越多,就越赚钱,竞争力就越高,自然会使其文化得到传播和弘扬,其文化的吸引力和影响力就越强

① 许欣. 美国文化产业国际竞争力分析[D]. 长春:吉林大学,2021:46.
② 陈小平. 地域中医药文化创意产业发展研究[D]. 长沙:湖南中医药大学,2013:22.
③ "提升我国体育文化软实力核心问题研究"课题组. 中国体育文化软实力及其提升[M]. 北京:科学出版社,2015:28.

大;相反,如果一个国家的文化产业的基础比较薄弱,其文化产品的生存空间就会受到挤压或文化产品会被淘汰出局,其文化的传播力和影响力就比较小,甚至根本就没有影响力。这加剧了文化产业发展的马太效应(越强的越得到增强,越弱的越得到削弱)。我国是文化资源大国,但不是文化产业强国。要发挥中华优秀传统文化资源的吸引力、感召力和影响力,除了加强宣传和传播外,还需要依靠文化产品来实现。在市场经济条件下,文化产品依靠财政和公益性基金的支持是远远不够的,还需要依靠经营性文化企业提供满足市场多样化需要的文化产品。从长远来看,由于文化产业本身具有强大的自我造血功能,因此它具有强大的可持续发展能力,将成为为社会提供丰富文化产品的主要来源。因此,要提高国家文化软实力,必须大力发展文化产业。

目前国内对中医药文化产业概念的理解见仁见智。《中医药发展战略规划纲要(2016—2030年)》指出:"发展中医药文化产业。推动中医药与文化产业融合发展,探索将中医药文化纳入文化产业发展规划。创作一批承载中医药文化的创意产品和文化精品。促进中医药与广播影视、新闻出版、数字出版、动漫游戏、旅游餐饮、体育演艺等有效融合,发展新型文化产品和服务。培育一批知名品牌和企业,提升中医药与文化产业融合发展水平。"有些学者认为,中医药文化产业是生产中医药精神文化产品的产业。另一些学者则认为,中医药文化产业实际就是中医药产业,因为中医药本身就是一种文化,跨学科的学者们在研究文化产业时都把产业化的中医药作为文化产业的一个部分。还有学者认为,中医药文化产业是文化产业及中医药健康服务业的共同组成部分,是符合文化产业一般规律并具有中医药文化特色的产业体系,主要是以市场和社会资本为主导,以中医药文化产品服务创作经营型企业为主体,借助多种创作创意创新手段,激发中医药文化资源的产业活力,借助传媒、科技手段,将中医药的属性,蕴含的历史、地理、民族习俗、风土人情、文学艺术、道德规范、行为规范、价值观念等人文元素进行文化加工,遵循经济规律,实现其经济价值的全新产业①。从探讨文化软实力的视角看,我们认为采取最后一位学者的概念更为适合。因此,我们把中医药文化产业定义为:以中医药文化为资源,为市场生产具有中医药文化内涵的物质产品和提供中医药服务的经营性行业。中医药文化产业具有两个方面的本质特征:第一,它是经营性的行业,是与公益性的中医药文化事业相对应的概

---

① 《中医药发展战略规划纲要(2016—2030年)》问答41—50[EB/OL].(2018-03-24)[2022-12-11].http://www.satcm.gov.cn/fajiansi/zhengcewenjian/2018-03-24/2476.html.

念,两者都是中医药文化建设的重要组成部分;第二,无论物质性的还是服务性的产品都具有中医药文化的内涵。从某种意义上我们也可以说,中医药文化产业就是中医药与文化产业相融合,经过加工后形成的新的产业,即通过借助现代信息传媒、科技手段,对中医药所蕴含的历史、地理、风土人情、传统习俗、生活方式、文学艺术、行为规范、思维方式、价值观念等人文元素进行加工以实现其经济价值的产业。

中医药文化产业主要包括两个部分:首先是含有中医药内容的文化产品,包括以中医药为内容的影视、动漫、书刊音像等,以中医药文化为内容的广告产品和装饰设计等,这些中医药文化产业的产品主要是通过通俗化、大众化、生活化、时尚化的创作,使其融医、药、文、史、艺于一体。它们在给人们提供中医药科普知识和健康智慧的同时,还能满足人们的心理享受与精神需求。其次是指中医药文化服务,包括以中医药为主题的生态文化旅游、养生文化服务机构、中医药健康教育、中医药文化会展业、保健休闲娱乐业、药膳食疗等中医药文化服务性消费产业等。中医药文化服务是一种让消费者能看得见摸得着的体验文化,这类产品的特点是让无形的服务这种特殊的产品实现有形化,让消费者从各种自然元素与人文元素中获得美感、情感、快感以得到身心的享受与满足①。

总之,中医药文化产业是一个领域比较宽、服务面非常广的大文化、大健康、大科技工程。中医药文化产业既有意识形态属性,也有商品属性,既有社会效益,也有经济效益。正是基于中医药文化产业的双层效益,我们应该努力培育中医药文化产业,拓展国内外中医药文化产品市场,提升中医药文化的凝聚力、影响力和竞争力,为人们提供精神生产力、增进社会创造力、保障国家传播力、提升国家影响力,增强我国文化软实力。

第四节 中医药文化软实力的影响要素

文化是一个多面体,在不同的研究语境中有着不一样的内涵和范畴。基于学科建设的视角,中医药文化是反映中医学理论体系形成的文化社会背景以及蕴含的人文价值和文化特征,涉及中医学有关人体生命和防病治病理论形成发

---

① 陈小平.地域中医药文化创意产业发展研究[D].长沙:湖南中医药大学,2013:10.

展的规律,以及文化社会印记和背景的、"狭义"的、表层的文化①。但是中医药文化的魅力直接来源于中医药对人类生命所产生的种种作用,包括养生、防病、治病等,即有关人体防病治病的具体方法措施,来源于古代中国自然与社会科学,属于"广义"的、深层的文化。离开这些效用,中医药文化将如无源之水,无本之木。《中国文化软实力研究论纲》中提出,"文化只是文化软实力的来源之一"②。同理,"狭义"的、表层的中医药文化只是中医药文化软实力的一部分。因此,我们认为,在中医药文化软实力这一语境中,中医药文化应该是整体的,是由"狭义"表层文化与"广义"深层文化有机融合的特殊的文化。在约瑟夫·奈的观点中,"软实力"和"硬实力"是相对而言的,"硬实力"出自国家的经济、军事力量,是一种强制性的、偏于物质性的力量;而"软实力"则从国家的文化、意识形态的吸引力中产生,侧重于精神思想、具备影响的能力③。我们认为,就如同阴阳,"孤阳不生,独阴不长","硬实力"和"软实力"存在差异,但并不相互对立,彼此排斥,而是因占主导地位的因素不同而呈现不同的特质。

两者之间是一种以彼助己,以己助彼,互根互用的状态。若无文化意识形态等"软实力"的引导,"硬实力"只能沦为战争力量,危害世界;若没有军事力量等"硬实力"的保障,"软实力"则无法得以展现,造福人类。

作为建构国家(文化)软实力的重要领域,近年来针对中医药文化软实力的研究日益增多,对其定义相对较全面的是:"中医药文化软实力是中华民族基于中医药文化而具有的凝聚力和向心力,以及由此产生的吸引力和影响力,是我国文化软实力的重要组成部分。"④中医药文化软实力是一种合力,它来源于因中医实践、疗效、"保命全形"对人们的吸引力,因中医理念改善人们生活品质所产生的影响力,以及氤氲于中医传承、中医传播而形成的凝聚力和向心力。

中医药文化软实力的强弱取决于多种条件,其中最具决定性的有中医实践、中医传承、中医传播、中医理念,它们是中医药文化软实力的四种影响要素。这四种影响要素互根互用,共同影响着中医药文化软实力,其中中医实践及其产生的效用具备转化为知识生产力的潜能,直接影响中医学的传播,关系着中医药文化产业竞争力的强弱;而中医传播则取决于中医理念是否深入人心、为世人所接

①　张其成. 中医文化学体系的构建[J]. 中国中医基础医学杂志,1999,5(5):52-54.

②　张国祚. 中国文化软实力研究论纲[M]北京:社会科学文献出版社,2015:19.

③　刘见林,金龙鱼. 约瑟夫·奈与《软实力》[J]. 信息空间,2004(8):32-35.

④　张洪雷,张宗明. 文化强国视域下中医药文化软实力提升路径研究[J]. 中国中医药现代远程教育,2018,16(21):1-4.

受,暗含中医药文化的价值吸引力;中医理念的流传更多地需要中医人才在实践当中身体力行;中医传承是中医人才培养的关键,既是中医药文化知识生产力的关键,也关系着中医药文化体制引导力的建设。只有中医理念在人群中广为流传,才会有更多的人愿意去实践中医①。这四大要素缺一不可,决定中医药文化软实力的强弱。

一、中医实践

生命大道隐藏在中医学中,尽管当下中医学的生存发展面临诸多困境,但实践是检验真理的唯一标准,疗效是医学颠扑不破的真理,而医学实践则是疗效的黄金手段,更是决定一种医学模式能否发展的直接影响因素。任何一种文化都是在实践中检验并留存下来的。医学的真理是为身心亟须帮助的人解除痛苦,传承千年的中医学始终以实践为基础,探索发现并创造了独特的东方医学体系。众所周知,《黄帝内经》是一部理论性极强的医学经典,但其针对方药治疗方面的问题具体展开得比较少,而抽象深奥的古文字令后人难以理解。而流传至今的《伤寒杂病论》则堪称是古代中国实践医学的奠基之作,至今仍是中医临床实践的瑰宝。如果说《黄帝内经》是一颗种子,那《伤寒杂病论》就是促使种子发芽、生长的必要且重要的阳光、空气和水。《伤寒杂病论》是一部以临床实践为主的医学著作,其问世使得"理论"与"实际"相结合,不仅使诸多疾病有方可解,使中医学在全社会广泛流传,更向后世表明,实践完善充实着理论,唯有实践,理论才能焕发生机,中医才能代代相传。因此,中医实践是中医学不断发展的源泉,唯有实践,理论才能推陈致新,中医药文化软实力的提升才有根本的动力支撑。

中医实践所含之意甚广,既包括临床医疗实践,为身患疾病之人服务,也包括日常生活实践,宣扬提倡因人、因时、因地的生活方式,保养自己的身心,减少患病。前者的社会意义毋庸置疑,而后者更应该为当今身处丰富物质生活的人类所重视。就影响范围而言,中医实践在临床上的效用比较有限,毕竟身患疾病的人占少数,更多的是健康人与亚健康人。亚健康是指人体处于健康和疾病之间的一种状态。亚健康状态大多是由不良的生活方式、生活习惯所造成的。除了疗愈疾病,中医特别重视人们日常生活方式、生活习惯的养成,从而达到防病

---

① 郑慧凌,张娜娜,祝嫦娥,等.中医药文化软实力评价体系及提升路径研究[J].中医药导报,2018,24(16):1-5.

于未成的目的,尤其适合现代日益增多的亚健康人。《健康中国行动(2019—2030年)》的提出与实施,可以说是中医生活实践的具体展现。改变以往的医疗观念,要将"以治病为中心""以治已病为中心"向"以人民健康为中心""以'治未病'为中心"转变,更重要的是要将健康管理的权利"归还"人民,扭转以往人民健康完全"依靠卫生健康系统"的局面,向"社会整体联动","全民参与,个人行动"的方向转变①。这充分说明了要在日常的生活中关注个人健康。《黄帝内经》中的《上古天真论篇》相当于整本书的纲领篇,作为一部中医经典著作的首篇,却并没有告诉我们如何治病,反而在论述那些"春秋皆度百岁"之人是如何生活的,那些"半百而衰"之人又是如何生活的,其中蕴含的道理一目了然:养成良好的日常生活习惯是不得病、少生病、健康长寿的根本。中医倡导的生活理念、实践方式无疑是对"健康中国行动"最好的解答。

二、中医传承

中医发展,人才当先。国家社会的发展以人的存在发展为依托,中医学的发展尤其如此。近现代中医学的传承发展之路可谓步履维艰。新中国成立至今,尽管各届党中央领导人积极呼吁保护中医学,推动中医学的发展,并取得了一定的发展进步,但在现代医学主导医疗的背景下,中医学的实际处境依旧艰难。分析诸多因素之后,中医传承过程出现裂痕、中医人才的匮乏是其主要原因,这种匮乏既包括中医"师"的短缺,也包括中医"生"的不足,还包括当下时代氛围影响下业医者中医理想信念的动摇。目前看来,挑选培养合适的中医"生"、挖掘优秀的中医"师"是中医传承板块的主题,加强巩固中医人理想信念,坚定中医文化自信贯穿中医传承的始终。日本明治维新前,汉方医学堪称日本的主流医学,而在明治维新后,汉方医学在日本几近没落消亡,只在民间留下踪迹。

所幸汉方医学经过民间汉方医的努力自救而日渐振兴。尽管日本将汉方医学纳入医学教育体系的时间并不是很长,且汉方医学教育的比例及内容有所不足,但其发展汉方医学教育的经验值得我们借鉴。例如,把控入学新生的质量及数量,增设入学面试,挑选有志于从事中医的学生,从源头上培养合格

---

① 国务院新闻办公室. 健康中国行动从注重"治已病"向注重"治未病"转变[EB/OL]. (2019-07-15)[2022-12-11]. http://www.gov.cn/xinwen/2019-07/15/con-tent_5409806.htm.

的中医"生"①。"师者,所以传道,授业,解惑也。"中医"师"是承载医术、医道的重要载体,医术传承主要集中在技术手段上,侧重于显现于外、立竿见影的效果,是"师"之"授业、解惑"的体现,而医道传承则是中医"师"之所以为"师"的根本所在。"道无术不立,术无道不远",中医能够流传至今而没有湮灭,其"治病救人"之术固然是核心,而那些参悟岐黄之道、信受奉行医道一生的人才是中医传承的关键。这些人往往是"遵循中医药发展规律,传承精华,守正创新"之人。他们将医"道"内化于心,继承先贤遗志,外化于行,将流传千年的中医学显用于世,并顺遂时代趋势,让中医焕发其应有的生机。中医传承需要很多人来承担这份先人留下的家业,更需要有继得"医道"的中医"师"来传下这份瑰宝。

三、中医传播

"人类命运共同体"将世界各国紧紧地联系在一起,中医药不仅庇佑着中华民族走过千年的风霜雨雪,也将她的援手伸向其他民族。近年来,中医药的对外传播取得了可喜的成绩,越来越多的国际人士研究学习中医。尽管当下国内中医发展迎来了"天时地利人和"的好时机,国家对中医的扶持力度也在不断加大,但种种中医发展向好的趋势也从侧面反映着一个事实:中医在国内的实际处境不容乐观,需要各方面的大力支持。

基于此,中医传播应"双管齐下",以国内发展传播为主,国外传播交流为辅,"固本培元"是基础,继承挖掘传统中医,从当下世界医疗发展的需要出发,来审视我国内涵丰富的中医药文化,整理并向世界传播有益于解决医疗困境的理念方法。"经方热"现象值得人们深思,此现象的出现吸引了国外无数中医爱好者的目光,也促使国内中医发展达到新高峰。"经方热"现象体现了真正的中医文化自信、中医创新,更为中医的传播做了很好的示范。作为中医的发源之地,有必要且必须夯实本土中医体系,经方就是本土中医体系的集大成者。中医传播必须以国内为主。守护好中医的大本营才可能更好地将中医传播得更广、更远。国家政策的扶持与引导在中医的国内传播中所起的积极作用毋庸置疑,而在中医国际传播中,这种国家政策引导力的表现更为明显。2010 年时任国家副主席的习近平同志在澳大利亚皇家墨尔本理工大学中医孔子学院授牌仪式上的讲话,打开了中医国际传播的新局面,随之出台落实的一系列有关扶持和促进

---

① 刘薇,武锋,马骥,等. 日本汉方教育现状及对中国中医教育的启示[J]. 环球中医药,2016,9(12):1534-1537.

中医药事业发展的政策、法规,更是加快了中医在国际社会传播的步伐。据统计,截至 2018 年,中医药已出现在全球 183 个国家和地区①,并先后在澳大利亚、加拿大、奥地利、新加坡等多个国家以立法形式得到认可。这意味着国际上对中医的接纳,对中医药文化的认同,中医传播的境外发展之路将越走越宽。

四、中医理念

文化能够形成并流传,是因为其内在的价值理念被民众认可并践行于生活中。中医传承数千年,先人所著的医籍药典浩如烟海,氤氲着如中医灵魂一般的价值理念。以中医理念为主旨的中医药文化是中医之根。后人对有关中医的理念做了大量的研究,有侧重于医疗实践层面的中医医疗理念,有侧重于狭义文化层面的中医生活理念。我们认为,中医理念是糅合并体现在中医实践当中的,不仅是在临床疾病的治疗上,日常中若是能够结合中医理念来生活,人民健康水平必有明显的提升,将会极大地加快"健康中国"的建设步伐。在中医药文化软实力范畴下,中医理念势必是整体的、辩证统一的,这是由中医自身特质所决定的,儒、道、释、医四者之间的关系千丝万缕②。

中国传统文化的丰富壮大了中医理念,在中国传统文化中,儒家思想、道家思想以及释家思想深深影响着中医理念的发展。"道家讲修心,儒家讲修身;道家重在对人的生命形态(自然人)的观照,儒家重在对人事系统(社会人)的关注。"而中医则将两种不同学派关于人生命的研究特点交融贯通,形成了自己关于生命的独特的理解方式。中医理念兼顾了人的自然性与社会性,是一种顺应天地自然,将人与自然相统一,体现身心一元整体观的、健康的生活方式③。释家思想对中医的影响主要体现在医者德性修养方面,"中医学将佛学的某些核心部分,看作药物和医术外的医疗手段,同时将佛教普度众生的初衷视为一种职业的道德规范"④。如一代药王孙思邈尤好佛典,他在《大医精诚》中强调:"凡大医治病,必当安神定志,无欲无求,先发大慈恻隐之心,誓愿普救含灵之苦,……一心赴救,无作工夫形迹之心。如此可为苍生大医,反此则是含灵巨贼。"其中

---

①　中医药已传播到 183 个国家和地区[EB/OL].(2019-05-31)[2019-11-06]. http://www. Chinanews. com/gn/2019/05-31/8852440. shtml.

②　刘力红. 中医:尚礼的医学[J]. 中医药文化,2014,9(3):48-53.

③　陈乐平. 儒道医,中国传统文化的基础构架:对中医学在中国传统文化建构中的作用和地位的哲学思考[J]. 上海社会科学院学术季刊,1996(3):116-124.

④　耿刘同,耿引循. 佛学与中医学[M]. 北京:中国中医药出版社,2017:234.

所体现的大慈大悲、救死扶伤、淡名轻利等思想,时至今日依然是医务工作者所倡导的必备素养。文化研究的目的是学以致用,改善生命,儒、释、道三家文化从不同层面、不同角度影响着中医理念。中医理念内涵深厚浓郁,滋养中华民族几千年,并一直指引着华夏人民探索研究生命,绵延至今。在中医药文化软实力的影响因素当中,中医理念有着"四两拨千斤"的作用。一方面,中医实践可以被认为是中医理念的具体化、实践化,在中医实践当中,中医理念成为可触摸、可感受的行为方式,中医理念指引着中医实践;另一方面,中医传播看似以中医实践为主,其实更多传播的是实践背后的中医理念,中医理念是中医传播的主旨。而中医的传承,不仅仅是医术的传承,更是承载医道的中医理念的传承。

中医学是解读生命、最接近生命的医学。在新时代背景下,中医药发展之路"道阻且长":中西医并重方针萎弱失衡,仍需全面落实;遵循中医药规律的治理体系亟待健全;中医药发展基础和人才建设依旧薄弱;中医药传承不足,乏力少气,创新不够①。其应对之法,即是中医实践仍需加强,补其不足,以实现中西医并重,进而实现"全民健康""全面小康";中医传承应不拘一格,挖掘优秀的民间中医师,实现中医人才成长途径的拓宽与优化,以夯实中医药发展的基础建设;中医传播需以文化自信为前提,包括中国特色社会主义文化自信、中医文化自信,树立牢固的中医理想信仰;中医理念需要深度挖掘继承,助力健全完善中医药治理体系,更有助于中医药文化的传播、实践与传承,最终影响中医药文化软实力的建设。

第五节　中医药文化软实力评价体系

2017年10月党的十九大报告指出,实施健康中国战略,要坚持中西医并重,传承发展中医药事业。不难看出,在关乎民生大计的健康战略之中,中医药产业的发展便是其重中之重。政府、高校都应传承和传播中医药文化,增强国人对中医药的信任,真正实现其对中国传统中医药文化的认同,提升中医药文化软实力。

当前中医药文化软实力的研究成果,虽然都有其合理性,但均采用定性方法。关于中医药文化软实力的定量研究很少,有些研究仅凭某一因素对其进行挖掘分析,犹如管中窥豹。因此,如何构建一个维度合理、指标全面的评价体系,

---

① 中共中央　国务院关于促进中医药传承创新发展的意见[EB/OL].(2019-10-26)[2019-11-06].http://www.gov.cn/zhengce/2019-10/26/content_5445336.htm.

对于正确了解中医药文化软实力的现状、发展趋势及个中不足均是意义深远的。为此,拟从中医药文化软实力相关理论入手,引入国家文化软实力模型,综合考量当前中医药文化发展现状以及数据的可及性,创新构建国家中医药文化软实力评价体系,以弥补当前研究空白,推动中医药文化软实力的长远发展。

一、国家文化软实力四力模型

国家文化软实力评价工作能否顺利开展在很大程度上取决于对其评估体系设置是否合理公正①。文化软实力评估体系可以科学反映现今国家文化特征,指导文化发展现状评价工作与未来趋势把控工作的进行。

自 2007 年党的十七大首次提出"文化软实力"概念以来,国内学者便逐渐将研究视角投注于此。熊正德在综合各方成果之后总结提出了国家文化软实力四力模型,如图 1 所示,其主要包括价值吸引力、知识生产力、体制引导力、产业竞争力四个维度②,并为每个维度分别赋予了相应的影响因素。

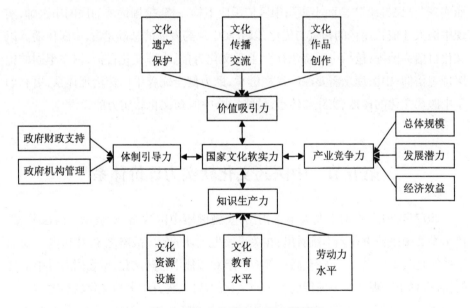

图 1　国家文化软实力四力模型图

---

①　林丹,洪晓楠.中国文化软实力综合评价体系研究[J].大连理工大学学报(社会科学版),2010,31(4):65-69.

②　胡键.中国文化软实力建设:必要性、瓶颈和路径[J].社会科学,2012(2):4-15.

价值吸引力主要是指通过对国内国外不同人不同民族产生的精神层面的吸引,达到提升国家文化凝聚力的目的,其吸引能力与国家文化软实力呈正相关。知识生产力是指通过具有一定教育水平的科研人员进行研究创作,以创新并丰富国家文化的内涵。因此,国家文化的知识生产能力愈强,国家文化软实力亦愈强。体制引导力是指政府通过政策扶持或财政补助,引导国家文化的繁荣发展,即对于某一文化的引导力度越大,亦可以说明该文化软实力越强。产业竞争力是指某一文化通过创作等多种形式形成产品并获得经济效益,创造出该文化的竞争力与价值,再反过来促进文化事业发展。文化产业竞争能力的强大也代表了其软实力的强大。熊正德认为,四力在各因素作用下协同作用,并对国家文化软实力的大小产生深刻影响。

二、中医药文化软实力评价模型构建

本书借鉴成熟的国家文化软实力四力模型,综合相关文献资料设计了国家中医药文化软实力评价体系,如表1所示。该评价体系主要包括三级指标:第一级指标为国家中医药文化软实力(X);第二级指标分别为价值吸引力(X_1)、知识生产力(X_2)、产业竞争力(X_3)、体制引导力(X_4);由于资料与数据限制,对国家文化软实力四力模型进行了修改,第三级指标共包括八个维度,囊括十三条参照条目。

表1 国家中医药文化软实力评价体系

一级指标	二级指标	三级指标	三级指标说明
中医药文化软实力(X)	价值吸引力(X_1)	传播交流(X_{11})	中医药外交活动支出
		作品创作(X_{12})	中医药论文著作国外发表数
	知识生产力(X_2)	文化资源设施(X_{21})	中医药文献馆藏量
		文化教育水平(X_{22})	中医药院校专任教师博士比 中医药科研机构博士比
		劳动力水平(X_{23})	中医药著作出版数
		劳动力水平(X_{24})	中医药论文发表数
		劳动力水平(X_{25})	有效中医药发明专利数
	产业竞争力(X_3)	经济效益(X_{31})	中医药科研收入 全国中医医疗机构收入

续表

一级指标	二级指标	三级指标	三级指标说明
中医药文化软实力(X)	体制引导力(X_4)	政府财政支持(X_{41})	中医药科研机构财政拨款人员就业、住房、社会保障费用
		政府财政支持(X_{42})	中医药科教文化产业投入
		政府机构管理(X_{43})	中医药医疗卫生管理事务支出
		政府机构管理(X_{44})	中医药医疗卫生管理事务收入

注：资料来源2009—2016年《全国中医药统计摘编》、《中国统计年鉴》、国家中医药管理局年度部门决算公开报告以及相关统计网站①②③。

三、中国中医药文化软实力四力指标主成分分析

本节运用 Excel 2016 及 SPSS 22.0 对 2009—2016 年相关数据进行整理、汇总及主成分分析,并分别建立价值吸引力、知识生产力、产业竞争力、体制引导力的四力指标评价函数。

首先对所涉数据进行了 KMO 与 Bartlett 检验：价值吸引力、知识生产力、产业竞争力、体制引导力 KMO 值分别为 0.500、0.619、0.500、0.775。由于受中管局决算数据时间跨度限制,其统计条目池也经历多次增改合并。2013 年进行的中国中医药文化产业发展等多个大型项目会使该年甚至其后几年的财政数据产生大幅度变动,因此影响了数据效度,但仍可以以此分析数据变化总体趋势。与此同时,Bartlett 检验显著性均小于 0.05,可以认为数据符合要求,适合进行主成分分析。

然后进行主成分分析,选择总方差解释表当中累加贡献率大于 85% 的特征值,并以主成分载荷矩阵中主成分数据依次除以特征值的平方根,得到每个主成分系数,再乘以标准化处理后的变量,最后进行整理得出四力指标主成分函数表达式④。整理后得出表达式如下：

价值吸引力：$X_1 = 0.707ZX_{11} + 0.707ZX_{12}$ （1）

知识生产力：$X_2 = 0.397ZX_{21} + 0.454ZX_{22} + 0.457ZX_{23} + 0.464ZX_{24}$
$$+ 0.460ZX_{25}$$ （2）

---

① 文庠.移植与超越：民国中医医政[M].北京：中国中医药出版社,2007.
② 王一川,等.中国文化软实力发展战略综论[M].北京：商务印书馆,2015.
③ 王治河.福柯[M].长沙：湖南教育出版社,1999.
④ 吉尔平.世界政治中的战争与变革[M].宋新宁,杜建平,译.上海：上海人民出版社,2007.

产业竞争力：$X_3 = 0.707ZX_{31} + 0.707ZX_{32}$ （3）

体制引导力：$X_4 = 0.513ZX_{41} + 0.490ZX_{42} + 0.497ZX_{43} + 0.500ZX_{44}$ （4）

在得出四力指标主成分函数表达式后，代入标准化数据，得出中医药文化软实力四力分值，如表 2 所示。

表 2 2009—2016 年国家中医药文化软实力四力评分表

四力指标	2009	2010	2011	2012	2013	2014	2015	2016
价值吸引力（X_1）	-1.846	-1.524	-0.780	-0.331	-0.007	1.041	1.893	1.553
知识生产力（X_2）	-2.705	-2.977	-0.967	0.060	0.772	1.379	1.397	2.857
产业竞争力（X_3）	-1.967	-1.212	-1.238	-0.279	0.462	1.403	1.344	1.486
体制引导力（X_4）	-2.795	-1.563	-0.719	-0.672	-0.085	0.464	2.353	3.018

本节在表 2 四力评分表数据的基础上再进行主成分分析，以求得国家中医药文化软实力函数表达式。对表 2 数据进行 KMO 和 Bartlett 检验，得出 KMO 值为 0.803，Bartlett 检验显著性小于 0.05，可以进行主成分分析。对数据进行处理后得出国家中医药文化软实力函数表达式如下：

国家中医药文化软实力：$X = 0.507X_1 + 0.497X_2 + 0.500X_3 + 0.495X_4$ （5）

将上述函数表达式代入标准化数据，得出国家中医药文化软实力分值，2009—2016 年分别为：-2.753，-2.110，-1.147，-0.375，0.336，1.348，2.126，2.576。得分呈显著上升趋势。为直观了解中医药文化软实力及各维度八年间的变化趋势，进一步运用 Excel 2016 将表 2 及上述分值绘制得出趋势图，见图 2（注意：仅为"示意图"）。

四、国家中医药文化软实力现状分析

（一）总体趋势：国家中医药文化软实力逐步提升

根据 2009—2016 年国家中医药文化软实力组合趋势图（图 2）分析得知：数据所涉八年间，国家中医药文化软实力呈显著的上升趋势。可以说，2009 年出台《国务院关于扶持和促进中医药事业发展的若干意见》，至 2013 年提出大力发展中国中医药事业，再至 2016 年颁布《中华人民共和国中医药法》，政府对于其的重视可见一斑。在此宏观形势及各方力量催动之下，其大力扶持之下的产物——中医药文化软实力亦在逐步提升，我国综合实力也迈上了一个

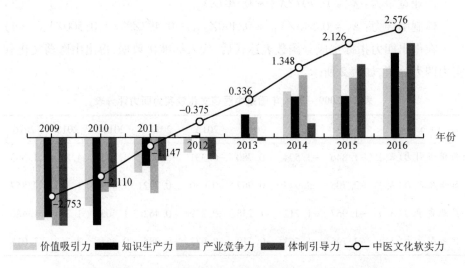

图2　2009—2016年国家中医药文化软实力组合趋势示意图

（"四力"值,参见表2）

新台阶①。

（二）共同作用：四力协同影响中医药文化软实力

进一步探究图2趋势不难发现：2012年及2013年可视为中医药文化软实力的发展节点交界之年,其特征表现在软实力的分值由负数（-0.375）转为正数（0.336）。2009年至2012年国家中医药文化软实力水平虽然逐步上升,但由于四力整体竞争力较低,仍难扭转软实力评分负值局面。2013年伊始,政府斥资1 000余万元用以发展中国中医药文化产业,该年无论科技论文抑或产业产值,甚至科技人员构成,都出现了积极变动,一举推动国家中医药文化软实力提升。2015年国家中医药文化软实力发展趋势曲线的斜率有所降低,主要是因为当年用于发展文化产业的专项资金投入减少。由此可见,国家中医药文化软实力的发展并非单单依赖某一作用力的推动,它需要四力协同影响,相辅相成进而相得益彰,保证其积极向上的前进势头。

（三）分解探究：四力对软实力影响参差不齐

从对函数表达式（5）的研究可知：式中价值吸引力、知识生产力、产业竞争力、体制引导力四力因子对中医药文化软实力影响的权重均为正数且相差并不

---

① 刘爱武.弘扬中华优秀传统文化与提升当代中国文化软实力［J］.思想理论教育,2015（8）:38-42.

大,表明四力均能明显推动中医药文化软实力的提高。对四力进行分解并进一步分析得出:价值吸引力(0.507)所占比重最大,代表其是推动国家中医药文化软实力提高的主导力量;产业竞争力(0.500)位列第二,可认为其在国家中医药文化软实力的发展过程中起到重要的推动作用;第三位知识生产力(0.497)也大力推动了中医药文化软实力的上升;第四位体制引导力(0.495)与知识生产力权重相比差距微小,体现出政府的体制建设与引导也保障了中医药文化软实力的发展。由此可见,中医药文化所具有的深厚底蕴在中医药文化软实力中具有较大优势。近年来,在开放政策大力支持之下蓬勃发展的中医药产业,其重要性也不可小觑;相较之下,中医药文化的知识创作以及相应的体制建设则尚显不足。

基于文献综述与实证研究,不难发现国家中医药文化软实力是一个受多因素影响的协同系统,要实现国家中医药文化软实力的不断提高,需要多角度考虑、面面俱到。与此同时,兼顾时间年限上的可持续性,以免因小失大得不偿失。是以,有关对策建议应围绕四力影响因素即价值吸引力、知识生产力、产业竞争力、体制引导力四个方面展开。

第二章 提升中医药文化软实力：
健康中国建设的历史使命

中医药作为中华文明的杰出代表，是中国各族人民在几千年生产生活实践和与疾病作斗争中逐步形成并不断丰富发展的医学科学，不仅为中华民族繁衍昌盛做出了巨大贡献，而且对整个人类健康事业发挥了且正在发挥着积极作用。中医药在历史发展进程中，兼容并蓄、创新开放，形成了独特的生命观、健康观、疾病观、防治观，实现了自然科学与人文科学的融合和统一，蕴含了中华民族深邃的哲学思想。随着"健康中国"战略的实施，作为我国独特的卫生资源，中医药越来越显示出独一无二的特殊价值。中医药文化是中医药的根基和灵魂，是中医药传承创新的肥沃土壤。大力弘扬中医药文化核心价值观，持续开展"中医中药中国行"活动，持续提升中医药文化的吸引力和影响力，推动中医药健康养生文化的创造性转化、创新性发展，激发和释放人民群众对中医药健康养生文化的需求，培育健康的生活方式，实现《黄帝内经》所提倡的"食饮有节，起居有常，不妄作劳，故能形与神俱，而尽终其天年，度百岁乃去"。从这一意义上来说，提升中医药文化软实力是我国建设健康中国的时代使命。

第一节 健康中国战略提出的历史背景

一、国际背景

建设健康社会已成为世界各国提升卫生治理能力的重要内容。"健康国家建设"这个概念是世界卫生组织于 2000 年在墨西哥健康促进大会发布的《国家健康促进计划行动框架》中正式提出来的①。在此之前，很多国家已经实施了"健康国家"计划。例如，在北美洲，从 1990 年开始，美国建立并实施了"健康国

---

① 王虎峰.健康国家建设:源流、本质及治理[J].医学与哲学(A),2017(3):1.

民"战略 2000 计划，每 10 年一个周期，目前已经进入第四个 10 年，通过确定国民健康改善的优先领域，提出一套适合国家和地方层面的任务和目标，提高公众对健康、疾病、残疾及相关因素的认知，最终推动全民健康。加拿大政府在 2002 年启动了"构建价值"的健康发展战略计划，从提高卫生服务可及性、确保质量、发展初级卫生保健等 11 个方面提出加拿大的健康国家发展战略。在欧洲，英国政府于 2001 年启动了"获得健康——国家长远发展战略"研究计划，英国政府基于国家卫生服务体系未来 20 年发展趋势的系统分析，提出了"健康英国"战略计划。俄罗斯于 2008 年启动了"健康 2020"战略规划制定活动，基于国情分析，提出总体目标：建立一个可持续的制度，以确保有效的医疗和预防，提高全民健康水平，为经济社会发展提供支撑。在强调健康促进的同时，俄罗斯政府也重视对健康提供和保障体系的优化。在亚洲，日本从二十世纪七八十年代开始制定全民健康促进战略，发起公共卫生运动。在 1990 年提出了"健康日本 21 世纪"战略，列出了具体的健康促进和疾病控制目标，并进行执行效果的监测与评估。2005 年，以色列建立了"健康以色列"2020 发展战略，从疾病预防入手，围绕不同年龄段和职业人群健康状况、健康行为和环境因素，以强化公共卫生体系为重点，加强基础设施、信息化和资金投入。2003 年，泰国卫生部建立了中期健康战略规划——"健康泰国"（2005—2015 年），强调国民健康促进活动，从健康风险因素和社会环境入手，对居民饮食、健身、情绪等个体行为和心理状况进行干预。在新加坡，政府特别成立了"健康促进委员会"，专门负责推动"健康国家"战略计划的相关工作。在大洋洲，澳大利亚 2001 年起陆续建立了老龄化国家战略、慢性病战略和国家预防服务战略等，针对影响健康的主要因素制定了目标及计划。新西兰于 2001 年 10 月公布执行国家健康战略，包括 10 个目标领域、61 个分目标、13 个人口健康目标，并制定了健康知识传播战略、健康老龄化战略、口腔健康计划和基本医疗卫生服务体系加强战略等专项战略或行动计划[1]。通过"健康国家"计划，世界各国提升了卫生治理能力，促进了卫生治理结构的改善，维护了世界各国人民的健康。

二、国内背景

（一）开展健康中国建设是全面建成小康社会的内在要求

改革开放以来，伴随着人民群众生活水平的日益提高，伴随着我国从站起

---

[1] 肖月，赵琨，薛明，等."健康中国 2030"综合目标及指标体系研究［J］.卫生经济研究，2017，7（4）：3.

来、富起来到强起来的转变,我国社会主要矛盾已经转化为人民日益增长的美好生活需要和不平衡不充分的发展之间的矛盾。这一矛盾体现在教育、医疗、养老、就业等多个领域当中,其反映在健康领域中,即人民群众日益增长的健康保障需要与我国健康服务事业和医疗卫生资源发展不平衡、不充分之间的矛盾。因此,顺应民心、满足民意,顺应时代发展要求,满足人民群众对健康、对美好生活的向往就成为我国提出"健康中国战略"的根本出发点。通过"健康中国"建设,为人民提供全方位、全周期的健康服务,全面提高国民健康水平,促进人的全面发展,推动经济社会持续发展,全面建成小康社会,实现中华民族伟大复兴,就成为全国人民的共同追求。对于个人来说,坚实的健康保障有利于提高他们的幸福感与安全感,能够为他们追求美好生活的愿望带来切实的满足感;对于政府来说,保护人民健康,就是保障人民的利益、保障国家的利益,就是提升国家综合国力的重要方式和手段。中共中央、国务院印发的《"健康中国 2030"规划纲要》序言中指出:"推进健康中国建设,是全面建成小康社会、基本实现社会主义现代化的重要基础,是全面提升中华民族健康素质、实现人民健康与经济社会协调发展的国家战略,是积极参与全球健康治理、履行 2030 年可持续发展议程国际承诺的重大举措。"

(二) 提出健康中国战略是顺应时代发展的客观要求

1998 年,世界卫生组织专门发布了 21 世纪世界健康发展战略。正是受到这一战略的号召和影响,注重自我保健、追求科学的生活行为逐渐成为全球健康发展战略的重要目标。尤其是进入 21 世纪后,国际社会进一步深化了健康作为国家战略的内涵。这种将健康作为国家战略的整体健康观已成为国际社会所普遍接受的主流价值观。我国顺势而为,乘势而上,在 2008 年,卫生部正式启动了"健康中国 2020"战略研究。但随着医改步入深水区,深层次矛盾和问题集中暴露,改革难度明显加大。于是,2012 年 8 月,卫生部经组织数百名专家讨论,形成了《"健康中国 2020"战略研究报告》,并在"2012 中国卫生论坛"上发布。党的十八大报告进一步强调并提出"健康是促进人的全面发展的必然要求"的发展理念。2015 年 3 月,时任总理李克强同志在政府工作报告中首次提出"打造健康中国"的理念。党的十八届五中全会将"健康中国"升级为中国特色社会主义建设新时期的一项国家战略。2016 年 8 月 19 日,在全国卫生与健康大会上,习近平总书记在该会的讲话中强调:没有全民健康,就没有全面小康。要把人民健康放在优先发展的战略地位,以普及健康生活、优化健康服务、完善健康保障、建设健康环境、发展健康产业为重点，坚持问题导向，抓紧补齐短板，加快推进健康中国建设，努力全方位、全周期保障人民健康，为实现"两个一百年"奋斗目标、实现中华民族伟大复兴的中国梦打下坚实健康基础①。

第二节　健康中国建设的基本内涵及方针

一、健康中国建设的基本内涵

习近平总书记于 2016 年在全国卫生与健康大会上曾强调："健康是促进人的全面发展的必然要求"，"我国卫生与健康工作方针是：以基层为重点，以改革创新为动力，预防为主，中西医并重，把健康融入所有政策，人民共建共享"。习近平总书记的这次重要讲话，进一步明确了健康中国战略就是坚持"以人民为中心"的发展思想，深入阐明了健康中国战略要以"共建共享、全民健康"为战略主题。继而在十九大报告中进一步对健康中国战略的实施做出了全面部署，主要包括以下几方面内容：第一，实施健康中国战略，要以提高人民健康水平为核心；第二，实施健康中国战略，要以全面建立中国特色基本医疗卫生制度、医疗保障制度和优质高效的医疗卫生服务体系为基础；第三，实施健康中国战略，要以健全药品供应保障制度、实施食品安全战略为重点；第四，实施健康中国战略，要积极倡导文明健康的生活方式；第五，实施健康中国战略，要深入开展全民爱国卫生运动；第六，实施健康中国战略，要预防和控制各类重大疾病以及广泛开展全民健身活动；第七，实施健康中国战略，要全方位、全周期保障人民的身体健康，大幅提高人民的健康质量，不断促进人民的健康公平。

健康中国战略的内涵：健康中国战略是中国共产党在新时代背景下，以提高全体人民健康水平为根本目的，以普及健康生活、优化健康服务、完善健康保障、建设健康环境、发展健康产业为重点建立起来的国家战略，是我国国家战略体系中国民经济社会领域的重要内容，是我国改善和保障民生的战略部署，是全面建成小康社会，实现党的"两个一百年"奋斗目标，实现中华民族伟大复兴中国梦的前提条件。

---

① 张旭东.健康中国背景下医学人文精神培育研究[D].兰州:兰州大学,2016:47.

二、健康中国建设的方针：中西医并重，传承发展中医药事业

（一）中西医并重

1. 新中国成立前的国家卫生政策

抗战期间，由于西医西药极为缺乏，国民政府不得不从实际出发，调整对中医药的政策。1941年在国民政府参政会上（第二届第一次会议），湖北参议员孔庚递交了《调整卫生行政机构，中西医并重，渐求汇合为一，增进民族健康以利抗战》议案，在此后的第二次会议以及第三届会议期间，孔庚继续提出内容大体相同的一系列议案。经过中医界人士的不断努力，1943年9月，中华民国政府《医师法》的颁布实现了中西医在法律上的平等地位。其背景是这一时期正处于全民族抗日战争时期，面对残酷的战争以及社会对医药的巨大需求，政府在中医药的管理上表现得极为务实，建立了中医医政专设机构——中医委员会，在"西式"卫生行政管理体制下实行中西医管理并举。《医师法》颁布之日，原有的《中医条例》及《西医条例》同日废止，承认中医可称医师，中医学校毕业即获得医师考试的资格，从而在法律上保证了中西医的平等地位。这是中医界经长期抗争取得的巨大成果之一①。

2. 新中国成立后的国家卫生政策

新中国成立时的经济社会资源都很紧缺，医疗机构缺医少药，人民健康水平也十分低下。由于长期的社会动乱，当时中国人的平均寿命只有35岁。新中国成立后，我国通过一系列的政策促进了新中国医疗卫生事业的发展，提升了人民的身体健康水平。1950年8月7日，在北京召开了第一届全国卫生会议。这次会议在毛泽东同志提出的"团结新老中西各部分医药卫生工作人员，组成巩固的统一战线，为开展伟大的人民卫生工作而奋斗"的题词指引下，结合我国革命战争中已有的卫生工作经验，明确规定将"面向工农兵，预防为主，团结中西医"作为我国卫生工作的三项方针原则②。1985年，中央书记处在《关于卫生工作的决定》中提出："把中医和西医摆在同等重要的地位"，"坚持中西医结合的方针"。1991年4月，七届人大四次会议批准的《中华人民共和国国民经济和社会发展十年规划和第八个五年计划纲要》明确提出，卫生工作方针是"预防为主、依靠科技进步、动员全社会参与、中西医并重、为人民健康服务"。中西医并重

---

①　文庠.移植与超越：民国中医医政[M].北京：中国中医药出版社,2007:109.
②　何国忠.中国卫生政策评价研究[D].武汉：华中科技大学,2004:59.

终于正式成为国家卫生工作的五大方针之一。

（二）传承发展中医药事业

1. 解放前的求生存阶段

1912—1913 年,中华民国北京政府教育部颁布了《中华民国教育新法令》。该法令分两批颁布：首批于 11 月 22 日颁布,《医学专门学校规程令》(部令第 25 号)包括德语等 48 门;《药学专门学校规程令》(部令第 26 号)包括德语等 31 门。第二批大学规程于 1913 年 1 月公布。大学共分为文、理、法、商、工、农、医七类,医学又分为医学、药学两门。医学门计有解剖学 1 科,药学门计有无机化学等 52 科。这两批规程中,有关医药学教育的部分均没有中医药方面的规定,这就是著名的民国教育系统"漏列"中医案①。在中医药界的激烈抗争下,北京政府教育部于 1914 年 1 月 8 日批复了请愿书。该批示称：中国医药上自神农黄帝,下至民国,名医辈出,力起沉疴,活人无数。若能沟通中西医学,以科学方法研究整理,则我国医界必有可观……此项规程系由临时教育会议公决,并延聘医学专家详细讨论,始于颁市。本部对于医学,只求学术先备,合乎世界进化之大势,然后检疫、卫生行政冀可推行无碍,并非于中医、西医有所歧视也②。1929 年 2 月 23 日,第一届中央卫生委员会会议在南京召开,通过了《规定旧医登记案原则》。该法案一是将中医登记限至民国十九年(1930 年)为止,锁定中医目标人群,使其队伍无法扩大;二是禁止中医办学,断绝中医从业人员的来源;三是禁止新闻杂志等介绍中医,逐步减少中医对社会的影响,隔绝中医与生存土壤的联系③。1946 年,国民政府通过勒令停办上海中医学院、中国医学院、新中国医学院等一批学校,在一定程度上制约了中医事业的发展④。

1940 年至 1947 年担任南京国民政府卫生署署长的金宝善在回忆录中说："自从西医输入中国以后,学西医者崇拜西洋医学。西医当中,不管哪一派别,都是歧视中医的。除少数个别其外,一般西医都认为中医是一种经验医学,中药虽有可采之处且有研究余地,中医理论却不符合科学原理(指现代的医学科学)。从而以'不科学'三字一笔抹杀了祖国医学几千年遗留下来的精华。西医之参加当时统治政权者,不但自身,而且影响统治者也歧视中医,不给中医以医

---

① 文库. 移植与超越：民国中医医政[M]. 北京：中国中医药出版社,2007:46.
② 文库. 移植与超越：民国中医医政[M]. 北京：中国中医药出版社,2007:47.
③ 文库. 移植与超越：民国中医医政[M]. 北京：中国中医药出版社,2007:76.
④ 文库. 移植与超越：民国中医医政[M]. 北京：中国中医药出版社,2007:13.

师称号。而称医士,不准中医学校列入教育系统。1914 年中医界反对这些不公平的待遇,选举代表到北京,而见当时教育部长汪大燮,汪即表示要决心禁止中医。取消草根树皮。到了蒋介石政权时期,歧视中医的政策变本加厉。汪精卫曾说过:'国医主张阴阳五行……在科学上实无根据……本人主张根本废除国医国药,凡属中医不许领执照,全国限令歇业'。"①从金宝善的话语中,我们可以发现当时中医药的生存环境是多么恶劣。

2. 新中国成立后的求发展阶段

新中国成立后,我国政府非常关注人民在健康方面的问题,同时也十分关心中医药事业未来的发展形势。在 1950 年第一届全国卫生工作会议上,我国政府针对当时卫生事业发展的情况,全面分析卫生事业面临的问题,从而确立了"面向工农兵、预防为主、团结中西医"卫生工作三大方针。毛泽东主席十分关心我国中医药传统文化的发展,为保证中医药事业顺利发展制定了一系列方针政策。1958 年,毛泽东提倡西医学习中医,提高中医地位。他认为"中国医药学是一个伟大的宝库,应当努力发掘,加以提高",并号召西医学习中医,倡导中西医结合,从而迎来了中医药发展的第一个春天。1978 年第十一届三中全会以后,我国政府大力发展中医药事业。邓小平在 1978 年中共中央 56 号文件中提出"要为中医创造良好的发展与提高的物质条件",中医药迎来了发展的第二个春天。1980 年我国把中医、西医、中西医结合确定为医药卫生事业发展的三大力量,三者相互补充,长期并存;并在 1982 年将"发展现代医药和我国传统医药"正式载入宪法中,中医药事业从此得到了法律保护。1986 年我国正式成立了国家中医管理局,两年后又成立了国家中医药管理局。在国家中医药管理局的管理下,我国开始实施"医药并重,医药结合,同步发展,共同振兴"的中医药发展战略。1988 年 4 月,国家中医药管理局制定发布了《1988—2000 年中医事业发展战略规划》。1991 年,《中华人民共和国国民经济和社会发展十年规划和第八个五年计划纲要》提出"中西医并重"观念,从此中医的地位得到了提升。该纲要的提出使中医形成了一个完整的学术体系,标志着中医获得了认可。

随着医疗市场化的发展,中医药卫生事业遇到了新的问题和挑战。中医药卫生事业特色优势在新形势下被国人淡忘,中医药事业得不到更好的传承,一些特色诊疗技术面临着失传的风险,中医人才严重缺乏,中医药发展环境条件恶劣。这些问题严重影响到中医药事业的发展。针对当时的中医药卫生事业情

---

① 文庠.移植与超越:民国中医医政[M].北京:中国中医药出版社,2007:197.

况,2007 年,党的十七大报告提出了"中西医并重"和"扶持中医药和民族医药事业发展"。2008 年,我国卫生部和国家中医药管理局发布了《关于扶持中医药事业发展的若干政策措施》。2009 年,我国发布了《国务院关于扶持和促进中医药事业发展的若干意见》。这些措施和意见为我国中医药事业的发展提供了良好的政策保障,为中医药发展打下了坚实的基础。

3. 当下求复兴阶段

当前,中国经济发展进入新的历史时期,中医药在经济社会发展中的地位和作用愈加重要,已成为独特的卫生资源、潜力巨大的经济资源、具有原创优势的科技资源、优秀的文化资源和重要的生态资源。中医药复兴迎来了天时、地利、人和的历史性机遇。党的十八大以来,以习近平同志为核心的党中央大力扶持和促进中医药事业大发展。近年来,中医药界开创了医疗、保健、教育、科技、文化、产业"六位一体"和进一步开展国际合作交流的新局面,取得了里程碑式发展的辉煌成效。在此基础上,全国卫生与健康大会做出了发展中医药的战略部署,颁布和实施了《中华人民共和国中医药法》,第一次从法律层面明确了中医药的重要地位、发展方针和扶持措施,为中医药事业发展提供了法律保障;发布了《中医药发展战略规划纲要(2016—2030 年)》,发表了《中国的中医药》白皮书,建立了国务院中医药工作部际联席会议制度。在党的十九大报告中,习近平总书记做出"坚持中西医并重,传承发展中医药事业"的重要部署,由此将发展中医药事业纳入传承中华文明和建设健康中国的国家战略。2015 年 12 月 18日,习近平总书记在给中国中医科学院成立 60 周年的贺信中指出:"当前,中医药振兴发展迎来天时、地利、人和的大好时机。"这是对当前中医药事业发展形势全面、客观、正确的评估,给了中医人勇往直前的、充足的底气。当下,以习近平同志为核心的党中央高度重视中医药事业发展,从国计民生的大局出发,把发展中医药事业融入"两个一百年"奋斗目标,融入实现中华民族伟大复兴的中国梦的征程之中,这是中医药传承发展的天时;中国正在和平崛起,截至 2022 年,中医药已经传播到 196 个国家和地区,并正在作为中华文化的亮丽名片沿着"一带一路"进一步走向世界,这是中医药传承发展的地利;广大人民群众热爱、理解、支持中医药事业发展,地方党委和政府积极、主动支持中医药事业发展,社会力量正在积极投入,实现中医药的跨界融合发展,呈现生机勃勃的气象,这是中医药传承发展的人和。这种"天时、地利、人和的大好时机"是史无前例的,这是中医药复兴的历史机遇期。我们必须紧紧抓住这一历史机遇期,在人才培养,平台建设,服务提质,合作交流和理论、技术、方药的传承创新等各方面拿出新方案,采取新措施,取得新进展、新成果、新突破①。

第三节　历史使命：提升中医药文化软实力
助力健康中国建设

中国工程院院士黄璐琦在《人民日报》撰文,把中医药学面临的问题概括为"四化"："中医药思维弱化,中医药传统技术退化,中医药特色优势淡化,中医药话语权边缘化。"全国政协原委员、南京中医药大学王旭东教授认为,出现这种现象的原因,在于西方价值取向成了衡量中医的标准,中医最具特色的世界观、方法论、思维方式得不到继承和发扬,审证求因、辨证论证的灵魂没有了,学生学不到中医的科学精神、世界观、方法论和思维特点,越来越多的中医院已经不姓中了,中医硕士、博士的研究做到了细胞、分子、基因水平,却不会开处方看病。中医院里,除了中药、针灸、推拿等科目外,其他技术几乎无人问津。国家每年为中医药科研投入亿万元资金,能在防病治病方面发挥作用的却不到20%,因为这些研究全都是用西方的思想、方法、技术、设备、标准去检验、印证中医的价值观、方法论,"拿着手术刀在动物尸体上找人的思想"。这些行为的后果,必然是对中医药文化的自轻自贱,最典型的例子是我国药监部门把含马兜铃酸的药材列入禁药。有些外国人因长期服用含关木通的药物来减肥而出现肾衰,这是用药不当,不在于药物本身的问题。我国千百年来从未间断过对木通、防己之类药物的使用,只要遵循辨证论治法就不会出现毒副作用。而中药功效理论和经验,是我国历代医药学家通过长期医疗实践,在科学技术尚不发达的条件下,从人体应用的直接反应中、从成功与失败的经验教训中摸索和总结出来的,有些甚至是我们的祖先冒着生命危险得出来的。这在某种意义上较现代任何间接的动物实验的结果更为珍贵,也要求使用中药就必须遵照中医理论。

因此,一门为现代人健康服务的学科,如果不能为现代人所理解,其必然心存疑虑,心存疑虑就会渐渐失去信任,失去信任必将丧失凝聚力和亲和力。一个认同感、信任感、亲近感日渐消减的学科还能有生存的空间吗? 多年来振兴中医的努力,在业界并没有起到起死回生的效果,原因就在于现代思维方式挤占了中

---

① 孙光荣.习近平发展中医药思想基本内涵解读[J].中医药通报,2018,7(1):1-5.

医的内核,现今的中医如同被抽取了灵魂的躯壳,丧失了认知方式、思维特点、价值观念和审美情趣这些灵魂,貌似繁荣的中医药事业只是一些技术残片拼凑起来的空壳,实验室内验证性的研究其实是在解剖中医的尸体。邓铁涛等前辈发出了中医在他们那一辈就已经消亡了的悲叹。中国科学院院士一级的大科学家都无法认识中医合理的科学底蕴,警示我们救赎这个学科的紧迫性。中医不缺技术、方法和药物,支撑中医、也是中医存在至今的根基是其临床疗效,但是,没有灵魂的技术和方法终究会失去生存的基础而被其他学科消化吸收,由此走向消亡。因此,传承和发展中医药,当务之急是传承和传播中医药文化,恢复中医药的灵魂和根本。并通过中医药文化的创造性转化、创新性发展,扩大中医药文化的吸引力和影响力,让中医药的优势和魅力深入人心,让中医药的养生智慧在中国人民心中扎根,使其内化于心、外化于行。只有认可中医药文化,认同中医药文化、接受中医药的思维方式和价值观,中医药在健康中国建设中的价值才能得到体现。所以,提升中医药文化软实力是健康中国建设的时代使命。

一、提升中医药文化软实力有利于落实健康中国建设的战略主题

"共建共享、全民健康",是建设健康中国的战略主题。核心是以人民健康为中心,坚持预防为主,中西医并重,把健康融入所有政策,人民共建共享的卫生与健康工作方针。推动人人参与、人人尽力、人人享有,落实预防为主,推行健康生活方式,减少疾病发生,强化早诊断、早治疗、早康复,实现全民健康。

通过中医药文化传承和传播,提升中医药的吸引力和影响力,实现中医药成果人民共享。中医药有很深的群众基础,文化理念易于为人民群众所接受。中医药工作以满足人民群众健康需求为出发点和落脚点,不断扩大中医医疗服务供给,提高基层中医药健康管理水平,推进中医药与社区服务、养老、旅游等融合发展,普及中医药健康知识,倡导健康的生产生活方式,增进人民群众健康福祉,保证人民群众享有安全、有效、方便的中医药服务。全民健康是建设健康中国的根本目的。立足全人群和全生命周期两个着力点,提供公平可及、系统连续的健康服务,实现更高水平的全民健康;使全体人民享有所需要的、有质量的、可负担的预防、治疗、康复、健康促进等健康服务。

中医药提供人人可及的健康服务:使用简便。中医诊断主要由医生自主通过望、闻、问、切等方法收集患者资料,不依赖于各种复杂的仪器设备。中医干预既有药物疗法,也有针灸、推拿、拔罐、刮痧等非药物疗法。许多非药物疗法不需

要复杂器具,其所需器具(如小夹板、刮痧板、火罐等)往往可以就地取材,易于推广使用。

中医药除在常见病、多发病、疑难杂症的防治中贡献力量外,在重大疫情防治和突发公共事件医疗救治中也发挥了重要作用。中医、中西医结合治疗传染性非典型肺炎,疗效得到了世界卫生组织的肯定。中医治疗甲型 H1N1 流感,取得了良好效果,成果引起国际社会的关注。同时,中医药在防治新冠肺炎、艾滋病、手足口病等传染病,以及在四川汶川特大地震、甘肃舟曲特大泥石流等突发公共事件医疗救治中,都发挥了独特作用。

中医药在医药卫生体制改革中发挥着重要作用。在深化医药卫生体制改革中,中医药充分发挥临床疗效确切、预防保健作用独特、治疗方式灵活、费用相对低廉的特色优势,放大了医改的惠民效果,丰富了中国特色基本医疗卫生制度的内涵。中医药以较低的投入,提供了与资源份额相比较高的服务份额。截至2020 年底,99.0%的社区卫生服务中心,98.0%的乡镇卫生院,90.6%的社区卫生服务站、74.5%的村卫生室能够提供中医药服务。

世界卫生组织 1996 年在《迎接 21 世纪的挑战:21 世纪的医学》中明确指出:医学正从"疾病医学"向"健康医学"发展;从重治疗向重预防发展;从针对病源的对抗治疗向整体治疗发展;从重视对病灶的改善向重视人体生态环境的改善发展;从群体治疗向个体治疗发展;从生物治疗向心身综合治疗发展;从强调医生作用向重视病人的自我保健作用发展;医疗服务方面则是从以疾病为中心向以病人为中心发展。为适应医学模式改变和医学目的调整,更好促进中医药发展,《中医药发展战略规划纲要(2016—2030 年)》(简称《规划纲要》)提出了未来中医药发展的战略定位:中医药健康服务能力显著增强,在治未病中的主导作用、在重大疾病治疗中的协同作用、在疾病康复中的核心作用得到充分发挥。

"在治未病中的主导作用"就是要充分发挥中医"治未病"的传统优势。中医治未病思想贯穿中医发展始终,注重人与自然、与社会的和谐统一,理念上与现代医学注重预防接种、清除和控制自然环境中的不良因素的方式和思路完全不同,强调的是由治病向健康转变、由关注人的疾病向关注人的健康转变。提升中医治未病服务能力,不仅是充分发挥中医药特色优势、提升中医药服务能力、全面发展中医药事业的重要举措,更是构建中国特色健康服务体系、提升全民健康水平、推进小康社会建设的重要内容。要完成《规划纲要》提出的"加快中医养生保健服务体系建设""提升中医养生保健服务能力"等任务，一方面，要通过深入实施中医治未病健康工程，完善医疗机构治未病科室建设，为群众提供融健康咨询评估、干预调理、随访管理等于一体的高水平、个性化、便捷化的治未病服务，同时依托医疗机构向居民推广中医养生保健方法，提高公民健康素养和身体素质；另一方面，要通过调动社会力量的积极性和创造性，促进社会非医疗机构提供的中医养生保健服务的发展，释放中医养生保健服务潜力和活力，丰富服务内涵，规范服务行为，创新服务模式，提高服务质量，促进社会提供的中医养生保健服务规范化和专业化发展。

"在重大疾病治疗中的协同作用"是指在疾病治疗过程中进一步发挥中医药防治疾病的特色优势。《规划纲要》提出了"提高中医药防病治病能力""促进中西医结合"等具体任务。中医药与西医药作为两种不同的医学体系，各具特色，各有所长。重大疑难疾病周期长、花费大，严重危害人类健康，给国家、社会、家庭带来沉重负担，不管是西医还是中医，靠"单打独斗"很难取得令人满意的效果。越来越多的医院通过中西医一体化服务模式、科室运行机制改革、诊疗团队协作互动等形式搭建中西医协作平台，充分发挥中医药作用，克服了"单兵作战"的局限性，发挥了"两条腿走路"的优势，明显提高了疾病的整体治疗效果。围绕中医诊疗具有优势的重大疑难疾病，中西医双方以提高临床疗效为目标，整合资源、优势互补、协同攻关，建立中西医临床协作机制，可以促进诊疗模式改革创新，促进医学领域创新发展，提高健康服务能力和综合医疗救治水平，更有效地保障人民群众身体健康与生命安全。

"在疾病康复中的核心作用"是指运用中医养生、保健、调理等方面的理论与技术，结合现代遗传、生理、心理、营养、代谢、环境等方面的理论与技术，充分发挥中医药在病后康复阶段的核心作用，不断完善疾病康复的技术体系、服务体系与产业体系，进一步提高患者生活质量和人民健康水平。为发挥中医药在康复中的核心作用，《规划纲要》提出"加强中医医院康复科室建设"等任务。中医医疗将立足于疾病急性期的早期介入，与相关临床科室充分融合，改善患者预后，预防残疾发生，减轻残疾程度，并承担区域内康复医学专业人才培养任务。同时，支持康复医院设置中医药科室，加强中医康复专业技术人员的配备。这主要为疾病稳定期患者提供专业、综合的康复治疗，并具备其他疾病的一般诊疗、处置能力和急诊急救能力。另外，鼓励大型综合医院、中医医院与康复医院或基层医疗卫生机构建立合作机制，通过多种方式，建立相对固定的转诊关系，带动康复医院和基层医疗卫生机构服务能力的提高,实现分层级、分阶段康复。

　　加快推进中医药健康养老服务发展:一是大力发展中医养生保健服务,持续加力和深化中医治未病健康工程,加快中医养生保健服务体系建设,提升中医养生保健服务能力,着力为包括老年人在内的各个人群提供高水平的、形式多样的、层次多元的中医药养生保健服务。二是加强部门协调和合作,着力在中医药健康养老相关政策、机构、人员、技术、产品等方面有所突破和发展,鼓励社会资本新建以中医药健康养老为主的护理院、疗养院,探索设立中医药特色医养结合机构,建设一批医养结合示范基地,推动中医药与养老服务融合发展。通过大力发展中医药健康养老服务,为建设健康中国,为实现病有所医、老有所养,发挥中医药应有的作用。

二、提升中医药文化软实力有利于充分彰显中医药在健康中国建设中的价值

　　习近平总书记提出,没有全民健康,就没有全面小康。"全民健康"这一伟大主张的提出,使推进"健康中国"发展成为特殊历史背景下的重要举措。健康在我国发展布局中处于核心地位,健康的人力资本是经济发展与社会进步的源泉。我国政府和医务人员在建设健康中国的同时,也致力于全球医疗卫生事业的发展和人类整体健康的促进,在国际社会中不断倡导和践行"区域化""大健康"概念。以"健康"作为切入点,逐步推进"人类健康命运共同体"建设,必将为"人类命运共同体"的实现添砖加瓦①。党的十九大报告提出,坚持中西医并重,传承发展中医药事业,同时也对中医药事业的发展提出了新要求、阐明了新任务。以建设"健康中国"为主线,以中国共产党健康卫生工作政策为指导,深入学习落实习近平总书记发展中医药新的思想、新的论断、新的要求,以中西医融合与协调发展为基石,以加快中医药健康事业全面发展为动力,力求为促进人民健康全面、全周期发展做出新的更大贡献。

　　20 世纪 70 年代以后,我国疾病谱完成了从生物医学向现代医学形式的转变,致死率居全国总病死率首位的疾病从急烈性传染病转变为慢性病②。中医药文化对疾病和健康的认识与国家医疗政策高度契合,在国家重视中医药发展

---

　　① 郭超.从"健康中国"到"健康亚太":以健康助力"人类命运共同体"[J].人口与发展,2018,24(5):3-6.

　　② 申珂,郭娜娜,邓健,等.中国近40年慢性病疾病谱变化情况[J].山西医药杂志,2017(8):903-905.

的今天,加大中医药文化的普及和传播,对内可以提升中华民族的凝聚力和向心力,对外可以增强中医药的吸引力和影响力,提升中医药文化软实力,从而使更多人了解中医药,相信中医药,并在治疗过程中运用中医药,从而使中医药惠泽中国、造福世界。特别是中医药"治未病"思想对于健康中国建设和人类卫生健康共同体的构建起着非常重要的作用。孙思邈曾指出,"为上医,医未病之病""下医,医已病之病"。下面试从五个方面阐述新时代"健康中国"视域下的中医价值。

（一）"身心一元",彰中医哲学之美

身心关系议题是西方传统哲学世界中被讨论最多的话题之一。笛卡儿就曾提出,人可以怀疑现实生活中所有的物理产物,却不能怀疑"我"的合理性①。身心二元观,即指物质层面的"身体"和精神层面的"内心"相互独立。随着西方二元观念的发展奠定,躯体、心理的概念由此诞生。身心二元观认为患者采用躯体症状表达情感困扰,采用心理化特征的习语更直观、准确地将患者的情感处境淋漓尽致地表现出来,情感性对话可以更有效地解决患者的内心困扰,还可以使治疗中的问题向心理机制和人际关系等发展方向上转换。"具身"概念研究在近几年迅速兴起②,认为人的认知有环境嵌入的特性,更加关注环境的作用。而在与古希腊文明遥相呼应的中国,"身心一元论"思想也初现雏形。"身心一元"是哲学一元观的逻辑结果,唯物主义与唯心主义都认为身体和内心是同一的,或与物质统一,或与精神统一。《黄帝内经》提出"心主神明""形神一体观";《类经》认为,心是一身之主,所有的虚灵造化、五脏六腑、四肢百骸与聪明智慧等都与心紧密相关,人的身心活动是在心神的领导下完成的:因此,可以认为"心主神明"观念是"身心一元化""心理生理一元化"的理论基石③。"身心一元"与中医理论联系最为紧密,历代医家皆续释其微,提出并完善有形即有神、形健神则旺的思想。人的精神意识与情感、人的生理病理与心理均互相依存、互相影响、互相作用④。现代医学生物-心理-社会模式正不断接近中医学"身心一元"思想,中医学"身心一元"理念不仅在医学领域具有独特地位,在哲学领域也发挥了重要作用,中医人必须继承并熟练掌握,同时将该理论应用于临床,与西医理论相互

①　梁浩.试论身心二元论与心理学发展之缘[J].江苏理工学院学报,2018,24(2):103-107.

②　邢小华.神经衰弱和抑郁症概念发展中的文化分歧[J].临床医药文献电子杂志,2018(71):195.

③　杜渐,王昊,王克勤,等."心主神明"中医学的身心一元论[J].中国中医基础医学杂志,2013,19(6):606-607.

④　张鹏鸽,陈新蕊.浅谈对中医一元论的认识[J].中国卫生标准管理,2017,8(11):106-107.

结合、相互协调,医学事业才能获得更好的发展。

（二）"治未病",显中医养生之慧

自西周至今,随着社会思潮的变动,人们的忧患意识不断加深。《老子》提出,"圣人不病,以其病病。夫唯病病,是以不病",这种戒惧之心是中医"治未病"最本质的意蕴所在①。中医"治未病"概念于《黄帝内经》中最早得到体现,其主张圣人行无为之事、乐恬淡之能、快意于虚无,而恬淡虚无、心态豁达才是养生之道,修身养性则是养生的最高境界。《伤寒论》强调,若伤寒证初愈,却起居作劳、不思静养、不节饮食,容易发生病情变化,后世医家继承该理论并不断进行补充和完善②。随着国家经济实力的不断增强,医疗保健技术不断提高,人民群众的健康意识也开始发生转变,对预防的重视力度加大,注重防与治相结合及生理、心理与社会全面的健康。通过养生、"治未病"不仅可以减少疾病给患者造成的身心痛苦、改善亚健康状态、提高生活质量、减少患者的经济负担,也为国家节约了大量的医疗资源。近年来,国家已许可将"治未病"作为一项重要医疗健康项目予以实施。以该理论为基石的中医健康管理体系整合了养生、保健、预防、治疗和康复的多样化需求,在与现代医学模式相结合的基础上,能卓有成效地提高人民的身体素质③。在中医学整体观念和辨证论治理论的指导下,结合现代健康管理体系,运用西医检测方法与中医诊察技术,从多种人群、多元疾病、不同病程等不同方面入手,监测、分析与评估健康状况。长达两千多年的临床经验积淀出了中医学"上工治未病"观点,其所涵盖的养生调摄方法尤其适用于未发病的人群,为促进该方法的长远发展,需要建立更完善的疾病治疗体系。

（三）"简、便、廉、验",扬中医保健之长

中医药是中华文化的重要组成部分,是中华民族伟大精神的重要价值体现,也是中华民族伟大智慧的精髓。广大民众对中医学的"简、便、廉、验"广泛认可。中医药学在几千年的发展进程中积累了深厚的民众基础,尤其是养生功法（八段锦、五禽戏）、膳食调理及按摩、推拿、艾灸等常用保健方法,简单易行,价格低廉,绿色环保,容易被民众接受。当今中国的医疗环境"看病难、看病贵"已经成为各级政府急需解决的重要民生问题,于是,越来越多的人关注到中医药资

---

① 蒋力生,叶明花.中医"治未病"的文化意蕴探论[J].中华中医药杂志,2018,33(12):5313-5316.

② 李奕,陈震,于洋,等.中医治未病学术思想的探讨及内涵浅析[J].中国民间疗法,2018,26(13):3-4.

③ 胡广芹,陆小左,于春泉,等.基于云计算的中医健康管理系统[J].天津中医药,2011,28(6):475-477.

源的优势。中医仁心仁术，不但致力于治病疗疾，而且着眼于民生疾苦。《本草纲目》所载的大量处方都简单精练，药物采集、制作均注重方便，不取昂贵之材。新中国成立后，毛泽东曾提倡用"一根针，一把草"为群众治病，要求在治病过程中充分发挥中医药的突出价值。中医药的特点是可使学习者将所学知识迅速用于未来的临床治疗，让每个人都能从中受益。

分析当今的国际医疗保健格局，美国、日本、欧盟的医疗政策给中国的医疗改革带来了重要启示。报道显示，2009 年美国医疗费用支出占美国当年国内生产总值（GDP）的 17.6%，而预测 10 年后，美国全国医疗费用支出将占美国当年GDP 的 20.3%，庞大的医疗支出与社会道德问题相关联，易产生巨大的社会矛盾①。另据报告显示，2011 年日本国民健康保险支出的赤字为 3 022 亿日元，过去 5 年，日本医疗支出以年均 1 兆日元的速度增长②。欧盟委员会的一项调查表明，欧盟每年慢性病支出约为 7 000 亿欧元，占欧盟总医疗支出的 70%~80%，急性和慢性疾病患者的诊治占用了约97%的医疗预算，因此，增加预防性医疗支出是欧盟迫切需要做出的政策决定③。总之，财政的巨大支出已成为发达国家医保实施过程中的重要问题。除了改革医疗保险政策之外，还要加强慢性病的自我管理，化被动应对为主动预防，以减轻国家的财政压力，保护国家医疗资源。我国民众对中医药具有较高的认可度与接受度，中医药工作要满足人民群众复杂多样的健康与精神需求，应着眼于生命全周期、健康全进程，开展具有中医药特色的健康管理，推动各类补充医疗保障制度的不断发展，使医疗服务的可及性不断提高。

（四）"医乃仁术"，昭中医道德之辉

"医乃仁术"可概括为"仁德、仁术、仁人"。"仁德"即崇高的理想，高尚的品德；仁术即博爱的情怀，精湛的技能；"仁人"即德术统一，全面发展的人④。《黄帝内经》认为，"道"者，乃知天文，知地理，知人事，提出了医德与医术并重的观点。王冰在注解《黄帝内经》时提出医家应当拯救黎民百姓于仁寿，德济病弱之

---

① 中华人民共和国驻休斯敦总领事馆经济商务室.美国医疗产业的特点与医保改革法案[EB/OL].（2018-12-20）[2019-04-19].http://houston.mofcom.gov.cn/article/ztdy/201104/20110407506140.shtml.

② 曹原.日本医保如履薄冰[J].中国医院院长,2014(3):34.

③ 医改是世界性难题 人民日报揭欧洲医疗困境[EB/OL].（2015-01-09）[2019-01-09].http://health.people.com.cn/n/2015/01/09/c14739-26354192.html.

④ 吴勉华.仁德仁术仁人:南京中医药大学的教育理念与实践[J].南京中医药大学学报(社会科学版),2007,8(3):173-176.

士以获安。中华民族精神推崇立德树人的高尚品质，"德"是自古以来仁人志士安身立命的义理所在，而医技精湛更是医德之本。"医乃仁术"是中医文化的精神内核，要求医生不仅拥有治病愈人的知识，更具备济世救人的人文精神。"仁人"，在古文中概括为有德行、持信守节的人，而在中医药领域，即指仁德与仁术高度统一与结合之人，置于理论为"仁"，付诸实践为"义"。也就是说，本着恻隐之心，救人于水火，大公而无私、习精益之术、治病痛之人，即"仁人"。

医患关系指在医疗过程中医护与患者产生的特殊关系，医患沟通在当今社会尤为重要。在医疗卫生与保健过程中，医患之间会围绕多种因素，全面、多途径地进行交流①。近几年来，医疗纠纷事件在国内呈现上升态势。医患矛盾的成因十分复杂，而其中一部分源于民众对医疗的需求量增加，却对疾病的认识不足，在沟通中易产生误会。此外，医疗行业过于市场化、技术化、资本化是引起医患关系矛盾丛生的另一重要原因。伴随着国家医疗体系的发展，医护人员掌握了更多解释与处置医疗问题的机会，医患的矛盾渐趋弱化。当前迫切需要做出重大改变，以维护医务人员和患者双方的利益。在未来的医疗改革中，需要将更多的人文精神融于医疗行为，时刻铭记"人文主义"的重要性。要树立正确的医学行为观与崇高的职业道德理想，以"仁德、仁术、仁人"为核心价值理念，行医者清正修身、勤谨立德、廉洁自律，推进医德医风建设步入新阶段。

（五）"情志疗法"，蕴中医艺术之特

中医基础理论指导了最早的情志疗法，而此观点深植于中医五行学说，是由古代朴素物质观、心理学理论和情志学说结合进行疾病治疗的方法②。"情志疗法"首见于《黄帝内经》，中医理论认为，人的情志是由五脏中的精气而化生，因此，五志与五脏相对应，即心在志为喜、肝为怒、脾为思、肺为忧、肾为恐，由此"情志相胜"理论应运而生。具体而言，喜悦能战胜过度忧虑（悲），忧虑（悲）可中和过度愤怒，愤怒能平衡过度忧思，忧思可超越过度恐惧，恐惧则对抗过度喜悦。张从正在《儒门事亲》中又进一步提出了"情志相胜"的治疗方法，并强调注重医患沟通与患者的精神世界常能取得事半功倍的疗效。以五行对五脏，以五脏应五志，以生克关系治疗相应情志过极，重视疏解情绪，使郁滞疏通，气机条

---

① 卢挺，周琳，钟莉辉，等. 基于新形势医患关系加强医学生职业素养的思考[J]. 世界最新医学信息文摘，2018（98）：337-338.
② 张莹莹，杨双波.《儒门事亲》中情志病治法的探究与启发[J]. 上海中医药杂志，2017，51（10）：39-41.

畅,病症乃解。研究中国的现代心理治疗理论与实践也必须与时俱进,在运用情志疗法的过程中,应以"以人为本"为核心,充分尊重患者,使其情绪得到合理的宣泄和表达。研究发现,在早期先兆流产治疗中,应用中药联合情志疗法可以缓解先兆流产患者焦虑、抑郁等心理障碍,从而获得较好的妊娠结局[①]。另有研究显示,通过规范的行为程序,因势利导,引导患者有规律地投入另一种情境,可消除患者的负面情绪,逐步建立良好的心理应激机制,证明"情志相胜"理论与现代医学生物-心理-社会医学模式相符[②]。应该充分发挥中医情志疗法的治疗优势,将整体观念、天人合一思想应用到实践中,促进中国心理咨询事业及心理学的发展,切实为患者着想,做到助人以自助、自助以助人。在中医情志治疗方法的视角下,情感思考皆是处方,喜、怒、哀、乐都是良药,其立足于中国文化,结合现代心理治疗方法和先进理论,具有简单易行、灵活巧妙、针对性强的显著特点,因而具有广阔的发展空间。

中医药学是开启中华文明宝库的关键,在此新时期,中医药研究人员务必要以深入挖掘中医宝库的精髓所在为基础,以充分发扬中医药的独特优势为动能,以推进中医药现代化进程为目标,以推动中医药事业走向世界为追求。《中华人民共和国中医药法》指出,将中医药发展定位为国家战略,这意味着中医药事业进入新的伟大的历史发展阶段。在国家政策的大力支持下,我们要坚持中西医结合,促进中医养生文化的创新转型与创造发展。《中华人民共和国中医药法》进一步明确了大力发展中医药事业的目标。中医药是中国医疗卫生的重要资源,国家鼓励中医、西医各扬所长,相互结合,进一步推动中国医疗卫生事业步入新台阶。《中华人民共和国中医药法》阐明了中医药事业的重要历史地位并创建了符合中医发展的特色模式,既加大了对中医药事业的鼓励、支持度,加强了对中医药生产活动的监管力度,又加大了对违反《中华人民共和国中医药法》行为的处罚强度。国家改善中医药的管理制度,保护了中医药学的独特性,以便于更好地发挥中医药的特色优势;同时对实践中存在的突出问题提出了解决办法,使各级监管部门能更好地规范中医药从业活动。此外,《中华人民共和国中医药法》的出台对中医药全球影响力的提高、健康服务问题的解决、向世界各国

---

① 马景,张来,何嘉琳,等.中药联合情志疗法在早期先兆流产合并心理障碍中的应用[J].浙江中西医结合杂志,2018,28(5):408.

② 闫少校,郎俊莲.中医"情志相胜"心理治疗的优势、弊端与改进对策探讨[J].中医杂志,2012,53(4):294-296.

提供中国医疗保健新方案与新理念均意义重大,同时为解决世界医疗改革难题奉献了特有的东方智慧。把握好重要的历史时期,以广博的中医药资源为依托,以新时期中医药政策为保障,以"一带一路"倡议为支撑,以"人类命运共同体"的建设为基础,稳步推进"人类健康命运共同体"构建,促进中医药的全球化发展。为把中医药资源继承好,把中医药智慧发展好,把中医药效益利用好,在全面建设"健康中国"事业、实现中华民族伟大复兴征程中谱写新的华章。

三、提升中医药文化软实力有利于实现健康中国的目标

健康中国的战略目标:到 2020 年,建立覆盖城乡居民的中国特色基本医疗卫生制度,健康素养水平持续提高,健康服务体系完善高效,人人享有基本医疗卫生服务和基本体育健身服务,基本形成内涵丰富、结构合理的健康产业体系。到 2030 年,促进全民健康的制度体系更加完善,健康领域发展更加协调,健康生活方式得到普及,健康服务质量和健康保障水平不断提高,健康产业繁荣发展,基本实现健康公平,主要健康指标进入高收入国家行列。到 2050 年,建成与社会主义现代化国家相适应的健康国家。

中医药作为我国独特的卫生资源,在健康中国建设中应发挥重要作用。为此,应大力加强中医药文化建设,在全社会形成中医药文化是中国优秀文化代表的普遍共识,传承与弘扬中医药文化的社会氛围更加浓厚;中医药行业文化建设基础更为坚实,行业文化自信明显增强;中医药健康养生文化得到广泛、有序传播,并形成对公众健康生活方式的普遍指导;中医药文化产业快速发展,中医药文化创新成果显著增多,全国中医药健康文化知识普及率明显提高。为此,首先,要提高中医药服务能力。实施中医临床优势培育工程,强化中医药防治优势病种研究,加强中西医结合,提高重大疑难病、危急重症临床疗效。大力发展中医非药物疗法,使其在常见病、多发病和慢性病防治中发挥独特作用。发展中医特色康复服务。健全覆盖城乡的中医医疗保健服务体系。在乡镇卫生院和社区卫生服务中心建立中医馆、国医堂等中医综合服务区,推广适宜技术,所有基层医疗卫生机构都能够提供中医药服务。促进民族医药发展。到 2030 年,中医药在治未病中的主导作用、在重大疾病治疗中的协同作用、在疾病康复中的核心作用得到充分发挥。

其次,要发展中医养生保健治未病服务。实施中医治未病健康工程,将中医药优势与健康管理结合,探索融健康文化、健康管理、健康保险为一体的中医健

康保障模式。鼓励社会力量举办规范的中医养生保健机构,加快养生保健服务发展。拓展中医医院服务领域,为群众提供中医健康咨询评估、干预调理、随访管理等治未病服务。鼓励中医医疗机构、中医医师为中医养生保健机构提供保健咨询和调理等技术支持。开展"中医中药中国行"活动,大力传播中医药知识和易于掌握的养生保健技术方法,加强中医药非物质文化遗产的保护和传承运用,实现中医药健康养生文化创造性转化、创新性发展。

最后,要推进中医药继承创新。实施中医药传承创新工程,重视中医药经典医籍研读及挖掘,全面系统继承历代各家学术理论、流派及学说,不断弘扬当代名老中医药专家学术思想和临床诊疗经验,挖掘民间诊疗技术和方药,推进中医药文化传承与发展。建立中医药传统知识保护制度,制定传统知识保护名录。融合现代科技成果,挖掘中药方剂,加强重大疑难疾病、慢性病等中医药防治技术和新药研发,不断推动中医药理论与实践发展。发展中医药健康服务,加快打造全产业链服务的跨国公司和国际知名的中国品牌,推动中医药走向世界。保护重要中药资源和生物多样性,开展中药资源普查及动态监测。建立大宗、道地和濒危药材种苗繁育基地,提供中药材市场动态监测信息,促进中药材种植业绿色发展。

第三章 增强中医药文化软实力，顺应文化强国建设的时代要求

第一节 文化强国建设的时代背景

"当今时代，文化在综合国力竞争中的地位日益重要。谁占据了文化发展的制高点，谁就能够更好地在激烈的国际竞争中掌握主动权。人类文明进步的历史充分表明，没有先进文化的积极引领，没有人民精神世界的极大丰富，没有全民族创造精神的充分发挥，一个国家、一个民族不可能屹立于世界先进民族之林。"①

一、文化在综合国力竞争中的地位和作用更加凸显

当今世界，世界各国纷纷把提高国家文化软实力作为主要发展战略，千方百计增强本国文化的整体实力和国际竞争力，力求在日益激烈的综合国力竞争中赢得主动权。现在，伴随着经济全球化、政治多极化、文化多元化、社会信息化的快速发展，综合国力衡量的观念和全球竞争方式都有了极大的转变。国与国之间的竞争不仅仅注重军事、经济等硬实力的竞争，而且越来越看重包括政治、文化、科技和国民素质在内的综合国力的竞争。

文化是综合国力竞争中维护国家利益和安全的重要精神武器。文化产品和服务承载着一个国家的文化理念、文化价值和文化追求，反映着一个国家的文化软实力。文化作为一种软实力、一种精神的力量，直接关系一国的国际影响力、国际竞争力和国际地位。我们知道，经济是综合国力的基础要素，而文化对经济的影响越来越大，文化通过为经济提供人才、技术、创意、创新的支撑，促进经济发展水平和质量的提高。当前，出现了经济文化化、文化经济化、文化经济一体

---

① 任仲平.文化强国的"中国道路"［N］.人民日报，2011-10-15(1).

化的趋势。所谓经济文化化,是指经济由主要依靠大量消耗简单劳动力、自然资源和资本等来实现产值与利润增长的状态向经济增长更多地依靠文化因素与经济发展中知识、科技、信息乃至审美、心理等要素越来越起重要作用的状态转变。文化经济化,是指文化越来越具有经济价值,文化开始作为商品和服务进入市场,文化不但已经形成一门产业,而且在国民经济中具有举足轻重的地位①。文化因素将作为一种背景、动力和构成要素等间接或直接地影响着一国经济发展的效率和效益,成为当代国民经济发展的关键性资本——智力资本、文化资本。因此,从某种意义上,我们可以说文化在经济领域、经济活动中的渗透无处不在。文化通过智力资本、文化资本促进着产品经济价值的倍增、企业经济素质的提高和国际经济竞争力的增强。

文化作为一种无形的精神力量,作为一种软实力,直接关系到一国的国际影响力、国际竞争力和国际地位。如中国人民在抗击新冠肺炎疫情防控期间展现出"一方有难、八方支援"的团结精神、"万众一心、众志成城"的奋斗精神、"敬佑生命、救死扶伤"的奉献精神、"医乃仁术、医者仁心"的伦理精神、"白衣擐甲、勇于担当"的使命精神、"命运与共、共克时艰"的家国精神等。中国人民的抗疫精神对世界其他国家产生了积极的影响,得到了广泛的好评。联合国秘书长古特雷斯说:"新冠肺炎疫情是一个巨大的挑战,在如此复杂的情况下总是很难迅速找到解决办法,中国做出了强大且令人印象深刻的反应,为抗击疫情付出了巨大努力。"②国际奥委会主席巴赫说:"我对中国人民正在做出的努力表示全力支持、高度赞赏和崇高敬意。中国人民正在有序抗击疫情,习近平主席亲自指挥、部署,给我们增添了信心。"③因此,"一个国家、一个民族若只有物质财富的丰富而无思想道德素质和科学文化素质的提高,就谈不上是一个强大的国家、一个强盛的民族;一个国家若只是经济强国、军事强国而非文化强国,也谈不上是一个真正的强国。增强民族凝聚力和创造力,从来都是增强综合国力的一个重要方面;共同文化的认同、主流价值观的确立,从来都是聚合社会力量、增强民族凝聚力和创造力的重要途径"④。

---

①　李怀亮.文化在综合国力竞争中的地位越来越突出[J].求是,2003(8):40.

②　中共中央宣传部理论局.中国制度面对面[M].北京:人民出版社,2020:24.

③　中共中央宣传部理论局.中国制度面对面[M].北京:人民出版社,2020:24.

④　张伯里.注重文化在综合国力竞争中的地位和作用[N].人民日报,2011-11-22(7).

二、文化安全建设是维护国家总体安全的重要方面

文化是民族的血脉,是人民的精神家园。文化积淀着一个民族最深沉的精神追求,代表着一个民族独特的精神标识,是一个民族生生不息、发展壮大的丰厚滋养,对延续和发展一个国家和民族的文明、促进人类多元文化发展、推进人类文明进步,发挥着重要作用。文化是国家生命的基础。"没有文化,有了国家也会灭亡;有了文化,没有国家,也可以重建。"①苏联解体、东欧剧变标志着以军事对抗为主的冷战结束了,在西方文化霸权主义的作用下,新的冷战——文化冷战的硝烟已经蔓延至中国,正时刻威胁着我国的文化安全。美国政治家塞缪尔·亨廷顿在《文明的冲突与世界秩序的重建》一书中指出:"未来世界里,国际冲突的主要根源将不再是意识形态或经济因素,而主要来自文化方面产生的巨大差异。全球政治格局正在以文化和文明为界限重组,并呈现出多种复杂的趋势。"亨廷顿甚至非常露骨地指出,伊斯兰文明和儒家文明可能会联合对西方文明提出挑战。这充分说明以美国为首的西方国家,时刻都在维护和推行自己的文化霸权,并对其他国家的文化主权横加干涉。冷战的胜利,使得以美国为首的西方国家更加确信自己的政治制度和文化价值观念的优越地位,不断地向世界其他国家推行文化霸权,企图使他国认可并接受自己的政治制度和价值观念。文化安全虽然属于软实力范畴,但它对国家总体安全建设至关重要。正如我国著名学者张国祚指出的:一个国家物质硬实力不强,可能一打就败;而如果文化软实力不强,可能不打自败。张国祚同时指出,文化是软实力建设的灵魂,是软实力建设的经纬。因此,加强我国的国家文化建设,抵御文化霸权,维护国家文化安全,是营造良好国际环境,推动我国和平崛起的现实要求。

第二节　文化强国建设的历史发展进程

一、"站起来"时期与文化强国相关的主要内容

1949年中华人民共和国成立,标志着中国人民从此站起来了。我国开始了

---

① 　胡惠林.中国国家文化安全论[M].上海:上海人民出版社,2011:1.

社会主义建设时期文化发展基本规律的探索，明确了社会主义文化的发展方向、发展原则和发展方针。在社会主义文化的发展方向上，我国确立社会主义文化发展必须"为人民服务，为社会主义的国家服务"。这种"二为"思想是对新民主主义革命时期文化建设思想的继承和发展。1940年毛泽东在陕甘宁边区文化协会第一次代表大会上发表了题为《新民主主义的政治与新民主主义的文化》的演讲，他指出："一定的文化（当作观念形态的文化）是一定社会的政治和经济的反映，又给予伟大影响和作用于一定社会的政治和经济。"①基于这样一个理论立场，毛泽东凝练出新民主主义文化的基本特征，即"民族的、科学的、大众的文化"。所谓大众的，就是"它应为全民族中百分之九十以上的工农劳苦民众服务，并逐渐成为他们的文化"②。突出人民本位，是新民主主义文化建设和社会主义文化建设的核心内容。在社会主义文化的发展原则方面，我国确立了"古为今用，洋为中用"的方针③。对待国外文化，我们既反对民族文化虚无主义也反对全盘西化；对待中国古代文化，我们的态度是取其精华去其糟粕。按照哲学上讲，就是扬弃，即批判地学习、吸收和借鉴。正如毛主席所说："我们这个民族有数千年的历史，有它的特点，有它许多珍贵品。对于这些，我们还是小学生。今天的中国是历史的中国的一个发展；我们是马克思主义的历史主义者，我们不应当割断历史。从孔夫子到孙中山，我们应当给以总结，继承这一份珍贵的遗产。"④在社会主义文化的发展方针方面，我国确立了"双百"方针，即在艺术问题上百花齐放，在学术问题上百家争鸣。"站起来"时期文化建设思想是马克思主义文化思想与社会主义时期文化建设实践相结合的产物，是文化强国战略思想的理论依据。

二、"富起来"时期与文化强国相关的主要内容

改革开放以来，我国实现了从"站起来"到"富起来"的转变，在文化建设方面，我国逐步进入"有中国特色"的社会主义文化建设时期。在继承以毛泽东为核心的党中央第一代领导集体社会主义文化建设思想的基础上，邓小平同志高度重视精神文明建设的作用。他明确指出："我们要在建设高度物质文明的同

---

① 毛泽东.毛泽东选集：第2卷[M].北京：人民出版社，1991：663.
② 毛泽东.毛泽东选集：第2卷[M].北京：人民出版社，1991：708.
③ 中共中央文献研究室.毛泽东文艺论集[M].北京：中央文献出版社，2002：227.
④ 毛泽东.毛泽东选集：第2卷[M].北京：人民出版社，1991：533-534.

时,提高全民族的科学文化水平,发展高尚的丰富多彩的文化生活,建设高度的社会主义精神文明。"①这就是著名的具有方法论意义的"两手抓,两手都要硬"的科学论断。邓小平强调"科学技术是第一生产力",号召"尊重知识、尊重人才",指出"人民需要艺术,艺术更需要人民","作品的思想成就和艺术成就,应当由人民来评定";提倡"教育要面向现代化,面向世界,面向未来",以培养"有理想、有道德、有文化、有纪律"的新人为目标。

　　江泽民在继承邓小平文化建设思想的基础上,根据国内外文化发展的新动态、新问题,创造性地回答了什么是中国特色社会主义文化,如何建设和发展社会主义先进文化等一系列重大问题。在中国共产党第十五次全国代表大会上,他指出:"建设有中国特色社会主义的文化,就是以马克思主义为指导,以培养有理想、有道德、有文化、有纪律的公民为目标,发展面向现代化、面向世界、面向未来的,民族的科学的大众的社会主义文化。"②江泽民同志首次明确提出了"先进文化"的概念。他指出:"总结我们党七十多年的历史,可以得出一个重要结论,这就是:我们党之所以赢得人民的拥护,是因为我们党在革命、建设、改革的各个历史时期,总是代表着中国先进生产力的发展要求,代表着中国先进文化的前进方向,代表着中国最广大人民的根本利益。"③关于先进文化的内涵,他指出:"在当代中国,发展先进文化就是发展面向现代化、面向世界、面向未来的,民族的科学的大众的社会主义文化。"同时,江泽民提出"科教兴国"战略思想,将文化与政治、经济比肩而立,主张政治、经济、文化"三位一体"总体布局,突出文化在中国特色社会主义建设中的重要作用。在知识经济初露端倪、文化要素在综合国力竞争中的地位越来越重要的情况下,江泽民提出了"文化软实力是国家综合国力的重要组成部分"的崭新理论命题。

　　党的十六大以来,以胡锦涛同志为总书记的党中央领导集体,坚持以马克思主义、毛泽东思想、邓小平理论、江泽民"三个代表"思想为指导,以科学发展观为统领,提出了建设和谐文化、构建社会主义核心价值体系以及"建设社会主义文化强国"等一系列创新理论。胡锦涛指出:"马克思主义指导思想,中国特色社会主义共同理想,以爱国主义为核心的民族精神和以改革创新为核心的时代

---

①　邓小平.邓小平文集:第2卷[M].北京:人民出版社 1994:208.

②　江泽民.高举邓小平理论伟大旗帜,把建设有中国特色社会主义事业全面推向二十一世纪:在中国共产党第十五次全国代表大会上的报告[M].北京:人民出版社,1997:21.

③　江泽民.江泽民文选:第3卷[M].北京:人民出版社,2006:2.

精神,社会主义荣辱观,构成社会主义核心价值体系的基本内容。"①十七届六中全会通过的《中共中央关于深化文化体制改革　推动社会主义文化大发展大繁荣若干重大问题的决定》首次提出了"建设社会主义文化强国"这一构想,这是中国共产党自成立之后特别是十六大以来高度重视社会主义先进文化建设的必然结果,这一目标的提出也表明我们党对文化建设的规律性认识达到了一个崭新的高度②。

三、"强起来"时期与文化强国相关的主要内容

十八大以来,以习近平同志为核心的党中央紧紧围绕如何坚定中华民族的文化自信,如何推动我国在世界文化战略博弈空前激烈的时代更好地凝心聚力,如何破除文化产业发展的瓶颈,如何改善西方国家对当代中国文化认知的缺失及误解等重大的理论与现实问题,提出了"强起来"时期的文化强国建设的战略原则、战略布局和战略举措。在战略原则方面,习近平指出,以马克思主义为指导,以人民为中心,以优秀传统文化为滋养,以创新为动力,以开放为取向,以人才为根本;在战略布局方面,弘扬中华优秀传统文化,培育社会主义核心价值观,重视意识形态工作,提高国家文化软实力,坚定文化自信,讲好中国故事;在战略举措方面,推动新时代中国特色社会主义思想深入人心,着力培养担任民族复兴大任的时代新人,加强思想道德建设,繁荣发展社会主义文艺,推动文化事业和文化产业发展③。

习近平同志指出,文化兴则国运兴,文化强则国家强。就文化对一个民族、一个国家自身的意义而言,习近平关于文化强国建设战略的思想是决胜全面建成小康社会、实现中华民族伟大复兴的中国梦的智力支持与精神支撑。正如德国前总理施密特为《习近平谈治国理政》撰写书评时所说:"在中国这样规模的大国,国家的凝聚力至关重要。但寄希望于民族主义会反受其累,因为这很可能引发并非本意的危机甚至战争,而历史悠久、内容丰富的中华文明更能提振中国人的自信和自觉。""文化强国建设关系着国家前途和命运,是增强综合国力,全面建设小康社会的必然要求,是维护国家文化安全的必然要求,更是民族复兴的

---

①　中共中央关于构建社会主义和谐社会若干重大问题的决定[N].人民日报,2006-10-19(1).

②　陈晶莹.习近平关于文化强国建设战略思想研究[D].杭州:浙江大学,2018:摘要.

③　陈晶莹.习近平关于文化强国建设战略思想研究[D].杭州:浙江大学,2018:摘要.

坚强保障。"①文化强国建设的目的是满足人民日益增长的文化需求,丰富人民的精神世界,增强人民的精神力量,促进人的全面发展。

第三节 时代要求:增强中医药文化软实力助力文化强国建设

一、中医药是我国优秀的文化资源,是国家软实力的重要体现

中医药是中华优秀传统文化的重要组成部分和典型代表,强调"道法自然、天人合一","阴阳平衡、调和致中","以人为本、悬壶济世",体现了中华文化的内核。中医药还提倡"三因制宜、辨证论治","固本培元、壮筋续骨","大医精诚、仁心仁术",更丰富了中华文化内涵,为中华民族认识和改造世界提供了有益启迪。中医药作为中华民族原创的医学科学,从宏观、系统、整体角度揭示人的健康和疾病的发生发展规律,体现了中华民族的认知方式,深深地融入民众的生产生活实践中,形成了独具特色的健康文化和实践,成为人们治病祛疾、强身健体、延年益寿的重要手段,维护着民众健康。从历史上看,中华民族屡经天灾、战乱和瘟疫,却能一次次转危为安,人口不断增加、文明得以传承,中医药做出了重大贡献。

中医药发祥于中华大地,在不断汲取世界文明成果、丰富发展自己的同时,也逐步传播到世界各地。早在秦汉时期,中医药就传播到周边国家,并对这些国家的传统医药产生了重大影响。预防天花的种痘技术,在明清时代就传遍世界。《本草纲目》被翻译成多种语言广为流传,达尔文称之为"中国古代的百科全书"。针灸的神奇疗效引发了全球持续的"针灸热"。抗疟药物"青蒿素"的发明,拯救了全球特别是发展中国家数百万人的生命。同时,乳香、没药等南药的广泛引进,丰富了中医药的治疗手段。

作为我国优秀文化资源的中医药根植于中国传统文化的土壤之中,其整体观、天人合一的理念与中华传统文化中的天人和谐、身心和谐的思想一脉相承,其辨证论治的思维模式蕴含了中华民族深邃的哲学思想。中医药以人为本,崇

---

① 郭建宁.中国文化强国战略[M].北京:高等教育出版社,2012:342-347.

尚和谐，注重人文关怀和心理疏导，倡导大医精诚的职业道德，深刻体现了中华民族的认知方式和价值取向，是我国文化软实力的重要体现。弘扬中医药文化，不仅能够普及医学知识，而且有利于提高人民群众的文化素养，传承中华文化的优秀基因，增强中华民族的凝聚力和向心力，是繁荣中华文化的有力举措。同时，将弘扬中医药文化与中医药"走出去"相结合，可以有力推动中华文化走向世界，提升国家文化软实力。

二、提升中医药文化软实力路径

中医药文化是中华优秀传统文化的重要代表，是我国文化软实力的重要体现。中医药文化软实力是中华民族基于中医药文化而具有的凝聚力和向心力，以及由此产生的吸引力和影响力。提升中医药文化软实力的路径主要有：夯实根基，让中医药文化核心价值观深入人心；重塑形象，展现中医药文化独特魅力；加强传播，提高中医药文化国际话语权；扩大交流，提升中医药文化国际竞争力。

（一）夯实根基，让中医药文化核心价值观深入人心

核心价值观是文化软实力的灵魂，是文化软实力建设的重点。提高中医药文化软实力，要努力夯实中医药文化软实力的根基，让中医药文化核心价值观深入人心。随着我国经济社会深刻变革，各种思想文化交流交融交锋更加频繁。迫切需要深化对中医药文化重要性的认识，进一步增强中医药文化自觉和文化自信；迫切需要深入挖掘中医药文化价值内涵，进一步激发中医药文化的生机与活力。中医药文化核心价值体系主要包括中医的生命价值体系、自然科学价值体系和社会伦理价值体系。在核心价值体系的基础上凝练中医药文化核心价值观。当前，对中医药文化核心价值观到底是什么，学界是见仁见智，但总体而言，"精、诚、仁、和"思想影响较大，传播较广，也较为普通大众所接受。"精"，要求医者应具备精湛的医术。"诚"，要求医者应具备心怀至诚的态度，对待患者诚心诚意。"仁"，要求医者应具备仁爱之心，即医生应当对病人有关怀、爱护、同情之心。"和"，要求医者应与患者建立和谐的关系，在治病过程中以求身体与自然、社会以及自身之和为目的。"精、诚、仁、和"，既是中医从业人员的价值取向，也是道德准则；既是价值追求，也是价值目标。坚持"精、诚、仁、和"，是体现中医药文化核心价值的重要保障。

习近平总书记在纪念孔子诞辰 2565 周年国际学术研讨会上指出，不忘本来才能开辟未来，善于继承才能不断创新。对待中医药文化，我们要系统梳理，并

进行归纳分类。事实上，能够转化为软实力的中医药文化资源主要有器物技财、制度规范和思维方式等。收藏的中医药文物、陈列的中医药遗产是器物层面的中医药文化，中医经典中的中医药文字是制度层面和思维层面的中医药文化。进行文化强国建设，就必须使器物层面、制度层面和思维层面的中医药文化资源活起来，并把它们转化为建设文化强国、健康中国、美丽中国的精神动力。同时，我们也要努力推进中医药文化创造性转化、创新性发展，使中医药文化基因与当代文化相适应、与现代社会相协调，把跨越时空、超越国度、富有永恒魅力、具有当代价值的中医药文化核心价值观弘扬起来，引导中医药从业人员讲中医药文化核心价值观、信中医药文化核心价值观，并身体力行，以中医药文化核心价值观指导、规范自己的行为，使每一位中医人都成为传播中医药文化核心价值观的主体。

（二）重塑形象，展现中医药文化独特魅力

提高中医药文化软实力，必须重塑中医药形象。客观公正地评价中医，树立文化自信，努力展示中医药文化独特魅力，提高中医药疗效。近代以来，伴随着西学东渐，对待中医，学者们大都带着"解释落后性"的目的，西医的思维方式和价值观标准成为衡量中医唯一的科学模式和判断标准。这样，在此之前中医悠久的历史、灿烂的文化成为"僵死的""停滞的""阻碍现代化"的历史包袱。重塑中医形象，首先就要正确评价中医，树立中医文化自信。事实上，中医学是一种与西医学完全不同的医学范式。中医注重生命时间，以时间统摄身体空间；西医注重身体空间，以身体空间统摄生命时间；中医强调"医者意也"，重在意象思维，西医强调形式逻辑，重在抽象思维；中医关注"道、虚、精、神、气"等无形的功能，西医关注"基因、细胞、组织、器官"等有形的结构；中医强调"医乃仁术"，追求至善，西医强调实证研究，提倡求真；中医研究人生命现象层面的规律，西医研究人身体层面的规律。事实上，中医与西医是平等"差异"的关系，而不是先进落后的"差距"关系。当代西方科学哲学家——美国费耶阿本德教授在《自由社会中的科学》一书中对中医大加称赞①。正如德国古斯塔夫·德教授说："中医在全球独一无二，且历史久远。"习近平总书记也指出："深入研究和科学总结中医药学对丰富世界医学事业、推进生命科学研究具有积极意义。"②因

---

① 费耶阿本德. 自由社会中的科学[M]. 上海：上海译文出版社，2015：170.
② 习近平出席皇家墨尔本理工大学中医孔子学院授牌仪式[EB/OL]. （2010-06-20）[2021-12-10]. http://news.xinhuanet.com/world/2010/06/20/c_12240054.htm2010-06-20.

此，对待中医药学，我们要确立文化自信，不能被西化或西医化的观点左右，我们要坚信中医药学是中华民族最具有原创思维的科学，也是我国最具原始创新潜力的领域。

展现中医药文化的特色和优势。近代以来，现代医学依靠现代科学技术，取得了突飞猛进的发展，在消灭传统传染病如天花、麻疹、结核病等方面起到了至关重要的作用。可以说，现代医学取得了辉煌的成就。但伴随着人们生活水平的提高，生活节奏的加快，人类疾病谱也发生了很大的变化。现代医学在治疗慢性病等方面仍有局限性，其发展也面临难以克服的内部困境。著名学者杜治政在《医学在走向何处》一书中列出了现代医学自身内部面临的矛盾：身心一体与身心二元的矛盾，整体综合生成论与局部分析构成论的矛盾，单纯运用医疗技术手段与灵活运用情志疗法等非技术手段的矛盾，医疗技术发展的无限性与人的生命承受有限性的矛盾，个体医学与群体医学的矛盾，现代医学的高成本与患者可承受性的矛盾。现代医学面临的困境正是中医学所擅长的领域。如中医坚持身心一元论，强调整体综合的方法论，主张"因时、因地、因人制宜"治疗原则，灵活采取技术手段或非技术手段方法进行治疗；坚持"医乃仁术、医者仁心"，医疗技术手段应用必须以生命能够承受的限度为前提；重视"不治已病治未病"；发挥"简便廉验"优势，实现"人人享有基本卫生保健"的医学目标。中医的这些长处对于克服现代医学面临的困境、重塑中医药形象、引领医学未来发展具有重要的意义和价值。正如时任国务院副总理刘延东所说："中医药是我国独特的卫生资源。"

重塑中医药形象，提高中医药疗效是关键。邓小平同志曾说过，不管黑猫、白猫，捉到老鼠就是好猫。在医学领域我们也可以这样说，不管中医、西医还是其他民族医学，有疗效才是唯一。近代以来，伴随着西医东渐，中医的阵地越来越萎缩，以至于在一段时间内竟出现"废医存药"、"废医验药"和"取消中医"等反常现象，但中医凭借其过硬的临床疗效而生存下来。黑格尔曾说过："存在的就是合理的。"中医历经磨难而能够顽强留存下来，一定有它存在的理由。笔者认为支撑中医留存下来的最重要的理由，就是其显著的临床疗效。当下重塑中医形象，关键是提高中医药的疗效。为此，应全面提高中医从业人员的中医理论水平和临床实践能力，归纳总结包括国医大师在内的名医名家诊治疾病的经验与方法，充分发挥中医内外合治、针药并进、药食互补、综合调理的优势等。疗效提高了，中医药文化的吸引力和影响力自然而然就增强了。

（三）加强传播，提高中医药文化国际话语权

提高中医药文化软实力，必须创新中医药文化对外传播方式，精心选择中医药文化对外传播内容，发挥新媒体的作用，增强中医药文化对外话语的创造力、感召力，提高中医药文化国际话语权。传播学先驱哈罗德·拉斯韦尔在《传播在社会传播中的结构与功能》中首次提出"5W"模式，即"传播者（Who）、传播内容（Say What）、传播媒介（In Which Channel）、传播受众（To Whom）、传播效果（With What Effect）"。提高中医药文化国际话语权，要遵循新闻传播规律，创新中医文化对外传播方式。传统中医药文化对外传播一般是依靠传统媒体传播和人际传播等方式，但伴随着新兴媒体，特别是互联网的出现，传播方式发生了很大变化。因此，创新中医药文化对外传播方式，就是要推动传统媒体和新兴媒体的融合发展，实现传统媒体和新兴媒体优势互补。微信、推特、博客等新媒体，具有即时性、互动性等特点，在中医药文化对外传播中具有传统媒体无法比拟的优势。我们要充分发挥互联网传播的优势和特点，大力加强中医药文化对外传播官方网站、商业网站和专业网站建设，重视互联网上的交流和对话，提高中医药文化对外传播效果，实现网络传播与先进传播技术的有机结合，积极发展中医药文化网络对外传播新兴业态。

中医药文化对外传播不仅要创新传播方式，更要创新中医药文化对外传播内容。因为在"他者"的文化语境中，必须以"他者"能够理解的方式讲好中医药故事，传播好中医药声音，阐释好中医药特色。创新中医药文化对外传播内容，要实行本土化原则，将中医药文化的普遍内容与当地具体实际相结合，让中医药文化在当地落地生根。事实上，在西方国家有相当一批中医药笃信者，如美国的费耶阿本德教授，德国的古斯塔夫·德教授，法国的拉维尔教授、克罗德教授等，这些"国外铁杆中医"粉丝根据传统中医理论模板，利用本土的文化资源，顺应当地的社会需求选择中医药文化内容进行传承和传播。创新中医药文化对外传播内容，就要密切联系国外中医笃信者，和他们进行学术对话和交流，通过他们了解当地居民的文化需求，对症下药，选择中医药文化传播内容。我们知道，中医药跨文化传播并不能在一片文化空白中造就与母国具有同样观念的文化居民，更何况是在目前西医文化仍然处于强势的情况下。因此，创新中医药文化传播内容就显得特别重要。现代人类学研究特别强调"他者为上"的理念，中医药文化对外传播可以借鉴人类学研究方法，将中医药文化放在"他者"的社会、文化环境中去评判它的文化吻合度，以及中医药文化对当代居民的意义。根据这

些标准和原则去创新中医药文化对外传播的内容，可以达到良好的传播效果。

（四）扩大交流，提升中医药文化国际竞争力

我们知道，任何一种文化都不能故步自封，都必须在与其他文化的交流碰撞中增强自身的竞争力。中医药文化要想在激烈的文化竞争中站稳脚跟，必须扩大交流，取长补短，增强自身的竞争力和吸引力。

平等对话是扩大交流的前提。鼓励中医药文化走向世界，加强中西医文化对话是增强中医药文化国际竞争力的重要途径。而对话的前提是尊重世界各国医学，求同存异、相互包容，平等开展交流。事实上，不管中医、西医、印第安人医学，还是印度医学、埃及医学、阿拉伯医学等，都是与其人文地理环境长期互动升华的结果，它们之间无高低优劣之分。但近代以来，伴随着西方在全球殖民扩张的成功，西方赋予自己在文化上的支配和中心地位，西方医学也把自己的思维方式、价值观作为衡量一切医学的尺度和标准。在这种医学评价体系下，顺西方医学者昌，逆西方医学者亡。西方医学把非西方医学文化看作自己的附庸并使其不得不接受自己的领导。在此情况下，中西医文化之间尊卑明显、强弱分明，根本谈不上平等对话。因此，中医药走向世界、扩大交流的前提就是要把中医文化放在与西医文化平等的地位进行对话，然后才能取长补短，从而增强中医药文化的国际竞争力。

增强中医药文化国际竞争力，必须加强与国际组织、外国政府间的交流与合作。建立与世界卫生组织、联合国教科文组织等国际组织的长效工作机制，建立政府间稳定的中医药合作与交流机制，鼓励有条件的中医医疗机构在境外建立一批高水平的中医医疗机构，提供中医医疗和养生保健服务，鼓励中医药高等院校与国外著名大学合作，扩大境外中医药学历教育和继续教育规模。习近平总书记曾多次发表重要讲话，鼓励中医药加强与国际组织、外国政府间的交流与合作。如在会见时任世界卫生组织总干事陈冯富珍时，习近平指出："中方重视世界卫生组织的重要作用，愿继续加强双方合作，促进中西医结合及中医药在海外发展，推动更多中国生产的医药产品进入国际市场。"

第四章　提升中医药文化软实力的前提：
　　　文化自觉和文化自信

　　20 世纪 80 年代以来，苏联解体、东欧剧变以及"颜色革命""阿拉伯之春"的爆发导致地区的冲突、政权的更迭等，这些重大国际事件的发生背景可能各不相同，但深究其中的诱导因素，不乏以美国为主导的西方国家的身影。西方国家通过文化上的入侵，以网络等各种新媒体对青年一代进行西方思想意识形态的灌输，从内部瓦解敌对国家，从而导致政权的更迭。这些重大事件也提示了一个共同的规律：一个国家物质硬实力不强，可能一打就败；而如果文化软实力不强，可能不打自败①。因此，任何国家都需要两条腿走路，"一条是物质硬实力，一条是文化软实力"②。而长久以来，我国也是西方国家文化入侵的对象之一，冷战结束后，西方国家尤其是美国积极利用其先进的科技和庞大的传媒，向全世界传播其价值观，对我国进行思想文化渗透。西方文化冲击着我国传统文化，特别是在文化教育领域。"一方面，西方的文化入侵对我国的传统文化、价值理念和道德观念等方面造成了巨大的冲击，也为我国的意识形态安全带来了挑战。"③另一方面，从洋节的兴盛与传统节日的衰弱之间巨大的反差中也可以窥得一二。传统节日的淡化，势必会造成民族文化的流失，甚至在一定程度上造成中华民族传统美德的失传，这是一种在西方文化灌输下国人文化不自信的表现。

　　近些年来，国内的学者发表了很多关于文化软实力、文化力方面的文献及著作。我们国家在提高文化软实力方面也做出了很多努力，比如说加快文化产业的发展，利用新媒体推进中华优秀传统文化国际传播等，都取得了一定的成绩。但我国的文化软实力在世界范围的竞争中仍然处于较弱势的地位，提升文化软实力面临着诸多问题。针对这些问题，我们必须采取应对之策来提升国家文化软实力，主要表现在以下几个方面：第一，需要深化文化体制改革，促进文化生

① 张国祚.文化软实力研究[J].中国高校社会科学,2015(1):42-45.
② 张国祚.关于中国文化软实力建设的几点思考[J].毛泽东邓小平理论研究,2012(7):10-14.
③ 刘德定.当代中国文化软实力研究[D].开封:河南大学,2012:98.

产力发展。实践证明，文化与经济、政治等社会方方面面越来越紧密联系，在综合国力的竞争中作用越来越大，文化生产力已经成为一个国家综合国力的构成要素之一。第二，强化政府引领，构建现代公共文化服务体系。构建现代公共文化服务体系能够满足人民大众基本的精神文化需要，是建设社会主义文化强国的重大战略部署，是全面深化改革的重要任务，对于提升文化软实力有着重要意义。第三，转变政府职能、发展文化产业是提升国家文化软实力的重要途径。第四，挖掘和弘扬中华传统文化。既要高度重视中国传统文化对于提升文化软实力的重要意义，也要加强传统文化的教育，推动中华文化更多地走向世界，增强中华文化的吸引力和影响力，从而提高我国的国际地位。不仅仅需要政府采取相应的措施，还需要全社会都树立中华文化自觉、文化自信的风气。

当前，中国特色社会主义进入新时代，经济、军事等硬实力已经得到显著提升，我国社会主要矛盾已经转化为人民日益增长的美好生活需要和不平衡不充分的发展之间的矛盾，文化发展滞后于经济发展，亟须提升文化软实力，提高国人文化自觉、文化自信。

"软实力"这一概念最早由美国前助理国防部部长、哈佛大学教授约瑟夫·奈提出，他指出，"软实力是指利用文化、意识形态、制度等无形资源影响其他国家的能力，是一个国家构筑一种情势的能力，借助于这种情势，这个国家使其他国家以与其倾向和利益相一致的方式来发展本国的倾向，界定本国的利益"①。自第二次世界大战之后，"软实力"日益成为国际综合竞争的重要手段。而就"软实力"的构成要素而言，约瑟夫·奈又将其分为三个方面，分别为文化、政治价值和外交。而其中，文化作为一个国家提高软实力的基础力量得到广泛的讨论。

文化软实力的概念，在党的十七大报告中被正式提出。胡锦涛同志说："当今时代，文化越来越成为民族凝聚力和创造力的重要源泉、越来越成为综合国力竞争的重要因素，丰富精神文化生活越来越成为我国人民的热切愿望。要坚持社会主义先进文化前进方向，兴起社会主义文化建设新高潮，激发全民族文化创造活力，提高国家文化软实力，使人民基本文化权益得到更好保障，使社会文化生活更加丰富多彩，使人民精神风貌更加昂扬向上。"由此可见，文化软实力的发展与中华民族的发展及中国社会的发展息息相关。学者黄建银也曾指出，文化软实力"是指一个国家的文化资源及其软性运用过程中所产生的维护国家利

---

① 舒俊.中国文化软实力研究的回顾与思考[J].文化软实力,2017,2(2):32-39.

益、实现国家战略目标的能力,是一个国家整体软实力的重要组成部分,通常体现为一个国家文化的吸引力、同化力和感召力"①。文化是一个国家、一个民族的灵魂。文化兴国运兴,文化强民族强。提升国家文化软实力,要有高度的文化自觉和文化自信。

第一节　文化自觉的内涵及特征

一、文化自觉的内涵

(一) 文化的含义

对文化进行定义,不管是过去还是现在,不管是西方还是东方,这个问题一直是许多学者的难题。不同的学者根据自身所处的时代背景及自身的学科背景,给文化下了许多不同的定义。从文化的概念第一次出现,至今已有 300 多种关于文化的定义。

习近平总书记在系列讲话中指出:"中医药学是打开中华文明宝库的钥匙。"中华文明开启于上古炎黄,世世代代继承发扬。天人合一的宇宙观、阴阳平衡的整体观、统一变易的世界观、义利相济的人生观、仁者爱人的处世观、贵中尚和的价值观等六大核心理念,持续传承至今已超过五千年,独具特色,生生不息。但近百年以来,中国受西方列强坚船利炮的攻击,中华文化也随之受到西方文化直接、巨大的冲击,致使中华文明宝库蒙尘受垢。进入 21 世纪,"东方之狮"觉醒,中国和平崛起,中华文化亦随之洗尘涤垢而生辉,世界各国和地区正在重新认识、积极探索、日益认同、增进交流曾被他们曲解、贬低、排斥的中华文化,世界正在寻求打开中华文明宝库的钥匙。虽然,体现中华文明特色的瑰宝数不胜数,但能担当"打开中华文明宝库的钥匙"的唯有中医药学。因为只有中医药学全面、系统、完整地保有中华文明的核心理念,只有中医药学在基本观念、实质内容、思路方法、表述方式等方面,能够全面、系统、完整地保有中华文明的基因②。中医药文化核心价值在科学主义话语权下长期遭到质疑、排斥,处于存废

---

① 黄建银. 加强中医药文化建设 提升我国软实力[J]. 中国当代医药,2009,16(11):2-3.
② 孙光荣. 习近平总书记重要讲话熔铸中医观之辑释(续):关于中医药学在中华文化复兴和国际交流合作中的重要地位、意义与作用[J]. 中医药通报,2014,13(6):1-3.

两难的尴尬生存状态。世界卫生组织健康概念的提出和医学模式的转变，为中医药的发展提供了新的语境①。现今研究对中医药文化的内涵、外延及形态表征、中医哲学和方法论等做了较为深入的探讨，但偏离了中医学背景，脱离了中医学与社会经济发展、人类健康事业的关系来谈中医药文化，难免流于泛文化研究②。

（二）文化自觉的内涵

"自觉"作为一个在日常生活中经常出现的词语，可大概被解释成自我觉醒、自我反思等意思。"文化自觉"概念最早由费孝通先生提出，他指出："文化自觉只是指生活在一定文化中的人对其文化有'自知之明'，明白它的来历、形成的过程、所具有的特色和它发展的趋向，不带任何'文化回归'的意思，不是要'复旧'，同时也不主张'全盘西化'或'全盘他化'。自知之明是为了加强对文化转型的自主能力，取得决定适应新环境、新时代时文化选择的自主地位。"虽然费孝通先生对于文化自觉有了比较明确的定义，但是如今距离当初费孝通先生提出文化自觉的概念已经过去了几十年。在这些年里，随着经济、社会、文化的发展，"文化自觉"的概念也在不断地发展与丰富。因此为了更加明确地了解当下文化自觉的含义，还是需要分别从"文化"及"自觉"两个角度分别了解。

二、文化自觉的特征

（一）历史性

虽然文化自觉的概念提出不久，但是文化自觉的精神却一直伴随着中华民族。在文化发展的漫长历史中，由于不同文化所处的时代背景不同，社会生产力不同，人们对于文化的需求也不尽相同，导致文化的内容、形式、水平、价值取向都会有所区别，因而文化自觉会随着时代的不同而不同。文化随着人类社会的发展不断地丰富与创新。文化的内容不是一成不变的，不断会有旧的、不再适用的文化在历史的长河中被遗忘，也会有新的文化被创造，与原有的优秀文化合并在一起，成为一种新型的文化。文化自觉也随着文化的革新在历史中被不断地丰富其在自身所处时代的意义与价值，经历着从自发到自觉，从原本没有被人注

---

① 申俊龙，马洪瑶.中医药文化核心价值传承与传播的语境及路径分析[J].中医杂志，2013，54（24）：2076-2081.

② 郑晓红.试论中医文化的核心价值体系及其普世价值[J].中国中医基础医学杂志，2012，18（1）：108-109.

意到被学者不断地研究,从低级到高级,从基础到完善的历史性的过程。

（二）理性与实践

理性是文化自觉的本质特征。文化自觉不是一种盲目的自觉,而是人们根据所处时代的背景环境,运用理性的思维去认识文化,并且不断改造文化,促进文化发展与创新。文化自觉对于文化的反思与思考不是仅仅停留在表面上或者仅仅是意识方面的反思,而是要落到实处,是一种实践活动。文化自觉在实践中生成,又在实践中不断地丰富与发展。缺少实践的文化自觉会失去其存在的根本价值。

第二节　培养中医药文化自觉,提升中医药文化软实力

习近平同志指出:"中医药学凝聚着深邃的哲学智慧和中华民族几千年的健康养生理念及其实践经验,是中国古代科学的瑰宝,也是打开中华文明宝库的钥匙。深入研究和科学总结中医药学对丰富世界医学事业、推进生命科学研究具有积极意义。"中医药学是我国优秀传统文化,更是世界上唯一没有中断,至今仍然在现实社会中发挥着作用的一种医疗手段,是中华民族引以为傲的宝库。而在新的时代,尤其是面对着西方医学的冲击,中医药要想继续保持自己流传了几千年的医疗价值,不被西方医学完全取代,或者不失去民众的信任,就必须从文化出发,从中医药文化的起源、价值等方面来复兴中医药,如此才能真正实现中医药的复兴。在此种情况下,就需要中医药文化自觉。什么是中医药文化自觉？简单来讲,中医药文化自觉就是社会大众对于中医药文化的全新认识,中医药在新的时代重新找回作为中华优秀传统文化的自信,在新的时代重新焕发出生机。中医药文化自觉促进中医药文化的发展,而中医药文化的发展又是中医药文化自觉发展的基础条件。中医药文化自觉不仅要求大众能够了解中医药文化,更需要大众能够自发地正确运用中医药文化来充实自身,使其融入自己的生活之中,才能够实现中医药文化真正的现实意义和价值。

一、中医药文化自觉的历史回顾

（一）近代中医药文化发展的困境

中国文化自觉的起源来自中国文化的危机,而中国文化的危机则是由近代

以来中华民族的危机引起的。西方列强的入侵使得西方的文化大量涌入中国社会，冲击着中华民族的传统文化。而当时对西方强大军事实力的畏惧，加上西医在治疗方面的快捷，使当时人们逐渐开始怀疑传承了几千年的中医而转身去崇拜西医。更有甚者，有许多人反过身来抨击中医。影响力比较大的，也最广为流传的，便是鲁迅先生在《父亲的病》一文中记载了当时某些中医开的方子的药引："要经霜三年的甘蔗，要原配的蟋蟀"，认为"中医不过是一种有意或无意的骗子"。当时在学界很有影响力的《申报》，也曾在 1872 年刊文，"今夫治疾之法，至于西医，可谓详且备矣。其于人之一身，内而心肝五脏，外而筋骨四肢，上而耳目各孔，下而阴阳等窍，无不详辨其形，细察其隐，以观其受病之处，以究其得病之原。较之中国医书之所载与夫中国医士之所知，奚啻详细千百倍哉"，大力褒扬西医而否定中医。曾任国民政府卫生部中央卫生委员会委员的余云岫先生曾在《灵素商兑》一书中表示："自人体解剖之学盛，而筋骨之联络、血管神经之分布、脏腑之位置功能大明。自显微镜之制兴，而四体百骸之微妙无不显露。于是乎官骸脏腑之关系日明，而生理病理之本源流末，渐得其真相。至于今日，强半已为定论，洞然豁然，不容疑虑。《灵枢》《素问》，数千年前之书，以粗率之解剖，渺茫之空论，虚无恍惚，其谬误可得而胜发乎？曰：撷其重要而尚为旧医称说之中坚者，而摧之也。客曰：空谈不敌事实，今者新医日盛，见地日确，前古荒唐无稽之学，将日就湮没而自尽，不攻而自破，此篇不作可也。"1929 年，在汪精卫的支持下，提出"废医存药"的废止中医案，并在民国第一届中央卫生委员会会议上通过该案，不仅从文化上抨击中医，更是在制度上废止中医。传承了几千年的中医，曾经在历史上是多么的辉煌，治好了数不清的生命，又留下了许多的珍贵典籍，怎么似乎在一夜之间就成了人人避之不及的东西？难道适用了几千年的中医思维、中医文化、中医的治疗手段，在近代突然不适用了吗？答案当然是否定的。造成这样的结果，很大原因在于当时西方军事的入侵让国人产生了畏惧的心理，而后又在亲身经历了西方医学的高效便捷之后加剧了人们对于中医的误解，认为西方的科学才是科学，用现代医学的原理来解读中医，殊不知二者是完全不同的两种医学体系。正如王阳明曾说："天下之人用其私智以相比轧，是以人各有心，而偏琐僻陋之见、狡伪阴邪之术至于不可胜说。外假仁义之名，而内以行其自私自利之实，诡辞以阿俗，矫行以干誉，掩人之善而袭以为己长，讦人之私而窃以为己直，忿以相胜而犹谓之徇义，险以相倾而犹谓之疾恶，妒贤忌能而犹自以为公是非，恣情纵欲而犹自以为同好恶。相陵相贼，自其一家骨肉之亲,已不能无尔我胜负之意、彼此藩篱之形,而况于天下之大,民物之众,又何能一体而视之? 则无怪于纷纷籍籍而祸乱相寻于无穷矣。"以西医的理论来解释中医,怎么能得出正确的结论呢? 社会大众、上层知识分子,乃至当时政府的反对,造成了中医药有史以来的大危机。

（二）新中国成立之前的中医药文化自觉

上述民族危机导致文化危机,进而影响到中医药界的危机,使中医药文化自觉渐渐开始萌发。在西学东渐之前,中医药自觉一直都存在于社会大众的生活之中,从来没有学者研究过这个问题。但是,当中医药一度面临被抨击、被抵制甚至被废除的危机之后,有些学者渐渐清醒过来,开始重新认识到了中医药的宝贵之处,并且随着文化危机的渐渐加深、西方文化的大肆入侵,学界开始意识到,想要拯救中医药体系,必须从文化入手。从文化方面来了解中医,解读中医药的理论体系,了解中医药治病救人的方法和科学之处,及其存在的社会价值。

觉醒的有识之士决定在中医药文化领域展开拯救中医药的浪潮。杨则民先生在《内经之哲学的检讨》一书中提出,要以"辩证法"的关系来解读《内经》,率先开启了中医药文化自觉的开端。紧接着,越来越多的学者也认识到了这个问题,纷纷从文化方面发文支持中医,重新树立起了中医的社会地位。随后,又渐渐出现了更多的人,经历了一系列的变化,终于了解到了中医药的价值,不论是在治病价格还是在治疗效果上,都不逊色于西医。更有许多中医继承人,发奋自强,立志维护中医药,发展中医药。

（三）新中国成立之后的中医药文化自觉

新中国成立之后,党和国家都意识到中医药发展的重要性,制定了一系列的政策促进中医药的发展。1950年,中央人民政府把"团结中西医"作为卫生工作三大方针之一,并出台了一系列具体措施和办法,以继承发扬祖国医学遗产。1980年以后,卫生部制定了中医、西医、中西医结合三支力量都要发展、长期并存的方针。1982年,全国人大通过的宪法,规定了"发展现代医药和我国传统医药"的条款,将中医的发展纳入国家大法。而兴起于20世纪80年代的"文化热"则开启了中医药文化自觉的另一个层次。面对中西方医学文化的碰撞,是选择西方医学还是选择东方医学? 在这场文化的大讨论中:前期以否定中国文化,全盘接受西方文明为主导;后期则以接受传统,改造传统以重新适应新时代为主导。中国传统文化在各个领域的兴起,也带动了中医药文化的兴起。大量有关中医药文化方面的书籍如雨后春笋般相继出版,人们对中医药文化的理解又上升了一个台阶。

二、培养中医药文化自觉,提升中医药文化软实力

21世纪以来,随着中国国际地位的提高,中国传统文化再次成为热门的研究话题。而越是深入的研究就越能发现中医药这一中华民族的传统宝藏面临的深重危机。经历了西方文明的长时间的冲击,西医已经深深地扎根在国人的心中。当身体有不适的时候,第一个想到的不是中医,而是西医。而在同一个疾病的治疗方案的选择上,大多数的患者也是倾向于选择西医治疗。而要改变这种现象,就必须从中医药文化入手。在全国第八届中医药文化研讨会上,中医药文化的概念被首次提出,即"中华民族优秀传统文化中体现中医药本质与特色的精神文明和物质文明的总和"①。中医药文化的理念开始清晰,定位也越来越明确。而随着现代社会对中国传统文化的推崇与研究,中医文化的思想与内涵也在不断丰富。而随着研究的不断深入,中医药文化的研究渐渐与中国特色社会主义的研究联系在了一起,不再仅仅局限于中医药行业,而是将中医药文化列入中国国家发展的角度去研究。中医药文化自觉也进入了快速发展的时期。虽然发展的条件充沛,但是,仍然存在着阻碍发展的情况。

首先,中医药文化自觉面临现代发展的困境。作为中医药文化的传承人,笔者发现:很多人其实完全不了解中医药文化,仅仅凭借着从报纸杂志、影视节目或者亲朋好友的转述中关于中医药文化的零星的内容,就自然而然地给中医药文化下了定论。第一印象之下,在比自己更加不了解情况的人面前,夸夸其谈,阐述着自己的一点见解。但是,在比自己了解得更加深入的人面前,尤其是在其所了解的内容与自己不相符的情况下,便会不由自主地反驳,假装自己了解甚多,并且认为自己所知道的内容完全是正确的部分。当理论不能够支撑自己的论点,有人便会不由自主地搬弄歪理,以期不在人前丢面子。并且,在此之后,往往会对所理解的内容产生怀疑但是又不愿意自己去寻求更为正确的内容,最后只能不了了之。文化自觉的主体对文化了解得不够深入,是中医药文化自觉面临的一大困境。

其次,从中医药诞生至今,中医药文化自觉一直渗透在人们的生活习惯之中。人们习惯了它的存在。而正是这种习惯,常常会导致一种忽视——忽视了其在生活中的价值。距离中医药文化自觉概念的提出不过百年,但是中医药文

---

① 文若.全国第八届中医药文化研讨会纪要[J].医古文知识,2005(4):46-47.

化自觉的存在却已经有了几千年的历史。虽然有学者不断地研究中医药文化自觉，但是，在普普通通的社会大众之间，文化自觉依然只是一种存在感不强的本能。普通大众不会像专家学者一般对中医药文化自觉有什么深刻的理论性的学习与认识，自然也就不会了解中医药文化自觉的内涵及价值。因此，中医药文化自觉还有待进一步培养。

再次，在全球化的背景之下，世界文化的交融导致大量外来文化进入中国的市场。虽然文化的交流是双向的，但是"软实力"的概念自从提出到现在，也不过仅仅三十几年的历史，而"硬实力"则一直作为国家实力的象征。在"硬实力"悬殊的条件下，文化交流自然也就存在着不平等的现象。西方文化在其国家"硬实力"的支撑下，以强硬的姿态侵入中国的市场，除了在电视、报纸、书籍上出现，如今的网络设备更是为西方文化的传播打开了方便之门。而面对西方文化的大力输出，在中国文化尚未崛起的年代，国人惊奇于西方文化中带有的英雄主义，以及展示的光鲜亮丽的世界。西方文化打压着中国传统文化，而尚未成熟的文化自觉却并不能够支撑国人去抵制西方文化的入侵。

最后，在现代科技飞速发展的过程中，人们的物质生活水平也大大提高。但是物质的丰富并没有带来精神世界的丰富。相反，人们沉迷于科技社会的丰富便捷，而忽视了精神文化的价值。尤其是在经历了物质精神文化的极度匮乏的年代，人们从什么都没有的年代跨越到如今的时代，对科技等硬实力的依赖与信任已经达到了一个不可估摸的高度。在很多人的看法中，就是科技这些实实在在的技术性的产物造就了如今的时代、社会，以及个人相较于过去的丰富的生活，而对于精神文化等这些比较难以捉摸的东西，则是敬而远之。要摆脱科技思维的完全控制，实现文化自觉，就必须认清楚科技与文化的不同、它们各自存在的价值以及相互交融之处。

当下，中医药文化自觉虽然面临着许多挑战，但仍然在顽强地发展。21世纪以来，"国学热"的发展使更多的人了解到中医药文化对于发展中医药的重要性。2008年2月，中国工程院院士张伯礼在"第二届健康与发展中山论坛"上指出，中医文化是中国传统文化的重要组成部分，也是中国软实力的重要内容，是中国的一大特色。2009年，中医药文化学被列入国家中医药管理局重点学科，作为重点培育学科进行建设，这是中医药文化发展史上的又一大进步，中医药文化从研究进入了教育的层面，为其面向大众并普及奠定了基础，也在一定程度上使中医药文化的定位更加清晰。而随着对中医药文化理念越来越深入的研究，传统的中医药文化思想也越来越多地被普及开来。如天人合一、整体观念等越来越多地被大众知晓。然而，这种程度的了解并不能够算是真正的了解，因为文化的普及是一个循序渐进的过程。从接触器物层面的中医药文化，到了解制度层面的中医药文化，再到接受精神层面的中医药文化，并能把精神层面的中医药文化内化于心、外化于行，便是真正的中医药文化自觉。

第三节　文化自信的内涵及特征

近年来，随着中国的政治经济文化等多方面的发展，中华民族的传统文化越来越受到世界各国人民的关注。而中医药文化作为中华优秀传统文化的一部分，自然也受到了多方面的关注。但是，经过了多年的中医药危机，留存下来的问题至今仍然困扰着中医药事业的发展与传承。习近平指出："我们要坚持道路自信、理论自信、制度自信，最根本的还有一个文化自信。"文化自信是一个民族、一个国家以及一个政党对自身文化价值的充分肯定和积极践行，并对其文化的生命力持有的坚定信心。

一、文化自信的概念

什么是文化自信？王萌在《习近平文化自信思想研究》一文中指出："文化自信就是指政党、国家或者民族高度肯定与认同自己所持有的文化，对其拥有蓬勃发展的生命活力充满信心，它是在理性的基础上反映出来的精神成熟度表现。"[①]学者刘林涛在《文化自信的概念、本质特征及其当代价值》一文中也提出，文化自信是"文化主体对身处其中的作为客体的文化，通过对象性的文化认知、批判、反思、比较及认同等系列过程，形成对自身文化价值和文化生命力的确信和肯定的稳定性心理特征。具体表现为文化主体对自身文化生命力的充分肯定、对自身文化价值的坚定信念和情感依托，以及在与外来文化的比较与选择中保持对本民族文化的高度认可与信赖"[②]。由上述两位学者的观点可以看出，文化自信与中华民族文化的繁荣和中国社会价值观的建立有着密切的联系。

---

① 王萌.习近平文化自信思想研究[D].长春:吉林大学,2017:7.
② 刘林涛.文化自信的概念、本质特征及其当代价值[J].思想教育研究,2016(4):21-24.

二、文化自信的特征

(一) 有助于提升国家软实力

国家软实力包括国家、边界、民族、领土等硬实力以外的思想文化、意识形态等,主要是通过文化来聚集和形成的一种国家竞争力[①]。我国的国家软实力包括中华民族优秀传统文化的各个层面,而中医药文化是中华优秀传统文化的重要组成部分,是中医药理论的思想基础,在中医药的传承发展中起着核心作用。我国的中医药文化是世界多样性文化中的一颗璀璨明珠,是一种独具特色的文化。并且,中医药文化的独特内涵还在于它的普适性和实用性。很少有文化具有这种能够为国人乃至世界其他各国人民所应用的普适性,也很少有文化具有中医药文化这种防治疾病的实用性。中医药的这些优秀特质使得中医药文化有力地推动了国家软实力的提升。

(二) 积极回应文化现实问题

中医药文化自信来源于中医药文化与众不同的卓越特点。因为优秀,所以国人对中医药充满信任,同时也充满信心[②]。而当今存在的严峻问题是仍然存在着许多对中医药不自信甚至质疑的声音。诚然,有褒有贬正是所有文化共同面临的挑战,如何让更多的人由衷地认同中医药文化,进而产生文化认同条件下的中医药文化自信,这是中医药文化发展中需要着重思考的问题。中医药文化如何回应文化的这一现实问题备受瞩目。中医药文化在传播和弘扬的过程中,以其疗效受到世人瞩目,并为世人所认同。虽然现在仍然有人对中医药存在抵制心理,但越来越多的人已经用理性的态度来对待中医药,批判地看待中医药。中医药以其自身魅力吸引着世界的关注,也在给其他文化提供一个良好的榜样。无论是何种文化,都应散发出自身魅力,展现自身优点,以自身的优秀之处来征服世界的挑剔眼光。

(三) 传承文化精髓

中医药文化具有悠久的历史,在世代相传的过程中,中医药的疗效得到确认,中医药的魅力更加受人关注,国人在中医药的发扬和传播中渐渐树立起不可撼动的中医药文化自信,越来越多的人开始认可中医药文化是中华民族的精髓。

---

① 熊正德,郭荣凤.国家文化软实力评价及提升路径研究[J].中国工业经济,2011(9):16-26.

② 王昱清.习近平总书记关于传承发展中华优秀传统文化思想研究[J].中共石家庄市委党校学报,2017,19(11):31-34.

中医药文化自信不仅体现在对中医药文化的认可上，更体现在将其传承下去的信念上①。中医药传承的最古老方式是"师带徒"的方式，而其发展到现在仍然存在。同时，现代化的教育方式也参与到中医药文化的传承过程中，传承的中医药文化内容越来越丰富，中医药文化世代相传的信念也越来越坚定。

（四）具有时代特征

每一种文化的发展必然会注入时代的因素。在现代化社会中，中医药文化也需要结合现代的科学技术。我们对中医药的研究已经不再局限于对疗效的追求，而是追求对其机制的探讨，中医药学科必然会向着更深的层次发展。在这样知其然，也要知其所以然的诉求之下，中医药必然会与现代研究技术相融合。中医药的长处在于其千百年来卓越的疗效和相较于西医药更少和更轻的不良反应，但其也有相应的不足之处，即很多中医药的作用机制都尚未阐明，这对于大力推广传播中医药文化来说，无疑是一块短板。在这样的局面之下，我们看到了西医药精准的优势，也意识到现代科学技术在中医药领域当中的应用或可补齐中医药的短板，使得中医药文化的传播更加畅通无阻②。如今，在各个层面上比较规范的中医药研究体系都在逐步探索中得到建立，也可以看到结合现代科学技术以后，对中医药的研究已迈上了一个新的台阶。相信在研究体系逐步完善后，中医药将以更科学的新形象展现在世人面前，也将更进一步促进中医药文化自信深入人心。

第四节　增强中医药文化自信，提升中医药文化软实力

习近平在中国共产党成立 95 周年大会上指出："文化自信，是更基础、更广泛、更深厚的自信。"而就中国社会而言，"文化自信"中的"文化"主要指三种文化：中华优秀传统文化、中国革命文化、社会主义先进文化。具体来说，我们中华民族既有优秀传统文化的底蕴，也有在中国革命、建设、改革的伟大实践过程中孕育的革命文化和社会主义先进文化。中医药文化作为中华优秀传统文化的一部分，承担起了中国文化复兴的重大的责任。中医药文化自信要坚持马克思主义哲

---

① 周苏娅，袁纲.全球化视域下中医药文化传承的思考[J].中医药学报，2015,43（2）:1-4.
② 陈美华.现代科学劳动理论：马克思劳动价值论在当代的新发展:陈征现代科学劳动理论及其当代价值[J].福建师范大学学报（哲学社会科学版），2017（6）:15-22.

学的立场观点,实事求是地自信。中医药学不是神学,不是完美之学,有其缺点和短处,但不影响其作为传统文化的优秀代表,不影响其为华夏儿女谋健康之福。应遵循古为今用、去粗取精、去伪存真,经过科学扬弃后使之为我所用的精神,坚持中医药理论自信、学术自信和中医药临床实践自信;坚持大医精诚、厚德济生;坚持中医药是当代中国"独特的卫生资源、潜力巨大的经济资源、具有原创优势的科技资源、优秀的文化资源和重要的生态资源"的文化自信。

一、开展中医药文化价值研究

中医药学凝聚着深邃的哲学智慧和中华民族几千年的健康养生理念及其实践经验,是中国古代科学的瑰宝,也是打开中华文明宝库的钥匙。中医药文化是中华民族几千年文明智慧的结晶,优秀的传统文化有利于我们提升自身的文化自信,加强对我国传统文化的归属感,培育和弘扬社会主义核心价值观,而中医药文化就是传承数千年的中华传统文化的主要代表之一。

由于传统认知和时代发展等各方的限制因素,对中医药文化的研究多局限于对中医药文化学术方面的解读,多是对于传统学术文化、古典书籍、中医药理论等的研究。但在中华民族致力于实现伟大复兴"中国梦"的当下,时代要求中医药文化打破局限,开阔学术视野,提升研究格局,实现研究的社会化转向,充分认识中医药文化的社会价值和功能。因为中医药本身就是多学科交叉融合的,开展中医药文化研究有助于新思维、新内容、新突破的产生,传统中医药与现代化研究结合能够更好地辨证诊病,特别是从现代生命科学角度去思考中医药更容易有新发现。

二、培育中医药文化自信的迫切性

现代文明的发展和西方医药学的传入使得我国传统的医药学理念受到巨大的震动与冲击,特别是在现代科学技术迅猛发展的今天,中医药理论的严谨性和科学性受到了质疑,中医药的传承与发展面临前所未有的挑战。21世纪初,个别学者提出"告别中医中药"的签名活动,从所谓的西方现代科学的视角炮制"中医理论没有科学依据"的言论,对中医药文化发展产生了一定的影响。同时,现代社会生活节奏的紧凑让人们在就医方面大部分选择简洁方便、疗效较快的西方医学或者说西药,加上中医在与现代科学技术结合方面尚未取得显著的效果,导致在市场中中医占据的地位与西医相比有较大的差距。随着中西医文

化交流的日益加强，我们在发展中看到不同文化背景下的西方医学和我国传统
医学各有其优势与不足。中医药文化的传承是弘扬中华优秀传统文化的重要举
措，中医药青年要担当起这份责任，不断发展壮大中医药文化。

三、培育中医药文化自信面临的挑战

中医药在国际社会上享有一定的地位，同时也因为其学说复杂，各家不统
一，不可证伪而被视为"伪科学"。中医的基础研究进展也因为大量数据的不可
考证而变得进展缓慢。《百年中医史》将近代尤其是民国时期中医的命运总结
为四大危机：学理危机——中医是否科学；存亡危机——是否应取缔中医；价值
危机——西医在公共卫生、妇幼保健等方面成就显著，临床也不断发展，中医对
社会是否还有价值；权利危机——教育系统和卫生行政是否应给予中医地位。
这很好地概括了近代中医命途多舛的状况。国内也出现了大量的"中医黑"。
他们强调西医的科学性、系统性和理论性，并以此为武器向中医发难，其中不乏
别有用心之人，故意混淆西方医学中的心、肝等具体器官与中医中同名的概念，
以此说明中医不严谨甚至指责这是毫无逻辑的。这样的言论使得中医药在国内
处于一个不被大众信任的尴尬的境地。但是在国外，中医药却并不像传闻中那
样不受待见，目前中医药在国外的发展有这样几个趋势：从业人员和诊所数量
不断增加；教育、科研发展迅速；逐步取得合法地位，并纳入医疗保健体系；相关
产品国际销量增长；世界卫生组织关注中医药。可见目前，传统医药在国外的市
场需求已经形成。虽然国外使用传统医药的历史较短，对传统医药的管理、教
育、研发、生产和应用缺乏相应的管理经验，专业人才不足，但是在日本这样的亚
洲国家，中医药相关医疗产业却是随处可见。面对当前的形势，如何树立中医药
文化自信，处理好自身与西方医学之间的关系，从而防止珍贵的中医药资源流失
海外是亟须补上的一课。而近年来，伴随社会上出现"中医热"，伪"医、药、方"
问题频频被揭露，加之中医养生、保健等相关法规不健全，中医药事业发展形势
不容乐观。2011 年 9 月，新中国成立以来首次全国中医基本情况调查显示，全
国每万人中中医执业医师仅有约 3 人，每万人中中医医院床位数不到 4 张。弘
扬中医药文化、复兴中医药事业，关于中医的基本理论要讲清楚，什么是阴阳五
行、经络是怎么回事等等，不能模糊，不能成为玄学，必须有现代科学的解读，这
样它的科学性才能得以建立。此外，中医的日用养生技术需要普及，这样社会大
众才能从切身的体会中认可中医的实用价值。如何深刻理解博大精深的传统中

医理论？行业内普遍达成共识的概念是："天人合一"哲学观的整体理念与辨证论治是我国传统医学体系的基础与核心。行业工作者首先要了解中医传统的本源——医道。中医讲求"相生"，西医讲求"相克"。中医是治人之道，而不仅是治病之学。人为本，病为标。中医不仅是应用科学，更是生命之道与自然之道的结合体、文化艺术与社会之道融合的产物。正如传统中医理论经典代表作《黄帝内经》营造出的梦幻般诗情画意的氛围，为实现人类心理的协调与精神的和谐提供了天人和通的文化背景与形神兼备的艺术境界。"上医医国，中医医人，下医医病。"医道通于天道，亦通于人道。关于医道的社会原理及其应用，虽然常被用"自然科学"来解释，但是中华医道，自然、生命、社会大一统的原理，却永远是人类精神本性的光辉展现。

四、培育中医药文化自信的相关措施

在当代，相当多的青年学子缺乏对中医药的文化自信，除了自身对中医药文化的了解不够透彻深入外，主要原因还在于社会环境的大氛围，为此我们应该从多方面培育青年的中医药文化自信。

（一）明确中医药是打开中华文明宝库的钥匙的科学定位

中医药文化是吸取了中华文化的精华而产生的。它从中华文化中获取了《周易》及释、道、儒、法、阴阳、兵、农等诸家丰富的思想营养，交织着天、地、人之间的和谐，与当时的哲理、历法、天文、礼仪等相互依存，相互促进，闪耀着东方文化的璀璨光芒。从古代的经史子集，到历代的诗词歌赋，无不丰富着中医药文化。中医药学既是中华文化的产物，同时也从医学方面体现了中华文化，是中华文化的重要组成部分。它体现了中华民族的认知方式、价值取向和审美情趣，也是国家文化软实力的代表。近年来，中医药文化在世界范围内逐渐获得尊重，日益成为我国文化软实力的重要组成部分。如何加强中医药文化研究，如何将中医药文化资源转化为国家软实力，如何提高中医药文化软实力，值得认真研究和思考。中国优秀的传统文化，从古至今，能够在历史长河中流传下来的本就不在多数。而且，在那些流传下来的优秀传统文化中，在现代社会仍有一定分量的，数量就更少。比如苏绣，泥人等，作为中华优秀传统文化，虽然也是流传到了现代，但是在目前的社会上，这些文化几近没落，基本上没有几位优秀的传承人，就连当年的技艺也已经在时代的更替中失传了许多。相较于这些，中医药文化却处在一直发展的过程中。虽然之前也有过坎坷，但是总的发展规律还是向上的。

中医学一直与中国传统文学密不可分,在许多优秀的文学典籍中都可以看到中医药的影子。最为出名也是最有代表性的便是我国古典四大名著之一的《红楼梦》,其中涉及的单纯药物就有二十多味,如肉桂、附子、鳖甲、麦冬、玉竹等,还有中药物的配伍使用、药物的多寡、性味的强弱、疗效的好坏、剂量的增减等;涉及的方剂有二十多个,如人参养荣丸、八珍丸等。这些通过文学的魅力展示了中医药的效用与价值。中医药文化是中国的原生文化,较为全面、系统、完整地保存了中华文明的核心理念,最能原貌透视中华文明的基因。中医药学是中国古代哲学智慧、健康养生理念、防病治病的理法方药和人文精神的聚合体,是中华民族和中国古代科学的结晶。中医药文化不仅有助于中华优秀传统文化的传播,而且有助于国家软实力的构建。

（二）推动中医药文化创新发展

国家中医药管理局在《国家中医药管理局关于加强中医药文化建设的指导意见》中指出:"中医药文化是中医药学的根基和灵魂,是中医药事业持续发展的内在动力,是中医药学术创新进步的不竭源泉,也是中医药行业凝聚力量、振奋精神、彰显形象的重要抓手。我们要增强传承和发展中医药文化的自觉性和主动性,从发展繁荣社会主义文化、建设社会主义文化强国的全局来认识和把握加强中医药文化建设的重大意义。"①中医药文化的传承与传播体系是一个重要的研究领域。中医药文化千年不衰的重要因素之一是拥有一个完备的传承体系。几十年来,在院校教育成为主流教育模式的情况下,中医药科技及中医药文化的传承主要通过院校教育实现,取得了明显效果。与此同时,不可否认,传统的中医药文化传承方式仍有其价值和生命力。在当前的中医药文化传承中,既要发挥现代教育模式,即院校教育的作用,又要充分借鉴几千年来中医药文化父子、师承传承的有益经验。开创新的中医药文化传承模式,是中医药文化研究的重要领域之一,对于中医药文化的延续具有不可忽视的作用。当今世界是一个全球化不断深入发展的世界。任何一种文化要想持续发展,都不能囿于自己的小圈子。中医药文化作为一种本身具有和谐、包容精神的文化,其在全球的传播越来越成为一个有价值的研究方向。中医药文化作为中华民族优秀文化的组成部分,如果仅从促进中医药事业发展的角度去理解和认识它还远远不够。中医药文化的价值不仅在于它能够促进和推动中医药事业的发展,还在于它能够弘

① 国家中医药管理局.国家中医药管理局关于加强中医药文化建设的指导意见[N].中国中医药报,2011-12-29(3).

扬、传播中华文化,能够增强中华民族的文化自觉和文化自信,培养中华民族的文化认同感和归属感,展现中华文化的魅力,扩大中华文化的软实力和影响力。只有明白了这一点才能把握中医药文化的真正内涵和价值。因此,如何建立中医药文化国际话语体系,如何增强海内外人士对中医药文化的认同,如何发挥中医药文化的软实力,促进中华民族优秀文化的传播等都是中医药文化研究的重要课题,也是中医药文化研究最根本和最重要的使命①。中医药院校学生是现在以及将来在国内国际传播和弘扬中医药文化的重要载体②。培养中医药院校学生的中医药文化自信至关重要。提升中医药院校学生的中医药文化自信有利于提升中医药院校学生对中华优秀传统文化的认知程度,有利于增强中医药院校学生的专业认同感,有利于深化中医药文化的国际传播。

提高对中医药的自信,我们还需要自我创新的精神。立足自身实际,不断提高中医药创新发展能力。"打铁还需自身硬"。中医药工作者应提高自我净化、自我完善、自我革新、自我提高能力,积极推进中医药事业创新发展③。一是形成符合中医药特点的科研思路与方法,运用现代科学技术和传统中医药研究方法深化中医基础理论研究,建立概念明确、结构合理的理论体系;加强对重大疑难疾病、重大传染病防治的联合攻关和对常见病、多发病、慢性病的中医药防治研究,形成一批防治重大疾病和治未病的重要产品与技术成果;探索适合中药特点的新药开发新模式。二是进一步完善体现中医药特点和规律的中医药科研评价体系,针对不同创新主体和创新领域改进科研评价机制,通过同行评议和引进第三方评估提高项目管理效率和研究水平,完善中医药科研人才评价和激励机制。三是建立符合中医药特点的疗效评价体系,将临床实际疗效、科研成果、学术论文等对未来中医药发展的长期影响作为考核重点,注重治未病和提高患者生存质量;考虑长期临床观察等特点,建立完善符合中医药特点的中医药疗效评价指标体系与方法学体系,不断提高中医药科研成果转化率④。

（三）　主动融入世界医学潮流才能增强中医药文化自信

源于对人体生命现象系统观察与临床经验总结而升华形成的中医药学,对人的生命、健康与疾病的认知理论独树一帜,有效地指导人们养生保健、防病治

---

①　胡真,王华.中医药文化的内涵与外延[J].中医杂志,2013,54(3):194.

②　刘艳红.培养中医药院校学生的中医药文化自信:对"概论"课实践教学的思考[J].科教文汇(中旬刊),2017(5):26-28.

③　黄璐琦.推进中医药事业创新发展[N].人民日报,2016-11-30(7).

④　吴仪.推进继承创新 发挥特色优势 坚定不移地发展中医药事业[J].求是,2007(11):3-6.

病。如青蒿素的发现，挽救了许多患者的生命；使用黄连素（小檗碱）治疗代谢性疾病具有确切疗效等。中医药在治疗慢性病、病毒性疾病、代谢性疾病、肿瘤与突发性疾病中的作用与丰富的药物疗法和非药物疗法等，彰显了中医药知识原创优势。"天人相应"的生态观、"形神统一"的动态生命观、"以人为本"的个体化诊疗模式、整体调节的理念与丰富多彩的治疗方法等，在防病治病中具有不可替代的积极作用。

近年来，中医药在国际社会受到了越来越多的关注和认可。但有时，中医药在国内也会遭遇不被信任的尴尬。如何树立中医药文化自信，处理好自身与西方医学之间的关系，进而实现中医药的国际化、现代化，是亟须补上的一课。

1. 提升文化自信须破除偏见

"中医药学是中国古代科学的瑰宝，也是打开中华文明宝库的钥匙。"张伯礼院士指出，由于文化差异，外国人对于中医存有偏见很正常，但国人一定要破除偏见。"中医药文化不仅是中华优秀传统文化的重要组成部分和杰出代表，而且是自古至今持续发挥重要作用、与民众生活至为密切的科技与人文融通的优秀文化。"北京中医药大学国学院院长张其成表示，中医药学根植于中华传统文化的沃土，汲取了儒释道等诸家精华，熔炼了优秀的传统文化要素、文化基因，如"天人合一""调和致中"等观念，不仅在几千年来一直护佑着中华民族的生息、人民的健康，而且影响了历代中国人的身心修养。这种一脉相承的文化自豪感、文化自信心，与中医药在国际科技界逐渐树立起来的科学自信是一体之两翼，都将大大增加中华民族的文化自信心①。

2. 中医药宝库并非拿来就能用

"虽然中医药是个伟大宝库，但这个宝库也不是拿来就能用的。"张伯礼强调，要让更多人乃至全世界的人认可中医药，必须先实现现代化、标准化。应借助现代科技，深入挖掘出中医药的精华及其作用机理。没有规矩，不成方圆。标准化是一个有效手段，能够促进中医药与现代科学相融合，也会对中医药的传承和发展起到推动作用。中国中医科学院院长黄璐琦院士认为，标准化是中医药事业发展的一项基础性、战略性、全局性工作。只有解决了中医药标准化缺失的问题，中医药才能真正走向世界。当前，中医药正面临着重大需求和发展机遇，现代技术发展和多学科交融为中医药现代化研究提供了有力的保障。张伯礼表

---

① 中医药不被信任？如何树立文化自信，是亟须补上的一课[J]. 中医临床研究，2016,8(33)：11.

示,他山之石,可以攻玉,东西方文明之间可以相互补充。比如糖尿病并发症、肿瘤等疾病对人类健康构成重大威胁,西医尚缺乏有效或理想的治疗办法,如何通过中西医结合和最新科学技术发掘传统中医药的巨大潜力,是医学界今后努力的重要方向。

3. 登上世界舞台应内外结合

张其成提出,作为中华优秀传统文化的重要组成部分,中医药可以作为先行者,带动中华优秀传统文化"走出去",登上世界舞台。张伯礼也表示,中医药正在成为我国提高文化软实力的一个抓手。2015 年,我国科学家屠呦呦获得诺贝尔生理学或医学奖,她从中医古典文献中汲取灵感,先驱性地发现了青蒿素并开创了疟疾治疗新方法,体现了中医药对人类健康事业做出的巨大贡献。在里约奥运会上,美国游泳运动员菲尔普斯身上的"火罐印",再次使更多西方人对中医药产生了浓厚的兴趣。这些都为中医药走出国门、造福人类提供了难得的契机。由此,内外结合,让中医药与国际接轨,积极向国外推介中医药,同时将国外先进技术为我所用,就能够实现中西医并重的双赢。

如今,国家大力推动中医药"一带一路"建设,中国与沿线各国开展中医药领域交流与合作的前景更加广阔,中医药行业迎来发展良机。中医药创新发展应着力完善中医药科技创新政策环境,加强部门联动、省部合作、军民融合,与行业发展、区域发展紧密结合,打造协同联动推动中医药科技创新工作新格局。落实以增加知识价值为导向的分配政策,实施更加积极的中医药创新人才政策,优化中医药发展政策环境,着力完善中医药科技创新的整体政策环境①。

(四) 加大中医药科技创新步伐

虽然近年来中医药的发展取得了显著成效,但王国强指出,中医药科技创新仍面临许多问题,如科技创新主体单一、创新平台分散、对科研创新的投入不足、科技创新的导向偏离、目标不清等问题仍需认真对待,重点解决②。关于解决的方法,可从以下几个方面着手。

第一,强化中医药科技的创新研发及成果转化。进一步加大中医药项目科

---

① 徐南平.把中医药科技创新摆在国家科技发展更重要位置[N].中国中医药报,2017-06-30(3).

② 高军,陈佳印.中医药原创优势的潜力有待激发　全国政协委员、国家卫生和计划生育委员会副主任、国家中医药管理局局长王国强谈中医药科技创新发展[J].首都食品与医药,2016,23(7):16.

技创新力度,深度开展工作,提高科技成果转化率。据相关研究推算,美国高校成果转化率目前约为50%。《中国科技成果转化年度报告2022(高等院校篇)》显示,2021年,1 478家高等院校以转让许可、作价投资方式转化科技成果的合同金额为129.8亿元,同比增长13.6%。《2022年中国专利调查报告》显示,我国高校发明专利实施率为16.9%,其中产业化率仅为3.9%①。故而需要进一步完善促进科技成果转化的政策措施、评价体系建设,加强中医药科技成果知识产权保护工作,规范技术市场,大力提高科技创新成果的转化率②。第二,创建优秀中医药创新人才梯队。高层次的人才是科技创新的第一资源,我们要进一步重视对高层次人才的培养和引进,依托高水平的医学院校、重点实验室和科研基地建设等带动人才培养,继续发掘中医药产品研发人员,形成富有凝聚力和战斗力的创新优秀人才团队。只有科技人才队伍不断壮大,产研发研究人员持续增长,才能为中医药科技创新发展提供强有力支撑③。第三,积极鼓励中医药科技创新,引导基金流向。鼓励中医药相关人员增强科技创新意识,设立中医药发展基金,以有利于进一步发挥中医药优势,推动中医药产业化、现代化和国际化。中国中医科学院望京医院骨科主任温建民表示,设立中医药发展基金,应围绕中医药医疗、保健、科研、教育、产业、文化、国际交流,支持中医药科研开发、科技成果转化孵化器和健康服务产业等中医药事业重点发展方向、薄弱基础环节和关键研究领域。

　　在牢固确立中医药文化自觉、坚定中医药文化自信的基础上,把握重点与推动中医药文化软实力的提升息息相关。如在前沿性的探讨方面,建立前瞻性的、符合中医学特征的中医精准医学大数据库就非常有必要。建议建立以中国传统历法为依托的中医学象数理论模型样本库,为中医药学的创新发展提供基础支撑,并且应进一步完善新生儿出生的信息数据,并将其纳入样本库中,以满足中医学象数理论模型的需要,实现对人"生长壮老已"全生命过程的关注和研究,并应用研究成果为中国和世界人民的健康服务④。相信在坚定中医药文化自觉、文化自信的前提下,中医药事业会迎来新的春天,中医药文化软实力会得到进一步的提升。

---

① 佘惠敏.成果转化率为零该怎么看[N].经济日报,2023-8-13(5).
② 冯磊.促进应用性成果转化[J].中医药管理杂志,2010(5):398.
③ 丁洋.大力推动中医药科技创新[J].中医药管理杂志,2016,24(20):F0002.
④ 张乘龙.坚定文化自信,迎接中医药事业的春天[N].中国中医药报,2017-4-14(3).

第五章 传承和创新中医药,提升中医药文化吸引力

当今时代,文化越来越成为一个国家凝聚力和创造力的重要源泉,越来越成为影响一个国家竞争力的重要因素。因此,各国都把提高文化软实力作为重要的发展战略。我国要想在激烈的国内和国际竞争中立于不败之地,就必须努力加强文化强国建设,大力提升我国文化软实力,尽快形成与我国经济社会发展相适应的文化优势。中医药作为中华民族的瑰宝,蕴含着丰富的哲学思想和人文精神,是我国文化软实力的重要体现。当下,中医药文化要发挥其吸引力和影响力,还需要进行创造性转化、创新性发展,借助融媒体进行传播,让世界上更多的人了解、认识、接受和认同中医药文化,使其不断向外渗透、扩散。

在两千多年的发展历程中,中医药学在继承中华优秀传统文化的基础上,通过汲取和融合其他民族医药文化的优秀成果,集成了辉煌灿烂的中医药文化。然而,近代以来,在西学东渐、西医东渐的影响下,特别是在西方医学的挤压下,中医药未能发挥其应有的作用和影响力。要扩大我国中医药文化的吸引力,我们就需要在传承精华的基础上,反思中医药的时代价值,积极探索对外宣传、展示和传播的途径和策略,提升中医药的吸引力,让中医药发挥其强大的文化软实力。

第一节 中华优秀传统文化:中医药文化吸引力的基础

中医药学是在中国传统文化背景下孕育、成长和发展起来的,尽管在不同历史时期吸收了不同的文化及科技成果,但其文化母体始终未变。中医药文化与中华文明相伴而生,但从属于中华优秀传统文化。《周易》作为中华文化的源头,其所包含的"生生之谓易"的基本精神,直接影响并决定了中医药文化之"生生之道"精神的形成与确立。《周易·系辞上》曰:"生生之谓易。"所谓"生生",

是指生而又生、连续不断、没有片刻停息的生成演化过程。"生生不息"不仅是宇宙自然的基本存在方式,而且是一切变化的根本。自然界的不断生成,不断创造,不断变化,其意义就在于使生命生生不息。从某种意义上,我们可以说,《周易》的思维涵盖并体现了中医学整体、中和、变易、直觉、虚静、顺势、功用等思维的特点,是中医学思维方法的核心,不仅为中医理论奠定了思想基础,而且成功地为中医临床实践提供方法学指导。儒家、道家、佛家等对生命本质的探讨深刻影响了中医学理论及伦理思想的形成。自先秦至近代,中医学术发展经历数次大变革,先秦子学、两汉经学、魏晋玄学、隋唐佛学、宋明理学、清代朴学,成为中医药学历史发展中最主要的推动力量,是中医学术思想发展演变的重要文化渊源,也是中医药文化吸引力的基础。

一、中华优秀传统文化的基本内核

中华优秀传统文化来源于中华民族的历史实践,是中华民族在几千年历史发展过程中所产生的包含儒家、道家和佛家思想在内的思想文化的总和,是多种思想和学说之间互相交流融合、同其他文化持续交流互鉴而形成的文化。中华优秀传统文化以讲仁爱、重民本、守诚信、崇正义等为基本内核,积淀中华民族最深沉的精神追求,包含着中华民族最根本的精神基因,代表着中华民族独特的精神标识,是中华民族生生不息、发展壮大的丰厚滋养。

（一）讲仁爱

仁爱是与生俱来的良知良能,是人性中的光辉一面,自先秦以来便被圣贤们提倡发扬。其包括下列四种内涵:其一,是家中之仁。倘若父母无仁,一旦经济稍有困难,则弃子女于荒野;倘若子女无仁,且不说父母病重时是否会陪伴照顾,连赡养一时一日都嫌厌烦。其二,是处世之仁。人生在世总会与各种人打交道,少些利益互惠,多些仁爱相待。他人受困时,力所能及地在话语、行事中帮扶一把,而不是精打细算地计较得失,良好的人缘便自然而至。其三,是普济之仁。首先,每一个人都不是孤立存在的个体,与大多数人虽无直接交集,但衣服由织工所织,粮食由农民所种,天下人皆是衣食父母。所以对天下人也要像怀着对待家人的仁爱一般对待,有余财则赈济疾苦,有余力则扶助弱者。其次,不仅是对人,对待所有生命都应无差别地关怀。尊重自然的生态规律,在生态系统自我调节的范围内适度向自然索取,不为牟利而肆意捕杀破坏。又或是在天灾中救助濒危动物,如澳大利亚的森林大火中无数志愿者营救考拉,人与动物相依相偎之态令人动容。其四,是治国之仁。为官为政要体恤百姓,人民当家作主,国家才能安定富强。再者,国际交往间也不应摒弃仁爱,应在他国遭遇天灾人祸时实行人道主义援助,在自身发展的同时探求共同发展。

(二) 重民本

民本在夏商周时便已成雏形,经过历朝历代的不断完善,在习近平新时代中国特色社会主义制度中形成了完备的理论体系。"人民是一个国家的基础,只有爱护好人民,使人民的生活安定,重视人民的社会作用,肯定人民在社会中的社会地位,不轻视、轻贱人民,才能得到人民对国家的拥护。"所以要在各个方面满足人民的需求。其一,是惠民利民,安居乐业。国家要为百姓创造安全稳定的环境和充足的衣食。"仓廪实而知礼节,衣食足而知荣辱。"百姓只有吃饱穿暖、安居乐业,才能在此基础上实现自身价值,国家才能长治久安。同时,对一些贫困地区要以特殊惠民政策扶助,让贫困地区的百姓也能过上富足的生活。其二,是安抚民心,关怀有加。治国不可冰冷机械,还要充分照顾百姓的心理需求。对于孤寡老人、留守儿童、心理疾病患者等群体要施以关怀,才能真正保障百姓心身的健康。其三,是注重教化、摆正认识。普及教育,使百姓拓宽眼界、积累知识。其四,人民就是江山,江山就是人民,打江山守江山就是守人民的心。

(三) 守诚信

诚信是自古以来被君子遵循的道德准则,其适用范围不仅是个体,而且可以推广至领导者乃至社会。诚信包括下列几种内涵:其一,是人格名片、立身之本。诚信是做人的基本要求,是一个人人格的证明。"宇宙万物都是一种真实的存在,人作为其中一员,其存在也应该是真实的、本真的。一个人是否讲诚信,是否做到言行一致,信守诺言,实际上是他对自己做人的真实性、可信性的一种展示。其二,是交往之道、融洽人际。其三,是为政之德、以悦民心。其四,是人人诚信、和谐社会。倘若不仅政府讲求诚信,社会上的每一个人都诚信待人、诚信工作,便会形成良好的社会风气,创造和谐社会。

(四) 崇正义

其一,是道德准则。正义提供了做人的基本标准,行事的方方面面无一不以正义为标杆。

其二,是获利之道。"君子爱财,取之有道。"利益是人的生活必需,取利并不可耻,可耻的却是见利忘义,违背了正义便是"小人"。其三,是国际规则。国家发展不能恶意侵犯别国利益,应遵守道义原则,和平共处,互惠互利,而不是让罪恶冠以"援助"美名横行无阻,在他国兢兢业业求发展时恶意打压。不仁不义有违天道,霸道放肆有背天理,正道不往,风范尽失,终归失道寡助、饱尝恶果。其四,是治世理想。尤其在儒家的正义论中,描绘了一个乌托邦般的理想世界:人人皆崇尚正义,各司其职、各守本分,天下没有烧杀抢掠,没有民不聊生。这是无数儒者为之流血流汗、倾注一生的光辉理想。

（五）尚和合

和合是中国传统文化中的独特智慧,其包容万象,追求万事万物多彩各异的基础上的和谐。"万物并育而不相害,道并行而不相悖"是和合文化所追求的最佳状态。其一,是身心和谐。人的本能兼具欲望与仁爱,和合便可平衡二者,将欲望控制在一定的范围内,防止纵欲侵蚀理智、劳损身心,并且适时发扬仁爱、和谐身心。其二,是群居之和。自古"和为贵""君子和而不同",和合是一种通达的处世态度,包容人与人之间的不同、发扬个性,却能使群体形成一个和谐的整体,创造和谐社会。由此推及国际外交,国与国亦可求同存异,和平共处。其三,是文明之和。中华文化在一次次碰撞中非但没有两败俱伤,反而萌发出越发灿烂丰富的中华文明。

二、中华优秀传统文化在中医药中的沉淀和凝聚

（一）儒家思想与中医药文化

春秋战国时期,孔子便创立了儒家学派,他周游列国、造次颠沛,风尘仆仆的身影后追随着许多儒家弟子,与他共同传播着儒家的思想。自董仲舒"罢黜百家,独尊儒术"以来,儒家思想更是对社会各方面造成了广泛的影响,中医学作为"活人之术",也渐渐吸纳了其中的精华。

1. 阴阳五行理论

阴阳理论。阴阳是对自然界相互关联的某些事物或现象对立双方属性的概括,其概念的出现要溯源于《国语·周语》:"阳伏而不能出,阴迫而不能蒸,于是有地震。"儒家的"五经"——《诗经》《尚书》《礼记》《周易》《春秋》之一的《周易》记载了古代中国人民对世界的认识。《周易·系辞》有言,"一阴一阳谓之道",太极生两仪,动则生阳,静则生阴,故两仪即阴阳。万物皆蕴含阴阳,譬如"日月运行,一寒一暑。乾道成男,坤道成女。乾知大始,坤作成物"(《周易·系辞上》)。同时,"动"是《周易》论述的阴阳的主要特点之一,正是阴阳永不止息的运动变化、相互作用,才使天地万物生生不息、万象争辉。中医理论中的阴阳

交感、阴阳对立制约、阴阳互根互用、阴阳消长与阴阳转化的阴阳理论便与《周易》的阴阳内涵一脉相承,正如《黄帝内经》所言:"阴阳者,天地之道也,万物之纲纪,变化之父母,生杀之本始,神明之府也。"

五行理论及内容。五行,是指"木火土金水"五种属性及其运动变化。《尚书》便对五行的内涵及特点做了明确的规定:"五行,一曰水,二曰火,三曰木,四曰金,五曰土。水曰润下,火曰炎上,木曰曲直,金曰从革,土爰稼穑。润下作咸,炎上作苦,曲直作酸,从革作辛,稼穑作甘。"中医理论亦根据同气相求、天人合一的理论,明确了五行与五脏、六腑(其中三焦为孤腑,不在五行配属内)、五季、五味、五声、五色等的配属。在此基础上衍生了五行的生克制化,并大量用于对生理病理的描述和临床的辨证论治中,疗效显著。

2. "致中和"思维方式

《中庸》谓:"天命之谓性,率性之谓道,修道之谓教。道也者,不可须臾离也;可离,非道也。""是故,君子戒慎乎其所不睹,恐惧乎其所不闻。莫见乎隐,莫显乎微,故君子慎其独也。""喜怒哀乐之未发,谓之中;发而皆中节,谓之和。中也者,天下之大本也;和也者,天下之达道也。致中和,天地位焉,万物育焉。"即在矛盾对立的状态之中,尽量采取既不过又无不及的"中庸之道",以期实现矛盾双方的"中和",从而符合"仁"的思想。孔子极力推崇中庸之道,在与其相关著作中也多有论述。中医学的最高境界就是"致中和"。在中医理论中,中庸之道得到了广泛的应用。在生理上,追求阴阳的平衡和谐,即"阴平阳秘,精神乃治"。而阴阳的欠和或失衡便会导致亚健康或疾病状态。当阴阳失衡时,"阳盛则热,阴盛则寒",其机体表现出的寒热征象也为诊断提供了依据。在论治过程中,根据各个部位阴阳的偏颇,运用适当的诊疗手段进行阴阳的纠正,譬如使用药物治疗时,利用药物自身的寒、热、温、凉,即自身寒热的偏性,根据"寒者热之,热者寒之"的治则"以偏纠偏","泄其有余,补其不足",达到机体阴阳恢复平衡的目的。

中和是世界万物存在的理想状态,通过各种方法达到这一理想状态就是致中和。儒家讲求"君子以和为贵"。而想要"和",就先要"仁",心存仁爱,以仁爱为基点,失去仁爱一切所谓的"和谐"不过是虚伪的表象或是利益的链条,即"小人同而不和"。仁爱犹如"亲亲,仁民,爱物"之言,发自血亲与生俱来的骨肉之爱,再将此爱推己及人,广布天下,则爱天下人。同时怀揣包容心与责任心,接受他人的不同,恪守自己的职责。如此,才能真正做到"君子和而不同",社会才能丰富多彩,安宁永治,"天下大同"。万物皆为一体,人在社会中生活必然受其影响。中医认为,若是人体阴阳平和、血气调和、脏腑安和,情志也较为稳定、性格随和,人际关系也相应和谐;相对地,如果一个人家庭和睦,人际和谐,身处太平盛世,社会安定,则人情志舒畅,气血通达,健康状况也会得到改善。倘若家庭矛盾激烈,人际关系不佳,每日必然心情烦闷不舒,人体的气机逆乱,百病由生。如若战乱四起,百姓流离失所、人心惶惶,再加上失于卫生防控,也极易发生大范围的疾病或是瘟疫。

3. 重视"仁""德"

"仁"是儒家伦理思想的结晶,也是医家医德的核心,总的观点是"爱人、行善、慎独"。《论语》曰:"弟子入则孝,出则弟,谨而信,泛爱众,而亲仁。行有余力,则以学文。"儒家称医学为"仁术",仁者"爱人"。仁是德的表现,是对人的体贴、关心、怜悯和帮助。历代名医都把"仁"作为行医的前提和出发点,唐代的孙思邈首先提出了"仁爱救人"的医德基本原则:"凡大医治病,当安神定志,无欲无求,先发大慈恻隐之心,誓愿普救含灵之苦。""德"的观念,对中医学的影响非常之深。"为天地立心",使生之为人,秉具博爱济众,廓然大公。历代名医皆具备恻隐之心、忍人之心,无数中医人秉持大医精诚的精神,"医者仁心",救死扶伤,都是中医对"仁""德"的崇尚。仁德自古以来就是中医的重要价值取向,修德与仁的思想使中医学至今还在绽放耀眼的光芒。

据学者们考证,虽然孔子相关著作中明确谈及修德养生的部分并不多,仅有"仁者寿""故大德……必得其寿"等,但其他一些内容也能体现出养生的思想。譬如著名的"君子三戒"——"少之时,血气未定,戒之在色;及其壮也,血气方刚,戒之在斗;及其老也,血气既衰,戒之在得"。又如"君子坦荡荡,小人长戚戚"。如果在三个时期都能够克服特定时期的弱点,抵制容易遇到的诱惑,同时为人正直善良、光明磊落,则人的胸怀宽广、心情舒畅且内心平静而安宁,身心调和、气血调畅,自然不易为病。以至后世医家孙思邈在《备急千金要方》中提及:"夫养性者,欲所习以成性,性自为善……性既自善,内外百病自然不生,祸乱灾害亦无由作,此养生之大经也。"可见习儒业医的学者们不断将修德养生的理论充实完善,运用到中医学中,形成了独特的养生理论。

(二)道家思想与中医药文化

道家是以先秦老子、庄子关于"道"的学说为中心的学术派别,以老子、庄子为主要代表人物。道家思想强调"道法自然",主张"无为而治",追求精神自由。

作为中华优秀传统文化的重要组成部分,道家思想对中医药文化的影响是全面而深刻的,中医的思维方式以及天人观、生命观、养生观等,无不显示着浓厚的道家色彩。

1. 道家辩证法与中医辨证思维

"道生一,一生二,二生三,三生万物,万物负阴而抱阳,冲气以为和"是道家对阴阳的主要论述。老子在其所著《道德经》中,使阴阳的概念不仅仅限定在阳气阴气,而是超越了前人对阴阳的实体化论述,赋予其哲学化的抽象意义,即表示世间事物的一种关系,构成了道家辩证法的一个重要部分。譬如"有无相生,难易相成,长短相形,高下相倾,音声相和,前后相随",其中"有""无","难""易","长""短","高""下","音""声","前""后"便是阴阳具象化的事物。又或是"福兮祸之所依,祸兮福之所存",这种祸福相依、相互转化的表述正是"物极必反"思想的体现,即"重阳必阴,重阴必阳"。中医在辨证诊断时需明确阴阳、表里、虚实、寒热等具有对立属性的要素,在治疗时需根据不同的病机确定相应的治疗原则和方法,这种辨证论治的精神实质也是道家辩证法思想的反映。此外,中医提出的"寒极生热,热极生寒""重寒则热、重热则寒"的理论,亦符合老子"反者道之动"的矛盾运动法则。

2. 追求精神自由与中医的恬淡虚无

追求精神自由就是不为世间名利所累。庄子自己辞去楚王的礼聘,不肯为相,其理由是"无污我","无为有国者所羁,终身不仕,以快吾志焉"(《史记·老庄申韩列传》)。老子曰:"五色令人目盲,五音令人耳聋,五味令人口爽(伤),驰骋畋猎令人心发狂,难得之货令人行妨。是以圣人为腹不为目,故去彼取此。""是以圣人欲不欲,不贵难得之货。"故而节制欲念,回归至简、朴质、清净的生活环境,不仅仅让五感恢复曾经的灵敏,更让躁动不安的心神得以平静,"恬淡虚无"是指对生活淡泊质朴,心境平和宁静,外不受物欲之诱惑,内不存情虑之激扰,达到物我两忘的境界。而在当代快节奏的城市生活中,中医认为七情内伤成为许多疾病的源头,导致情志不遂的罪魁祸首就是脆弱贫乏的精神世界:在无法实现欲望时难以看开,从而情志过极,气血激荡逆乱。而《素问·上古天真论》有言:"恬淡虚无,真气从之,精神内守,病安从来?"如果真正做到恬淡虚无,即便世人欲望甚嚣尘上,而自己已经将心灵从俗世纷扰中超然而出,尘网熙攘又于己何干。不为永无止境的欲望劳心伤神,心神安定,五脏六腑便自得其治,何来病邪生?

3. 道法自然与顺时养生

老子在《道德经》中提出:"人法地,地法天,天法道,道法自然。""有物混成,先天地生,寂兮寥兮,独立而不改,周行而不殆,可以为天地母。吾不知其名,字之曰道,强为之名曰大。"可见人生于天地之间,仅仅为宇宙中小如微尘的一部分,远不能掌控天地,而老子所称之"道",却可以"为天地母",运转万物也不被任何事物所改变。故而人也应顺应"道",才能得到健康与自由。"道法自然"即顺应万物的天然本性,以宇宙的客观规律为法则,强调人道应同天道一样,顺乎万物之自然,遵从事物发展的必然趋势。在中医理论中,人得天地之气,且与天地之气相通,天地运转遵循着自身的规律,身体状况会随着自然的变化而变化。在时间方面,随着春生、夏长、秋收、冬藏的四季变化,我们也应该按照自然的运转规律调整生命活动,进行顺时养生。《灵枢·顺气一日分为四时》指出"春生,夏长,秋收,冬藏,是气之常也,人亦应之"。《素问·四气调神大论》精辟地论述了四时生长收藏的自然规律及人体顺应四时的养生方法,内容涵盖生活起居、精神意志等各个方面。如春季应"夜卧早起,广步于庭,被发缓形,以使志生。生而勿杀,予而勿夺,赏而勿罚"。《灵枢·顺气一日分为四时》亦明确表示:"顺天之时,而病可与期,顺者为工,逆者为粗。"在顺势思维的影响下,中医诊治的特点是顺应病势及阴阳消长,根据脏腑经络气血运行的规律把握最佳时机,达到最佳的疗效。就中医倡导的治疗原则而言,"因势利导"为顺应正气抗邪之势,"因时制宜"为顺应天时之势,"因地制宜"为顺应地理之势,"因人制宜"为顺应体质之势。

(三) 佛家思想与中医药文化

佛家思想起源于印度,公元前6—公元前5世纪释迦牟尼在古印度建立了佛教,并逐渐发展为世界五大宗教之一。佛教于公元前后传入我国,经过长期演化,同儒家文化和道家文化交融发展,最终形成了具有中国特色的佛家文化,给中国人的宗教信仰、哲学观念、文学艺术、礼仪习俗等带来了深刻影响,成为我国传统文化不可分割的一部分。中医学深深地植根于中国传统文化,在多学科交融的基础上形成了独特的理论体系,也与佛家文化形成相互交融、相互影响的关系。

1. 丰富了中医学理论

佛教的基本教义认为,宇宙万物都由"地、火、水、风"四大元素构成,"四大"不调则百病丛生。《大藏经》第十四卷《五王经》曰:"人由四大和合而成其身,何谓四大？地大、水大、火大、风大。一大不调，百一病生，四大不调，四百四病同时俱作。"《佛医经》云："人身中本有四病，一者地，二者水，三者火，四者风。风增气起，水增寒起，火增热起，土增力盛。本从四病，起四百四病。"这种"四大"治病学说对中医理论产生了明显的影响。如南朝陶弘景的《肘后百一方》、唐朝孙思邈《备急千金要方》等著作都吸收了这种"四大"治病学说。可以说，"四大"学说极大丰富了中医学理论。隋朝巢元方在《诸病源候论·恶风候》中说："凡风病有四百四种，总而言之，不出五种，即是五风所摄。一曰黄风，二曰青风，三曰赤风，四曰白风，五曰黑风。"孙思邈进一步将巢元方的五风、五色与五虫相配，用以说明五脏的致病因素。王焘将"四大"与阴阳结合说明疾病的分类。《外台秘要·卷二十一》曰："身者，四大所成也。地水火风，阴阳气候，以成人身八尺之体。骨肉肌肤，块然而处，是地大也；血、泪、膏、涕津润之处，是水大也；生气温暖，是火大也；举动行来，屈伸俯仰，喘息视瞑，是风大也。"

2. 拓展了中医方药资源

佛教认为，世间万物都是药，四百四病就有四百四方。受此影响，魏晋南北朝的医家特别致力于搜集专方、寻找专药、编撰方书，拓展了中医方药资源。孙思邈在《备急千金要方》《千金翼方》中就载有耆婆百病丸、耆婆治恶病方、耆婆汤、耆婆大士补益长生不老方、阿伽陀圆、服菖蒲方等佛家医方10多首，王焘在《外台秘要》就记载了天王补心丹、九味沉香散、少林正骨精、莲子草膏、酪酥煎丸、治肺病方等佛教医方60多首。此外，直接用以治病的药物也有很多，如能够治疗皮肤病、癫病的毗醯勒，能驱鬼及治胎死腹中之痛的阿波末利迦（牛膝草），具有补肾益精、养肝明目之功的奢弥草（枸杞子），可以治疗眼病的迦罗毗啰树（羊踯躅），可以治眼疾、风邪且有通便之效的良药诃黎勒（诃子），可以入药的呵梨陀（黄姜）、迦罗迦（黑果），可以治咽喉病的迦毗陀树（梨树），等等。这些佛教传来的实实在在的药方和药材，丰富了中医的方药资源。

3. 对中医伦理产生了积极影响

佛家提倡慈悲为怀、积德行善和普度众生，这种思想对中医伦理学的形成和发展也产生了深远的积极影响。慈悲是佛家理念的根本。永能法师曾言："要救拔一切有情出生死苦海，如果悲心不够是不行的，要担起度尽众生的重担，全靠悲心。"《普贤行愿品》鼓励菩萨们要"于诸病苦为作良医，于失道者示其正路，于暗夜中为作光明，于贫穷者令得伏藏"。所以学佛医家治病救人的动机十分单纯，便是发慈悲心解救众生肉身的苦楚。秉持此心，医者对待患者无高低贵贱之别,只要罹患病痛,便一心赴救。佛家慈悲为怀的人生观、道德观塑造了中国医学史上一大批大慈大悲的苍生大医,如西晋的佛图澄、支法存,东晋的于法开,南北朝宋齐的僧深,北魏的昙鸾、僧坦等。这些僧医不计名利、不求报酬,以济世救人、普度众生为己任,在中医学史上树立了千古丰碑。而唐代名医孙思邈在《备急千金要方·总论》中特以《大医习业》与《大医精诚》专门论述了医德规范问题。中医积极吸收了佛教"大慈恻隐之心""普救含灵之苦"等思想,形成了全面系统、内涵丰富的中医伦理思想。

4. 完善了中医心理疗法

佛家认为,疾病生起不仅仅是因外感邪气或是内伤杂病等,还有可能是心灵不和谐、心念不达观而致。《寒山拾得问对录》有段经典对白:"寒山问曰:'世间有人谤我、欺我、辱我、笑我、轻我、贱我、恶我、骗我,该如何处之乎?'拾得答曰:'只需忍他、让他、由他、避他、耐他、敬他、不要理他、再待几年,你且看他。'"笔者认为,此番做法并非软弱麻木的忍让,而是将因果报应看得分明后,才得如此境界。所以在治疗手段中,佛家理论弥补了中医对于人文关怀、心灵治疗的不完善之处。既然世人疾病多是心念所起,佛家便以佛法诲人,成为患者生活上的导师,以慈悲智慧之心从根本上了却患者的"心病"。否则,即使将身体完完全全医治好,倘若认识不到位,依然会烦恼无限,疾病也易复发或再患他病。譬如:"对于贪、瞋、痴三种情况,贪欲心过重的人,佛医以不净观来对治,观想不净的种种,引发对贪爱的厌恶、弃舍;对于瞋恨心过重的人,以慈悲观对治,凡有怒念,只要一念慈悲心起,怒气就自然消退;若愚痴心太重,佛医就以因缘观来对治,开通达观地联想到世间一切都是因缘和合,无常生灭,或如飞尘或如粪土,固执以求,求之不得,徒生苦恼,持愚持痴实无意义。""喻嘉言在继承中医'七情五志'学说的理论基础上,结合佛教'心病学',提出'安心学',借以告诫医门同道在诊治外因致病的同时,千万不可忽视精神因素对疾病诊治的影响。"[①]

第二节 文化反思：提升中医药文化吸引力的条件

2010年6月20日,时任国家副主席习近平在澳大利亚墨尔本出席了皇家墨

---

① 周彭,邹彩芬,陈俊.佛医思想对中医哲学思想体系构建的研究与探索[C]//中华中医药学会第十五次中医医史文献学术年会论文集,2013:279.

尔本理工大学与南京中医药大学共建中医孔子学院的授牌仪式,并在发表讲话时强调:"中医药学凝聚着深邃的哲学智慧和中华民族几千年的健康养生理念及其实践经验,是中国古代科学的瑰宝,也是打开中华文明宝库的钥匙。深入研究和科学总结中医药学对丰富世界医学事业、推进生命科学研究具有积极意义。"这是对中医药学历史地位和巨大价值的有力肯定,也对未来中医药学的发展提出了新的要求。中医药学作为中华优秀传统文化的重要组成部分,对中国人的日常生活产生了重要影响,发挥着不可替代的作用。但近代以来,中医药学受到西方医学的强烈冲击,逐渐由中国人的主流医学变为边缘医学,只有进行文化反思,客观公正地分析中医药的文化价值、健康价值、经济价值、科技价值和生态价值,才能提升其文化吸引力。

一、中医药的文化价值

(一) 丰富的哲学内涵、独特的世界观

中国传统文化是中华民族的灵魂与根基,数千年来塑造、决定着中国人优秀的人生观、生命观和价值取向。而扎根于优秀的传统中华文化,融入儒道释三家相关文化的中医药文化更是中国传统文化的杰出范例,体现了中国传统文化最主要的思想基因和核心理念,形成了属于自身的独特的哲学理论思想和指导观念,例如崇尚整体观念,讲究天人合一、万物一体的思想,化阴阳五行,重形神合一,利用三因制宜的方法达到和合平衡。另外,中医药文化作为中国哲学的重要组成部分,其中医思维方式也是中国哲学思维方式的重要体现——中医药文化蕴含着中国传统道德哲学崇尚的生命与自然和谐的思想、人文哲理推崇的生命权利和本能思想以及古代朴素辩证唯物思想,核心是系统思维和整体价值。中医药文化通过数千年的不断实践与运用,其已然是精神、文化、物质的结合体,可称之为医道。而其文化价值可以说最为重要,不仅仅反映着人的身体与心灵意识,以及对生命、环境、社会的感知方式,还是在精神世界和物质世界中从哲学思维到诊疗理念、行为方式,从生命个体到环境、社会的一种特别的对话和交互方式。

(二) 世界非物质文化遗产

作为世界知名的两大医学流派,古老的祖国医学和新兴的西方医学已然作为国人日常最为依赖的两大健康保障。不过,相比讲究科学技术的西方医学来说,我们的祖国医学更加讲究某种经验实践。由于古代科学技术的种种掣肘,中

医学走出了别样的具有时代和自身特色的道路——在优秀传统哲学理论的指导下形成的独属于中医的特色理论。在诊治手段方面,有别于西医学的"视触叩听",形成了独属于自身的"望闻问切"四大治疗手段。通过独特的望色、闻声、问诊、切脉,加之数千年实践形成的经验理论,在临床方面取得了令世人惊奇的疗效,发挥出了巨大的不可估量的医学价值。还有,逐渐在世界上获得认可的中国中医药文化中的璀璨明珠——针灸推拿。针灸推拿学是以中医理论为指导,研究经络、腧穴以及刺灸方法,探讨运用针灸防治疾病规律的一门学科。也就是说,通过中医独有的针刺技术,在中医理论的指导下,对于中医体系中独有的腧穴进行针刺治疗,就可以达到一定的治疗效果。这是独属于中医学的文化价值。

此外,中药的文化价值也是无法估量的。对于中药炮制学而言,传承千年来的各家中医思想使其早已形成了较为完善的理论体系。神农氏遍尝百草,开启了利用植物来达到治疗效果的纪元——药学。药在中国古籍中通称"本草"。我国最早的一部中药学专著是汉代的《神农本草经》。唐代颁布的《新修本草》是世界上最早的药典。明代李时珍的《本草纲目》总结了 16 世纪以前的药物经验,对后世药物学的发展做出了重大的贡献。而在现代,我国著名的中药文化企业——同仁堂,在坚持"古方无不效之理,因修合(操作)未工、品味(药材)不正故不能应症耳。平日汲汲济世,兢兢业业,凡所用丸散无不依方炮制,取效有年"炮制做人之理的理念下,成功申请到了世界非物质文化遗产。

二、中医药的健康价值

随着经济水平的飞速增长,城市居民的生活方式也发生了翻天覆地的变化。生活节奏愈发快速,社会压力与日俱增,工作方式也从体力活动为主转变为脑力活动为主。人们住进了远离土地的楼房,每个家庭都与周遭隔绝般生活在封闭的屋子内,人与人之间冷漠的隔阂愈来愈深,而真正平凡简单的生活早已好像世外桃源般再也无法企及。难以宁静的心神、日日夜夜的超负荷工作和办公桌前缺乏活动的形体必然影响着人体健康。这些导致对于养生调理的需求显著增多,中医药便可发挥其部分优势。根据较为完备的养生理论和丰富的方法技术,不仅能借助外力祛邪,更能让人们通过自主的养神、养身,调摄日常生活中的方方面面,从而达到强身健体、延年益寿的全方位、全周期的生命养护。譬如应用较为广泛的起居养生方法十分重视睡眠作息的合理安排,使人体在应该休息的时间得到恰到好处的休息。在治疗慢性病方面,中医药具有独特的优势。慢性病成为影响我国人群健康的主要因素,加重了家庭和社会的负担,需要采取措施加以控制。在中医理论中,阴阳失衡便是疾病状态,慢性病可以经过中医的辨证论治、长期调理,恢复阴阳平衡的状态。譬如全小林院士等人对糖尿病、肾病做出了详细的证型分类,拟定了相应的治法。在利用中医药防治和抗击瘟疫方面也具有宝贵的经验。自古医家便对"疫气"有着清楚的认识,《黄帝内经》中记载:"五疫之至,皆相染易,无问大小,病状相似。"《瘟疫论》也将此邪气定义为"非风,非寒,非暑,非湿,乃天地间别有一种异气所感"。中医对于瘟疫已经有数百年的应对经验了,有不少应对瘟疫的有效方法。国医大师邓铁涛认为:"辨证论治是中医理论之精华,但历代名方验方则是中医战胜传染病的武器库。例如使刘海若从昏迷中苏醒过来的'安宫牛黄丸'是清代吴瑭《温病条辨》的名方。与'安宫牛黄丸'齐名的'至宝丹'是宋代《太平惠民和剂局方》方,'紫雪丹'是宋代许叔微《普济本事方》方。以上3种药合称'三宝',是中医治疗高热神昏谵语的三张王牌。"所以,中国历史上大型的瘟疫至少发生过321次,但从未出现过诸如欧洲鼠疫那般大规模的、数千万人感染和死亡的情况。而2020年的新冠肺炎便属于中医中的"疫气",国医大师熊继柏经过严谨的分析,将其定为"温热浊毒"。而在抗击新冠肺炎疫情的战役中,随着中医药的介入,对该病的治疗取得了显著的疗效。

在急救方面中医也具有自己的优势。世人对中医的一大误解便是,中医只对慢性病有良好的疗效,在急救方面和见效速度上西医才是唯一选择,中医永远得靠边站。诚然,西医的急诊医学发展极快且较为完备,也具备先进的设备;而中医急诊受到了极大的冲击,发展十分缓慢,诊治水平下降,缺少专业的名师指点。然而,中医的辨证论治思维一向以不变应万变,慢性病如此,急性病亦然。所以中医对待急症并不是束手无策,许多急症在中医的治疗下反而能够取得迅速而显著的疗效。

三、中医药的经济价值

经济价值是一种满足人的交换价值需求的可量化的价值,其核心是经济利益,包括利益所得与分配、财产权属与增值、物质生产与需求等完整的经济利益链①。中医药经济价值是指满足人们健康需求的可量化的价值,能够对人民健康、经济社会发展、经济增长产生促进作用。《"健康中国2030"规划纲要》提出

---

① 杨建生.文化消费中审美价值与经济价值的关系[J].文艺争鸣,2018(8):94-98.

健康产业将成为国民经济支柱性产业。大健康产业是以维持良好的生态环境为基础,以形成的健康产品制造业为支撑,以健康服务业为核心,通过产业融合发展满足社会健康需求的全产业链活动①。中医药作为大健康产业的重要组成部分,具有产业经济特征和健康公益性特征,因此中医药不断涌现出新兴产业类型,例如互联网+中医医疗产业、中药产业、中医药健康旅游产业、中医药文化产业等,成为新的经济增长点。

在"大健康"时代,中医药,尤其是医养结合,可以与健康管理、信息技术等有机结合。制作相应的 App,对顾客的阶层、年龄段、体质、需求等进行分类,匹配对应中医师或中医养生医师,运用中医药特色诊疗手段,尤其是非药物疗法、主动的养生方法,指导顾客的日常生活等。同时,具有中医特色的智能化诊断、理疗装置的研发也是大势所趋。南京中医药大学丰盛健康楼的治未病中心有体质辨识、骨密度检测等检查仪器,也有中药药浴等理疗装置,有利于中医药的普及,发挥中医药特色优势。最后,建设中医疗养基地是中医药在"大健康"时代发挥作用的蓝图之一,中医疗养基地可以为相对有经济实力和空闲时间的顾客提供接近自然、清幽静谧的调养环境,符合中医"天人合一"的基本理念,使顾客真正能够远离城市的喧嚣,亲近自然、舒缓身心;也为一些需要自然环境条件的中医养生方法的实施,如森林浴等,提供更加便捷的条件。中医药的便捷、相对廉价和在养生、治未病方面的独特优势,极大地迎合了群众日常调养身心的需求,同时理疗装置、疗养对健康产业带来前所未有的经济价值。截至 2019 年,上交所和深交所公布的上市企业中共有 67 家中药上市公司,主营业务都是中药以及中成药的研发、生产和销售,其中有 11 家公司开展保健产品和大健康产品研发,7 家中药上市公司主营中药材种植和培育。这都充分说明中医药具有潜力巨大的经济价值。

四、中医药的科技价值

岁月沧桑,星火相承。经历了数千年风雨的中医药文化,一直在世界文化史上绽放璀璨的光辉。不同于新兴数百年冠以科学大旗迅速席卷全球的西医学,扎根古老历史文化的中医学并没有就此沉湎于昔日的荣光,而是在不断地适应着这个科技化的新时代,默默而辉煌地改变着这个时代。可以说,数千年来经历了刀耕火种的熏陶,升华于钟鸣鼎礼的沉淀,融合了释、道、儒三家的精粹思想才

---

① 张车伟,赵文,程杰.中国大健康产业:属性、范围与规模测算[J].中国人口科学,2018(5):17-29.

得以完善的传统中医药文化,长期以来为中华民族健康繁衍做出了巨大贡献。新时代,原先仅根植于文化思想指导、实践理论支持的中医药,在现代科技的大力支持下,已然焕发新的生机。在利用三氧化二砷治疗白血病、利用黄连素治疗代谢疾病、通过活血化瘀治疗冠心病等方面均取得重要进展,形成了一批中医药特色治疗方案。这些都体现了中医药独特的科技价值。曹洪欣在《中医药是我国具有原创优势的科技资源——屠呦呦研究员获得诺贝尔奖的启示》一文中指出:第一,中医学是基于人的医学模式;第二,中医学是人与自然社会相统一的理论与实践;第三,中医学重视人"生长壮老已"的动态生命观和整体平衡观;第四,中医具有早期干预的理念和个体化诊疗模式;第五,丰富多彩的中医药疗法,包括单验方、经典名方、针灸、按摩等,在防病治病中安全有效。而中药的科学价值主要体现在四个方面:一是几千年基于实践形成的中药性味功效理论,是防治疾病的基础。二是基于疾病变化规律形成的经典名方,具有整体调节与多靶点作用,安全有效。三是中药配伍应用后,产生新的化学成分,形成新作用。四是中药配伍进入人体,经代谢产生新的治病物质基础。这些都体现了中医药的科技价值。

五、中医药的生态价值

中医药作为我国重要的生态资源,不仅能够带动生态环境的改善,还可以为世界人民提供思考生命、自然、人与自然关系的新角度,转换其医疗思维模式。中医药的生态价值具体表现为中医"天人合一"的整体观,中医非药物疗法没有任何对自然的破坏,中医药物疗法也多来自然,中医在使用这些药物时都要求符合自然规律。而中医的这些理念和做法有利于推动人民树立大健康观、大生态观,转变医疗卫生思路,推动构建生态医学模式,促进人与自然和谐相处。

首先,"天人合一"为我国古代哲学思想,其可以溯源于商代的占卜。《礼记·表记》中说:"殷人尊神,率民以事神。"殷人把有意志的神看成是天地万物的主宰,这种天人关系实际上是神人关系。春秋时,儒、道两家提出了不同的观点:儒家的"天人合一"大体上讲的是人与义理之天、道德之天的合一;道家的"天人合一"就是讲人与自然之天的合一。随着古代文化的发展,"天人合一"的观念有了更多的解释。董仲舒提出人和天具有相同的生理和道德的本质,说明天与人是合一的,天与人可以交感。程颐则认为,万物的本根为"理",而理在事先,理与人相通。尽管历代哲学家对"天人合一"思想均有不同论述,但对天地人的自然性和社会性融为一体的认知达成了共识。

受"天人合一"中国哲学观念的影响,中医认为:"人与天地相参,与日月相应也"(《灵枢·岁露论》);"人以天地之气生,四时之法成"(《素问·宝命全形论》)。中医的天人合一观认为人与大自然是一个统一的整体,人的健康与天地、四时紧密相连。中医认为人体精气来自自然,人体气血阴阳变化都受自然影响,人体气血阴阳相协调,则"正气存内,邪不可干",所以人类活动都应该顺应自然界阴阳消长的规律,随着所在地区气候、四时阴阳变化,因时起居活动。尊重自然,敬畏自然,顺应自然,才能实现人与自然和谐共生,这样才有利于人类健康。

其次,中医非药物疗法没有任何对自然的破坏。《中共中央　国务院关于加快推进生态文明建设的意见》中提出,坚持把绿色发展、循环发展、低碳发展作为基本途径,推动科技创新,调整优化产业结构,发展绿色产业。中医药的生态价值突出了中医药的优势所在,中医传统疗法如针灸、拔罐、刮痧等对自然没有破坏,而其他中医药物疗法大多来自自然。中药可以分为植物药、动物药、矿物药等,其用药时要求符合自然规律,要与自然生态相结合。中药材种植品质的保证需要优良的环境、水质、大气、土壤等,中药材的规范化种植要求对相关环境进行改良和保护。中药资源的开发与生态环境建设相辅相成,能加快生态文明的建设进程,推动中医药产业发展与生态文明建设的和谐发展。

最后,中医治疗方法顺应自然。中医药还为全人类提供了认识疾病的新视角,将整个人类与自然看作一个整体,将疾病看作人与自然、人与人、人体自身的不协调,走出西医局部观的桎梏,从而获得治疗疾病的新思路。中医认为发病原因首先是自身正气不足,而后是"邪之所凑,其气必虚",因此中医在治疗上不只着眼于病,更注重通过中药、针灸、推拿、芳香疗法等激发人体自身正气,协调阴阳,治愈疾病。然而曾经被"人定胜天"的理念驱使的人们,疯狂地征服自然,森林的大面积砍伐、超标的碳排放,导致全球温度逐渐升高。在这样的环境下,人体或多或少都会受到影响。譬如冬季本应寒冷,如此人体阳气才能够正常内藏,而近年来冬季的温度高于曾经,那么阳气便不能像往日那般很好地内藏。《黄帝内经》有言,"冬不藏精,春必温病",春天正是阳气生发之时,冬季阳气本不藏,又逢春阳气增长升腾,则阳气过旺而发温热之病。所以自然界正常的气候对于人体健康有着十分重要的影响,而破坏环境必然会导致气候的异常,故而环境的保护对于中医养生尤为重要。

第三节　文化传播：提升中医药文化吸引力的路径

对中医药的价值进行反思,借鉴现代医学快速发展的经验,有利于增强中医药发展的"内功",而要提升中医药文化的吸引力,还需要进行中医药文化的对外传播和展示。中医孔子学院和中医药海外中心是我国在海外设立的以推广、传播和展示中医药文化为宗旨的机构,作为中医药文化传播和展示的平台,它们最重要的任务是向国外民众介绍中医药知识和中医药文化,向世界展示中华民族的认知方式、价值取向和审美情趣,增强中医药文化的国际竞争力和吸引力。

据统计,截至 2022 年,中医药已传播至 196 个国家和地区,我国与 40 余个外国政府、地区主管机构和国际组织签订了专门的中医药合作协议,开展了 30 个较高质量的中医药海外中心、75 个中医药国际合作基地、31 个国家中医药服务出口基地的建设工作。而中医孔子学院和中医药海外中心作为国际中医药文化传播和展示的重要基地,正以中医药为切入点推广中国文化,进而推动中医药学的发展,从而提升中医药文化的吸引力。

一、利用中医孔子学院为平台推进中医药文化传播

中医孔子学院力求以汉语言学为载体,在国外普及中医知识、中国文化。中医孔子学院的设立是把中医学科与对外汉语教育相结合的一项创举。正如习近平同志在澳大利亚皇家墨尔本理工大学中医孔子学院揭牌仪式上的讲话所指出的∶"把传统和现代中医药同汉语教学相融合,必将为澳大利亚民众开启一扇了解中国文化新的窗口。"截至 2019 年 12 月,我国已在全球 162 个国家(地区)设立了 545 所孔子学院和 1 172 个中小学孔子课堂,遍布亚、非、欧、美、大洋洲。

可以说,中医孔子学院传播和展示中医药文化任重而道远。当务之急是以普及中医药文化为主,激发外国人对中医药文化的兴趣,提升中医药文化的吸引力。经过国内多所中医药大学的努力,中医孔子学院已基本形成了以汉语和中医药文化教育为内容,联络国外中医师,开展广泛的中医药文化交流和丰富多彩的中医药文化活动的基本模式。但中医孔子学院还处于起步阶段,各方面的建设和教学模式仍有待进一步完善,应在师资队伍、课程体系、教材、多样化教学手段和传播内容等方面不断推进发展。

（一）强化师资队伍建设

应强化中医孔子学院的师资队伍建设。是否具备合理知识结构的师资队伍是教育成败的关键,对于中医孔子学院的教育而言更是如此。海外传播和展示中医药文化的特殊性也对中医孔子学院的师资队伍提出了更高的要求。首先,中医孔子学院的教师不仅要具备对外汉语教学能力,而且要对中医哲学思想、中医药知识等有一定程度的了解。大多文科学历背景的教师需要补上中医药方面的基础知识,尤其是中医药文化方面的知识;中医专业出身的教师则应强化对外汉语教学的能力。其次,无论是文科专业还是中医专业出身的教师都要对学院所在国的政治、经济、文化和医学发展现状等方面有较全面的了解。只有这样,在教育教学中才能有的放矢,才能使中医药文化的传播和展示在一个坚实的基础上不断提高。

（二）课程和教材要有针对性

在课程体系和教材方面,中医孔子学院可以根据所在国的文化特点,开发、运用适用于各年龄阶段的本土化教材。如有针对性地编写《实用中医汉语》教材,可以分为初级、中级、高级中医汉语系列,以满足不同文化层次学习者的需要。在教材中多应用一些中医药知识,尤其是中药的药食两用理论、针灸穴位的保健技巧以及中医药养生文化和历史典故等,以充分体现中华民族的认知方式、价值取向和审美情趣。课程体系按中医与汉语文化相结合的方式,以传播中医养生保健文化、健康观念为主,以实用、活泼的形式满足人们的健康需求。

（三）拓展教学传播途径

除了课堂教学之外,中医孔子学院还可利用网络来传播中医药文化,使之成为中医药文化传播的重要途径。网络资源的共享性、便捷性和高效性等优点可以有效地弥补课堂教学方法的不足,为全球中医药爱好者的学习提供一个良好的平台。中医孔子学院的教师可利用网络讨论的时空开放性、参与的广泛性和交流的平等性等优势,根据学生"无声的反馈"来调整自己的教学行为,促进自己教学水平的提高。同时,中医孔子学院教师还可通过网络平台与学生进行信息互动、情感互动进而达到思想互动,从而提高课堂的教学效果、教学质量。

（四）丰富传播中医药文化的活动方式

中医孔子学院可以通过举办系列中医药文化活动来达到传播中医药文化的目的。文化活动可以包括中医药讲座,学术性的研讨会、报告会,中医孔子学院的开放日,中国节庆周等。

如天津中医药大学本着"传播中国传统文化、弘扬中医药精髓"的原则,与日本神户东洋医疗学院共同开展以中医药为特色的中医养生(中医药膳)活动、中医知识讲座、太极拳保健等活动,丰富多彩、合理交叉、生动活泼地向海外学员展示了立体的中国语言文化和中医药文化。此外,针对当地居民举办中医孔子学院开放日活动。开放日期间,中医孔子学院教师可以在学院所在地设中医养生馆、中医诊所等,让当地民众亲身体验到绿色环保的养生快乐和中医"一见知病,出手即效"的医学成就,从而达到传播中医药文化的目的。另如,举办年度中国周活动,活动内容可包括刮痧、拔罐、针灸等中医保健和治疗方法比赛。这些文化活动具有很强的文化艺术感染力,使国外社会各阶层都能了解和感受中医药文化,将会产生良好的社会效果。

(五) 发挥国外中医药界人士的力量

国外中医师多是国外有关中医哲学思想、中医历史和中医治疗方法等研究和传播领域最活跃的专家,他们是向国外传播中医药文化的一支重要力量,发挥国外中医师的作用是中医孔子学院教育教学和社会文化活动的重要方面。如爱尔兰科克大学孔子学院在举办以"中医与中华养生"为主题的知识讲座时,就邀请了在当地富有声望的针灸医师马丁(Martin Fitzgerald)对中医进行了比较全面的介绍。他对中医理论和针灸历史进行了深入浅出和图文并茂的讲解,在短时间内使听众对中医有了一个全新的感性认识,拉近了民众与中医的距离。

因此,在中医药文化传播和展示过程中要不断深化与国外中医师的合作,挖掘他们的潜力。首先,要加强国外中医师与国内中医专家学者的联系,从而在交流中互相学习,共同研究中医药文化传播的各方面问题。国外中医师有了解所在国情况的优势,国内专家学者有丰富的学术资源,可以取长补短。其次,可以实行课题培养计划。由国家汉语国际推广领导小组办公室、国家中医药管理局和各中医药大学资助课题研究,内容可围绕西方文化对中医的理解、国外中医药文化现状分析,以及其他有关中医药文化教育和传播内容等方面。

(六) 拓展和深化传播内容

中医孔子学院教学和传播内容还需要进一步拓展和深化。中医孔子学院的中医药文化传播应展现中医药文化独特的魅力,从而增强中医药文化的吸引力和感召力,培养外国人对中医药文化的热情,使其心悦诚服地认同中医药文化、接受中医药文化。中医孔子学院应拓展和深化的传播和展示内容可包括这几个方面：以人为本、道法自然的价值观；顺应自然节奏的养生观；大医精诚、医乃仁术的职业道德观；天人合一、人我合一和形神合一的健康观等。中医药文化中的这些核心价值具有超越民族性、超越时代性的思想特点，具有重要的普世价值，中医孔子学院要把中医药文化中的精髓挖掘出来、传播出去，从而增强中医药文化的吸引力和影响力，提升我国文化软实力。

二、以中医药海外中心为载体推进中医药文化传播

中医药海外中心是在政府引导下，中外联手打造的中医药教育，医疗服务，科研合作，文化交流、展示和传播一体化的大型综合平台。截至 2019 年 12 月，我国在全球共设立了 54 个中医药海外中心，分布在欧洲（26 个，占比 49%）、亚洲（15 个，占比 29%）、大洋洲（6 个，占比 10%）、非洲（5 个，占比 8%）、北美洲（2 个，占比 4%）等丝绸之路国家地区，贯通亚欧大陆。

中医药海外中心在推动中医药文化国际传播、提升中医药文化吸引力方面发挥了重要作用。经过建设，中医药海外中心基本上形成了“一中心一品牌、一中心一特色”的发展模式，如时任国务院副总理刘延东出席揭牌的中国-捷克中心以针灸治疗慢性疼痛为特色，创建了“临床为本、医教结合、引入科研”的医教研三点一线合作发展模式，突破了中医药进入捷克乃至更多欧洲国家的瓶颈①。中国-瑞士中心（苏黎世）是全球首家通过 ISO 9001—2015 认证审核的中医医疗机构，在中医诊所国际标准化建设、中医经方的特色研究和人才培养，推进中医教育合法化等方面取得了一系列成就。中国-俄罗斯圣彼得堡中心中医院是第一所获得俄罗斯法律许可并取得医院牌照的中医院②，促进了中医药在俄罗斯的合法化；中国-德国魁茨汀中心于 1991 年在德国建立北京中医药大学魁茨汀医院，开创了我国大学在海外办医院的先例。广州中医药大学利用地缘优势，多年来与东南亚、非洲国家合作开展青蒿素复方抗疟研究，建立了中国-马拉维青蒿素抗疟中心，承担国家援外抗疟任务，为有效遏制非洲当地国家和地区疟疾流行发挥了积极作用；中国-卢森堡中心采用“医药结合”的发展模式，联合国内医药企业，推进药品国际注册项目，并利用卢森堡的区位优势，在邻近国家逐步建

---

① 姚嘉文，胡峻，王见义，等．“一带一路”战略下的海外中医中心运营现状初探：以中国-捷克“中医中心”为例[J]．中医药文化，2017，12(4)：43-48.

② 胡以仁，朱民，严暄暄，等．“一带一路”战略下基于海外中医药中心的中医传播与发展[J]．世界科学技术—中医药现代化，2017，19(6)：1012-1015.

立连锁医疗中心,形成医疗中心网络①。中国-美国中医药肿瘤合作中心以肿瘤研究为特色;中国-中东欧中医医疗培训中心(匈牙利)在教育及培训方面具有优势,注重内科方剂、针灸经络和临床实践的培养②;中国-黑山中心结合中医药发展的经验,对黑山民间医药进行系统整理研究,推动黑山药用植物资源的开发利用③。

　　中医药海外中心以中医药教育、医疗服务、科研合作、文化交流为主,推动了中西医学交流与合作,助推中华文化"走出去"战略,助力中医药文化国际传播,提升了中医药文化的吸引力和影响力,增强了中国文化软实力。

---

　　① 胡以仁,何清湖,朱民,等."中国-卢森堡"中医药中心传播中医药文化的探索[J].中医杂志,2017,58(14):1247-1249.
　　② 何艺韵,宋欣阳,李海英,等."一带一路"视域下中医药海外中心发展策略[J].中医杂志,2018,59(12):997-1001.
　　③ 黄史乐,彭成,谢晓芳,等."一带一路"沿线国家:黑山共和国民间医药整理研究的意义及方法分析[J].成都中医药大学学报,2018(3):124-126.

第六章　中医药与国家形象塑造

21世纪以来,在全球政治、经济逐渐一体化的大背景下,世界各国的竞争日益激烈。借由媒体传播所形成的国家形象,成为国家文化软实力的重要组成部分,也成为国际交往中新的竞争资源和实现国家利益的重要手段。因此,如何塑造良好的国家形象,以期实现国家利益,提高国际地位和影响力,日益成为世界各国关心的话题。

近年来,具有科学与文化特征的中医药,随着人们对健康重视程度的提升而越来越受到关注。同时,中医药文化也作为一种文化元素融入了社会的各个部分,与经济、政治、科技等领域产生着日益紧密的联系。2010年6月习近平同志在澳大利亚皇家墨尔本理工大学中医孔子学院揭牌仪式时讲道:"中医药学凝聚着深邃的哲学智慧和中华民族几千年的健康养生理念及其实践经验,是中国古代科学的瑰宝,也是打开中华文明宝库的钥匙。"[①]2018年1月5日,由当代中国与世界研究院(原中国外文局对外传播研究中心)联合知名调查机构共同完成的《中国国家形象全球调查报告2016—2017》中显示,有47%海外受访者认为"中医药"是中国文化的代表元素,在中国文化代表元素中位居第二[②]。可以说,在今天,中医药已经成为展示我国国家形象的一个重要窗口。在某种程度上,我国的中医药文化直接反映了我国的国家形象。处在社会转型期的中国,如何在传统与现代、西方化与本土化的冲突背景中确认中医药文化的价值取向、塑造和建构国家形象,已然成为当下迫在眉睫的重要话题。

---

①　陈小方.习近平出席皇家墨尔本理工大学中医孔子学院授牌仪式[N].光明日报,2010-6-21(8).

②　刘彬.海外受访者对中国未来发展充满信心[N].光明日报,2018-1-6(2).

第一节　国家形象与国家中医药形象

一、国家形象的概念和特征

(一) 国家形象的概念

"形象"在《现代汉语词典》中,被解释为"能引起人的思想或感情活动的具体形状或姿态"。西方学者菲利普·科特勒认为:"形象是人们所持有的一种关于某一对象的整体信念、观念和印象。"①形象可以看成是客观事物经由传播在人脑海中所留下的印象。因此,尽管形象以事物的具体形态为基准,有具体的实体,却不一定等同于事物的实际状态,它还会受到传播手段和个人认知水平等因素的影响。因此,形象有时与客观实体存在偏差,有时甚至截然相反。

在国际社会交往的过程中,各个国家的政治、经济、文化、外交也会经由媒体的传播,在世界各国的国民心中留下相对稳定的印象,久而久之,人们心中也会塑造起该国的形象。关于国家形象的定义,由于研究角度的不同,学界对其理解也不尽相同。

目前,国内外学术界普遍认为国家形象是由美国著名经济学家博尔丁首先提出的。博尔丁在自己的论文《国家形象和国际体系》一文中指出:"国家形象是一个国家对自己的认知以及国际体系中其他行为体对它的认知的结合,是一系列信息输入和输出的结果,是一个结构十分明确的信息资本。"②他特别强调了"国家形象并不等同于国家事实",与此同时,"某一国家对于另外一个国家的判断和看法会影响到政策的制定和国家间的行为,并进一步影响国家间的关系"。

在国内学者中,管文虎较早提出了国家形象的概念,他认为:"国家形象是一个综合体,它是国家的外部公众和内部公众对国家本身、国家行为、国家的各项活动及其成果所给予的总的评价和认定。"③张昆在《中国国家形象建构笔谈》

---

① Kotle P. Market management, analysis, planning, implementation and control [M]. Upper Saddle River, NJ:Prentice Hall International, Inc, 1997:607.

② 刘朋. 国家形象的概念:构成、分歧与区隔[M]. 北京:中国传媒大学出版社,2009:124.

③ 管文虎. 国家形象论[M]. 成都:电子科技大学出版社,2000:23.

一文中认为:"国家形象一方面可理解为一个国家留给本国公众的总体印象和评价,另一方面还可理解为其他国家公众对本国总体特征和属性的感知。"①段鹏认为:"国家形象是存在于对外传播或国际传播中外部社会公众对某一国家的认识和把握,是外部公众作为主体感受某一国家客体而形成的复合体。"②李寿源在分析国家形象的相关概念时,从国际交往的角度认为,"国家形象是一个主权国家和民族在世界舞台上所展示的形状相貌以及国际环境中的舆论反映"③。孙有中认为:"国家形象是一国内部公众和外部公众对该国政治(包括政府信誉、外交能力与军事准备等)、经济(包括金融实力、财政实力、产品特色与质量、国民收入等)、社会(包括社会凝聚力、安全与稳定、国民士气、民族性格等)、文化(包括科技实力、教育水平、文化遗产、风俗习惯、价值观念等)与地理(包括地理环境、自然资源、人口数量等)等方面状况的认识与评价,国家形象在根本上取决于国家的综合国力,但并不能简单地等同于国家的实际状况,在某种程度上是可以被塑造的。"④刘小燕认为:"国家形象是国家的客观状态在公众舆论中的投影,也就是社会公众对国家的印象、看法、态度、评价的综合反映,是公众对国家所具有的情感和意志的总和。"⑤杨冬云认为:"国家形象是一个主权国家各种存在、活动等表现在国内外公众头脑中的反映。学术界部分学者对国家形象的定义就是从国外公众和媒体的角度出发分析国家的形象。"⑥董青岭认为,国家形象是外部公众对一国的总体评价,通常在物质形象和道义形象两个向度上被定义⑦。王家福、徐萍认为:"国家形象是指国家结构的外在形态,是国家传统、民族传统与文化传承在当代世界空间的特性化脉动的映象化张力,是物质文明、精神文明和政治文明在历史文化传承中所形成的国家素质及其信誉的总尺度。"⑧程曼丽认为,国家形象"首先是一种主体意识,是国家或民族精神气质中的闪光点。它是在历史文化传统的基础上,融入现代化的要素,经萃取、提炼

①　张昆. 中国国家形象建构笔谈[J]. 中州学刊,2013(7):168-171.

②　段鹏. 国家形象建构中的传播策略[M]. 北京:中国传媒大学出版社,2007:8-12.

③　李寿源. 国际关系与中国外交:大众传播的独特风景线[M]. 北京:北京广播学院出版社,1999:305.

④　孙有中. 国家形象的内涵及其功能[J]. 国际论坛,2002,4(3):14-21.

⑤　刘小燕. 关于传媒塑造国家形象的思考[J]. 国际新闻界,2002(2):61-66.

⑥　杨冬云. 国家形象的构成要素与国家软实力[J]. 湘潭大学学报,2008(9):96-101.

⑦　董青岭. 国家形象与国际交往刍议[J]. 国际政治研究,2006(3):54-61.

⑧　王家福,徐萍. 国际战略学[M]. 北京:高等教育出版社,2005:115.

而成,是民族精神、意志的集中体现"①。

有一些国外学者致力于研究"国家威望""国家声誉"等与"国家形象"内涵相近的课题,并提出了一些概念,对于国家形象的研究也有很大的借鉴意义。美国学者傅立民认为:"国际威望(international prestige),又称国际声望(名望),或国家声誉(名誉),是指一个国家通过把国内道德、知识、科学、艺术、经济或军事等成果向他国投射(project)而获得的一种理想的国际形象(foreign image,国家的对外形象)。"吉尔平认为:"威望就是实力的声望,尤其是军事实力的声望。可是,实力是指一个国家的经济、军事以及与此相关方面的能力,而威望主要是指其他国家对一个国家行使其权利的潜力、能力和意愿的看法和认识。"②基于上述研究,刘艳房在其《全球化背景下的中国国家形象战略:基于国家利益的研究视角》中总结:"传播学者侧重运用传播学、新闻学、社会学等理论对国家形象进行界定。国际关系学者侧重运用权力、利益、威望、声誉等理论对国家形象进行解释。因此,科学定义国家形象概念实属不易,需借助多学科融合与交叉,需综合政治学、经济学、文化学、社会学、心理学、传播学、哲学等多种学科理论来进行定义和研究。"

由此可见,国内外学者尽管对国家形象的定义并不完全一致,但是都承认国家形象的综合性和其构成要素的复杂性。一个国家的国家形象,从根本上取决于国家的综合国力,与经济水平、科技水平、军事实力密不可分,但在很大程度上受到该国特有的文化、符号、价值观等软实力因素的影响。第四次中国国家形象全球调查表明,中医等文化符号是最能代表中国文化的元素,也有许多人认为中医药文化是我国国家形象的重要组成部分。

(二)国家形象的特征

对国家形象具备的基本特征,不同的学者从不同角度也有不同的见解。管文虎认为,国家的"国际形象"具有客观性、主观性和复杂性。国家的"国际形象"内容具有客观性,是一个国家政治、经济、社会、文化与自然要素的综合展示。但是,大众对某个国家的认识与评价却又会受到社会制度、文化传统、意识形态、利益关系、宗教习俗等因素的影响,从而又带有主观性。另外,一个国家的内外政策与行为在国际社会上产生的影响往往是多样的,这就使它具有了复杂

① 程曼丽.关于国家形象内涵的思考[J].国际公关,2007(4):89.
② 吉尔平.世界政治中的战争与变革[M].宋新宁,杜建平,译.上海:上海人民出版社,2007:45.

性①。张昆认为,国家形象具有整体性、多维性、动态性、相对稳定性、对内对外的差异性。他提出:"国家形象是一个国家综合实力的体现。""一旦形成,就会对国内外公众的心理产生影响,使其形成对相关国家的具体印象。""随着各个国家内外政治、经济、外交、军事等要素的变化,国家形象处于一个持续的、动态的变化过程中。"②韩源认为国家形象的特征有五个方面:第一,国家形象具有二重性,即国家形象兼有客观性与主观性。第二,国家形象具有民族性。第三,国家形象具有多样性。第四,国家形象具有可传播性和可塑性。第五,国家形象具有相对稳定性③。刘继南、何辉认为:"国家形象是一个动态的历史概念,具有复杂性。"④

综合以上学者们的观点,笔者认为国家形象的特征可以概括为以下五个方面。

1. 具有民族性

国家形象是国家或民族精神气质中的闪光点,"它是在历史文化传统的基础上,融入现代化的要素,经萃取、提炼而成,是民族精神、意志的集中体现。一个有力的国家形象首先应该是而且必须是一个充满鲜明的民族文化特征的形象"⑤。在当今国际社会中,随着互联网与通信技术的发展,"文化全球化"趋势逐渐显现。然而在此过程中,国家和民族的精神内核和特色却越来越显现,人们普遍对于带有鲜明特色的作品更感兴趣,也在这些产品的推动下不断地加深对某国或某民族的独特印象:例如法国人给人留下浪漫的印象,芬兰人给人留下不善社交但内心温暖的印象。这些带有鲜明民族性的国家形象,不仅没有随着文化全球化的进程而失色,反而在传播过程中更加明晰。

2. 具有主观性

李普曼在阐述现代人"与客观信息的隔绝"问题时提出,在现代社会,人们不可能对整个外部环境都保持经验性接触,必须通过大众传播系统才能去把握。鉴于一部分学者的研究,我们认为,国家形象是一国的客观事实在人脑或者大众传播系统中经过加工后的一种产物,因此极易受到意识形态,思维模式,宗教信

① 管文虎.国家的国际形象浅析[J].当代世界,2006(6):36.
② 张昆.国家形象传播[M].上海:复旦大学出版社,2006:187-189.
③ 韩源.全球化背景下的中国国家形象战略框架[J].当代世界与社会主义,2006(1):99-100.
④ 刘继南,何辉.中国形象:中国国家形象的国际传播现状与对策[M].北京:中国传媒大学出版社,2006:36.
⑤ 程曼丽.关于国家形象内涵的思考[J].国际公关,2007(4):89.

仰,个人的知识水平、生活经历、审美情趣等各种主观因素的影响,因而在绝大多数情况下不可能是对客观事物本质的真实反映,而会较多地带有个人的主观色彩:一个性格热情的人,很有可能对西方国家"热情开放"的形象更有好感;而一个性格内敛的人,很有可能更认同"含蓄内敛"的东方国家形象。

3. 具有客观性

国家形象虽然是主体对一个国家产生的印象和评价,不一定能准确反映客体本身的实际性质,但这种印象与评价的形成并不是空穴来风。它仍然是以一国的地理位置、人口状况、综合国力、民主法治环境、文化软实力等客观因素为基准的。举例来说:开元盛世时,中国是世界上综合国力最强大的国家,在世界上有很高的威望,各国纷纷派遣遣唐使来到这个疆域辽阔、经济发达的国家,留下了无数赞美中国的作品。到清末,闭关锁国导致国家综合国力一落千丈,中国的国家形象也迅速恶化,以至于在相当长的时间里,中国人都无法摘掉"贫穷""迷信""东亚病夫"的帽子。改革开放以来,中国经济腾飞,在国际上的话语权在扩大,国家形象又一次发生了改变。由此可见,国家形象虽然不是完全取决于综合国力等客观因素,但仍然受到各种客观因素的深刻影响,因而具有客观性。

4. 具有历史性

国家形象未必是对国家状况的即时性反映,而是"各构成要素长期持续互动的产物,是国际社会行为体心目中对一国信息长期的历史积累"。近年来,中国经济腾飞,一跃而为世界第二大经济体,也成功举办了 2008 年北京奥运会、2010 年上海世博会、2014 年 APEC 峰会、2018 年上海中国国际进口博览会、2022 年北京冬奥会、2023 年杭州亚运会等各种活动。与此同时,我国对国家形象塑造的重视程度越来越高。然而,令人遗憾的是,在许多国外民众特别是被误解和偏见束缚的西方民众眼中,中国仍然是一个"保守""迷信""自负"的国家。尽管中国早已旧貌换新颜,但有相当一部分外国民众看待中国的眼光仍然没有更新,他们的判断仍然受到历史上愚昧落后旧中国形象的影响。可见,国家形象并非对国家状况的即时反映,它不仅关乎一个国家的现状,更关乎这个国家的历史。

5. 具有动态性

尽管国家形象受到该国历史的影响,但一国的国家形象不是一成不变的,总会随着该国综合国力的变化、文化产业的发展状况、民主法治的完善而不断发生变化。昔日的南非,由于存在种族隔离制度,因此在国际舞台上的形象总体而言并不正面,但在曼德拉当选总统后,种族隔离制度被取消,人权得到了发展,南非在国际上的形象也发生了巨大的变化。我国著名摇滚乐队 Beyond 还曾创作过一首脍炙人口的流行乐曲称赞曼德拉总统,使得南非的国家形象在中国也得到了极大的改善。随着互联网蓬勃发展,传播媒介更加丰富,信息能够迅速地以多种形式传播到全球的各个角落,人们能够即时地分享自己的感受并相互交流,这不仅为国家形象的塑造路径提供了更多可能,也使一国的国家形象具有了更大的波动性。

二、中医药与国家形象的关系

(一) 中医药是国家形象的重要组成部分

1. 中医药文化记录了华夏的文明

中医药源远流长,最早的中医药文化可以追溯到我国远古时期的神农尝百草,这与华夏文明同时诞生。可以说,中医药的发展史是伴随着华夏文明的兴衰史同时展开的。在当今国际交往中,中国一直强调自己是一个历史悠久、底蕴深厚的国家,也一直以拥有五千年厚重历史的大国形象活跃于当今世界舞台。中医药文化不仅反映中国悠久的中医发展历程,展现了古代医学智慧经验的精髓,更反映了中国五千多年来发展的全貌,是一扇反映古代中国的工农业发展水平,经济状况,政治政策变化、发展的窗口:中医药的炮制技术的发展展现了我国古代劳作器具的进步,中医药的盛衰反映了我国古代政治政策的变化,中药种类的增加反映了我国疆域的变化和古代外交情况。如前文所述,国家形象具有历史性。因此,在我国历史中从未缺席的中医药,见证了华夏兴衰,同时也是国家形象重要的组成部分,应该引起我们的重视。

2. 中医药文化植根于中国传统文化

中医药是中国传统文化中涉及生命、疾病、健康、药物等内容的文化体系,"从基本概念到理论、方法,从思维方式到治疗手段、药物分类都带有中国传统文化的烙印"。2009 年,《中医医院中医药文化建设指南》(国中医药发〔2009〕23 号)指出:"中医药文化是中华民族优秀传统文化的重要组成部分,是中医药学发生发展过程中的精神财富和物质形态,是中华民族几千年来认识生命、维护健康、防治疾病的思想和方法体系,是中医药服务的内在精神和思想基础。"中医药文化建立在中国古代劳动人民在生产生活中与疾病作斗争的经验基础之上,是以古籍与文言文为载体、以传统哲学思想为核心的知识体系。总的来说,它强调阴平阳秘,和谐统一,是"医古文-现代汉语-现代科学语言的转换",具有强大的文化承载力。在当今社会传统与现代、西方化与本土化的冲突日渐显现之际,确认中医文化的价值取向,从中挖掘优秀传统文化并将它发扬出去,对于塑造和建构国家形象具有十分重要的意义。

3. 中医药代表了我国国家文化形象

"中医药文化根植于中华传统文化的沃土,且与古代哲学、思维、价值观等一脉相承,在数千年的发展过程中不断汲取儒、释、道、易、法、阴阳、兵、农等诸家思想营养,浸透着中华文明和传统文化的基因,彰显着鲜明的中国特色。正基于此,中医药文化与中国文化存在密不可分的关系。"[①]中医是最能代表中国文化的元素,中医在海外的影响力不容忽视。蒙象飞[②]认为:"国家形象建构的有效性很大程度上取决于一个国家的跨文化传播能力,而跨文化传播能力很大程度上又取决于体现该国形象的文化符号。"在当今全球经济、文化一体化的背景下,保护、传承、发展中医药文化等具有中国特色的文化符号,其意义已经远远不止保护我国人民的健康,更能塑造我国人民的文化自信,进而塑造更好的中国国家文化形象。

4. 中医药展现了我国良好的政治形象

新中国成立以来,党和国家高度支持中医药事业的发展,在中医药教育、文化宣传、医疗改革方面均出台了相关政策,取得了一定成就,如完善中医药立法,大力支持中医院的建设等。通过这些措施,促进了中医与西医协同发展,共同为人民的健康带来了福祉。《"健康中国 2030"规划纲要》中指出:"党和国家历来高度重视人民健康。新中国成立以来特别是改革开放以来,我国健康领域改革发展取得显著成就,城乡环境面貌明显改善,全民健身运动蓬勃发展,医疗卫生服务体系日益健全,人民健康水平和身体素质持续提高。2015 年我国人均预期寿命已达 76.34 岁。"我国医疗水平的提升和医疗体系的完善,体现了党和国家以民为本的立场、注重人文关怀的理念,与中医药文化"以人为本"的理念不谋而合。从这个意义上讲,发扬注重人文关怀的中医药文化,对于塑造和传播我国的国家政治形象具有重大意义。

5. 中医药"走出去"彰显了大国风范

国务院新闻办公室在 2016 年 12 月 6 日发表的《中国的中医药》白皮书中指

---

① 殷晓月.中医药社会形象评价指标体系研究[D].北京:北京中医药大学,2017:51.
② 蒙象飞.中国国家形象建构中文化符号的运用与传播[D].上海:上海外国语大学,2014:54.

出："中医药作为中华文明的杰出代表,是中国各族人民在几千年生产生活实践和与疾病作斗争中逐步形成并不断丰富发展的医学科学,不仅为中华民族繁衍昌盛作出了突出贡献,也对世界文明进步产生了积极影响。"这进一步明确了我国的中医药形象在中国文明和世界文明中留下的烙印。此外,原国家卫生计生委曾就我国医疗队外派情况进行统计分析,结果表明,我国"向49个国家派驻了专口的援外医疗队,其中仅有7个国家的援外医疗队中没有配备专业的中医师,非洲等国的援外医疗队中基本上都派遣了专业的中医医生。目前常驻非洲等国的1 200名医务人员中,约有7%的中医专业医师,其中最受当地民众欢迎的当数按摩和针灸,大多数非洲国家领导级别的人物都毫无保留地表达了对中医人才的渴望与欢迎"[①]。中医药文化的传播,彰显了中国愿意与世界各国开展人文交流、促进东西方文明交流互鉴的态度。作为国家形象重要组成部分的中医药形象,传达了中国愿与各国共同维护世界和平、增进人类福祉、建设人类命运共同体的信息,展现了我国作为世界大国的担当和责任。

(二) 中医药是塑造良好国家形象的重要途径

良好的国家形象,是一种无形的力量,是吸引力、感召力和影响力,一言以蔽之,也是文化软实力。面对西方受众主观印象与中国真实形象之间的"反差",我们必须通过讲好中医药故事、传播好中医药声音,着力塑造中国良好形象。要把握好"自信"与"他信"、"地位"与"定位"、"形象"与"印象"之间的关系,打造融通中外的新概念新范畴新表述,以海外受众易于理解的语言、乐于接受的方式,构建对外话语体系,彰显我文明大国的"底色"、东方大国的"本色"、负责任大国的"亮色"、社会主义大国的"特色",展示中国文化软实力的魅力。

中医药既是国家形象的重要组成部分,也是塑造良好国家形象的重要途径。如今,各国之间的软实力竞争越来越强,国家形象作为国家文化软实力的重要组成部分,成为各国新的必争之地,各国都在努力通过多种渠道展现、塑造良好的国家形象。中医药作为最具有生命力的传统医学,其疗效能冲破政治、经济、语言、宗教的束缚,在诊疗疾病、传递人文关怀的医疗实践中为世界各国人民喜闻乐见。

1. 中医药的卓越疗效和丰富内涵是我国的一张特色名片

有不少著名人物都曾接受过包括中药、针灸、推拿等在内的多种中医特色诊

---

① 肖玉婷.中医药文化国际传播现实困境及其传播路径的研究[D].哈尔滨:黑龙江中医药大学,2016:22.

疗,他们的称赞对于塑造中医药形象和国家形象具有重要作用。例如,中美建交前,1971 年 8 月,美国著名记者詹姆斯·赖斯顿在上海亲临观察多例针刺麻醉术后,在美国媒体平台对中国针刺麻醉做了详尽的报道,引起了人们的好奇。1972 年,美国总统尼克松访华时,亦为神奇的针刺麻醉所倾倒,尼克松回国后相关报道在当时的美国媒体屡见不鲜,在这些报道和诸多有效病例的推动下,美国形成了一阵"针灸热",许多美国民众从一根小小的银针中得以第一次窥见中医学的"简、便、验、廉",第一次感知这个带有神秘色彩的东方大国的独特魅力。再比如,西方学者满晰驳在接受了中医诊治后,大力称赞中医药文化,他认为:"传统中医学组成内容包罗万象,其条理清晰和卓有成效的知识体系远非西方医学所能包括得了。"从此他成为中医药的"铁杆粉丝",并且积极投身于中医药的学习研究,这一举动吸引了不少西方媒体的目光,为中国在国际上的形象改善做出了贡献。同样,奥地利裔美籍科学哲学家费耶阿本德在接触了中医疗法改善疼痛后,不但从实践上肯定了中医的疗效,更被中医文化吸引,他的许多学术成果还致力于从理论上论证中医文化对克服西方科学文化的霸权以及建设世界文化多样性的贡献。这些报道和文章,对于我国国家形象的塑造起到了积极作用。

2. 中医药的独特吸引力为国家形象的塑造提供了更多可能

《中国国家形象全球调查报告 2016—2017》中显示,三成海外受访者接触过中医药文化,在接触过中医药文化的人群中,64%的受访者给出好评,这一比例在发展中国家达到 73%,在海外老年群体中达到 70%[①]。

随着中医药调理亚健康和治疗疾病被越来越多的人认可和选择,借助中药、按摩、针灸等传统的中医疗法治疗疾病的外国人在不断增加。在"中医热"热浪的持续下,在美国,中医教育从 20 世纪 90 年代开始进入美国知名学院和西医医院,有些中医课程已经成为医师继续教育课程的一部分[②]。近年来,在党和政府的政策和财政支持下,中医孔子学院、外国来华中医药留学生教育等更是逐渐兴旺,越来越多的中医药教育机构在海外兴办起来。而作为中医药教育无可争辩的世界第一的国家,中国成为对中医药感兴趣的海外学子们梦寐以求的留学圣地,也有越来越多海外学子远赴中国学习中医药。在中国,他们亲自接触中国的政治、经济、文化环境,亲身感知中国形象,能够彻底打破部分西方媒体对于中国

① 秦宇龙,朱蕗鋆.中医药成为中国文化主要代表元素[J].中医药管理杂志,2018,26(2):4.

② 王燕飞.电影《刮痧》折射出的中国特色文化[J].河南农业,2019(18):60-61.

形象的扭曲和抹黑。我国作为学习中医的留学生的留学国家，自然而然地拥有了一个稳定、持续、生动的形象塑造的平台，这就打破了传统媒体的局限性，弥补了我国在大众传媒领域内目前与西方存在差距的事实所造成的传播效果不佳的遗憾，我国中医药文化能够以留学生为突破口，在留学生的亲身体验、全面感知中实现更生动更有效的国家形象的传播。

第二节　塑造国家形象的中医药实体本源

虽然国家形象并非国家客体形象的"镜式反映"，但这一形象并不是凭空产生的，它仍然是以"对象客体的物质或活动的实体"作为依据的。因此，要探讨如何利用中医药塑造国家形象，首先要明确我国的中医药实体本源是什么。我国中医药的实体本源，首先来自能够让人明确可感的中医药实践领域。

一、中医孔子学院、中医药海外中心是塑造国家形象的平台

"中医孔子学院是以传播中医药文化为宗旨的非营利性公益机构，是在孔子学院成熟运作的基础上，由国外大学联合国内知名中医院校共同成立的。"[①]它建立的背景是人们健康理念的变化导致"中医热"的全球升温，是国际中医药文化推广和传播的重要基地。它以中医药为切入点推广中国文化，进而推动中医药学的发展，力求在国外以汉语言学为载体，普及中医知识、中国文化。中医孔子学院的成立不仅开创了孔子学院办学的新模式，更为外国人了解中国文化打开了新窗口。正如习近平同志在澳大利亚皇家墨尔本理工大学中医孔子学院揭牌仪式上的讲话："把传统和现代中医药同汉语教学相融合，必将为澳大利亚民众开启一扇了解中国文化新的窗口。"

"中医孔子学院还有利于增进中外人士之间的人际交往，促进中医药文化与世界多元医学文化之间的碰撞、交锋和融合，从而增强中医药文化的竞争力和吸引力。"中医孔子学院为中外人士人际交往提供了重要场所和平台，而人际交往是中医药文化传播的最基本途径，中医药文化传播是塑造国家形象的重要途径。由于人际交往的直接性、基础性，它对人的思想及观念能够造成潜移默化的

---

① 张洪雷,张艳萍.中医孔子学院与中医药文化软实力建设研究[J].中医学报,2011,26(11):1310-1312.

冲击,而这种冲击又极具稳定性,在人际交往中塑造而成的国家形象比大众媒体等塑造的形象更加稳固。

与中医孔子学院重在普及中医知识,注重教育功能不同,中医药海外中心是在中医药国际交流与合作的中央财政经费专项的支持下建立起来的。"海外中医药中心利用其丰富的国内教育资源,辐射并带动整个中医药对外交流与合作行业的发展,促进了中医药文化与其他医学文化之间的交流和交锋、碰撞和融合。"①这既增加了相互理解,也提升了中医药自己的竞争力和吸引力,使中医药文化在国家形象塑造中的地位更加突出。其采取由政府主导的模式,以对接国家战略为责任,以中医药发展大局为前提,务实稳健地开展中医药海外发展布局。其主要从推动中医诊疗在海外的合法化开展方面为中医药事业做出贡献。自成立以来,中医药海外中心在加速推动中医药海外各国立法,乃至促进中医进入主流医学体系的过程中都发挥着重要作用。中医药是国家形象的重要组成部分,中医药能解决一些现代医学无法解决的病痛问题。如果中医诊疗模式能够在更多国家取得合法地位,就能在更广范围以其疗效直观地展现其魅力,势必会对国家形象产生十分积极的影响。

二、中医药文化产业是传播与塑造国家形象的载体

在现代社会,产业机制和经济因素逐渐融入文化活动中,产业形态的各类文化经济实体悄然兴起。文化产业不再是经济发展中的锦上添花,不只是政治领域意识形态的需要,而成为国民经济结构中的重要组成部分。张曾芳、张龙平认为:"文化产业以精神产品商品化、社会化、系列化、规模化的方式直接进入产业经济的循环中,在满足人类文化需求的同时创造着巨大的经济效益。"②文化产业日益成为引领经济发展的"朝阳产业"和极具投资潜力的领域。因此,世界各国对文化产业的重视程度都在显著提升③。

根据《辞海》,我们理解的广义的"文化"指人类社会历史实践过程中所创造的物质财富和精神财富的总和。从文化的广义概念来看,中医药本身就是人类创造的一种文化,因此,与市场接轨的中医药产业也可以看作文化产业的

---

①　政协委员吴焕淦:推进海外中医中心建设 建立国际化标准[J].中国标准化,2019(7):16.

②　张曾芳,张龙平.论文化产业及其运作规律[J].中国社会科学,2002(2):101.

③　王玉,乔武涛.基于国家形象建构视角下的纪录片传播:以《本草中国》为例[J].电视研究,2016(12):53-56.

一部分。目前,国内学者对中医药文化产业与中医药产业的理解尚未统一。从广义上来看,中医药文化主要包含物质文化和精神文化两个方面。在探讨中医药文化产业时,应该把中医药领域内可产业化内容均考虑在内,综合地看待中医药的物质产品和精神文化,但对于物质产品,还是应重点探究其承载的文化。

新中国成立以来,党和国家大力支持中医药产业的发展,中医药总体规模不断扩大,发展水平和服务能力逐步提高,初步形成了医疗、保健、科研、教育、产业、文化整体发展新格局,对经济社会发展贡献度明显提升。从国务院印发的《中医药发展战略规划纲要(2016—2030年)》中可知:"截至2014年底,全国共有中医类医院(包括中医、中西医结合、民族医医院)3 732所,中医类医院床位75.5万张,中医类执业(助理)医师39.8万人,2014年中医类医院总诊疗人次5.31亿。中医药在常见病、多发病、慢性病及疑难病症、重大传染病防治中的作用得到进一步彰显,得到国际社会广泛认可。2014年中药生产企业达到3 813家,中药工业总产值7 302亿元。中医药已经传播到183个国家和地区。""中药工业总产值占医药工业总产值30%以上,中医药产业成为国民经济重要支柱之一……"这些均说明,中医药相关产业已经成为促进国家经济增长、增加就业机会、塑造良好国家形象的重要途径。

关于中医药文化产业的分类,目前学界还没有形成统一的模式。有部分学者认为,中医药文化产业所制造的产品主要分为中医药文化服务和中医药文化产品两类。从这个角度来看,中医药文化产业对国家形象塑造的贡献有以下几个方面。

(一) 中医药文化服务的兴盛反映国家政策的完善和国民收入的增加

中共中央、国务院印发的《"健康中国2030"规划纲要》(简称《纲要》)指出:"健康是促进人的全面发展的必然要求,是经济社会发展的基础条件。实现国民健康长寿,是国家富强、民族振兴的重要标志。"近年来,随着人们健康意识的提升和消费水平的增长,人们对于追求长寿的愿望愈发强烈,健康产业也因此兴盛。中医药由于其在预防、保健方面的独特优势,越来越受到人们的欢迎。《素问·四气调神大论》中有云:"是故圣人不治已病治未病,不治已乱治未乱,此之谓也。"在这些"治未病"思想的指导下应运而生的各类中医馆、养生馆、治未病机构、慢病疗养中心,提供了各种中医药特色保健服务,为人们维护健康、预防疾病做出了巨大贡献。这也充分地宣传了中医药文化,让来自各个民族、各个国家的人们能够"信中医""爱中医""用中医"。目前中医行业的繁荣状况,与《纲要》指出要"鼓励社会力量举办规范的中医养生保健机构,加快养生保健服务发展。拓展中医医院服务领域,为群众提供中医健康咨询评估、干预调理、随访管理等治未病服务"是分不开的。可以说,中医药文化服务的兴盛反映了中国人民生活水平提高、思想观念进步的现实情况,是我国经济实力提升和国家政策完善的结果,因此可以说是中医药文化形象和国家形象的一个重要来源。

（二）中医药文化产品传递着国家形象信息

中医药文化产品指中医药文化内容的周边产品、包装装饰设计、书刊音像制品、动漫、新媒体、演出展览等产品。中医药文化源远流长,和谐共生的理念、进退有度的分寸、业广唯勤的精神、大医精诚的慈悲,无不蕴含东方哲学的智慧,隐藏着中国人质朴、含蓄、包容的审美取向。如 2016 年在江苏卫视黄金时段热播的大型系列纪录片《本草中国》,其以中医药文化为主题,获得了良好的口碑与收视率。该作品展现了"中国非物质文化遗产中药炮制技术及中药传统制剂传承人",其中走遍中国 30 多个省市,以药工为灵魂人物,通过对中药采、育、制、用的呈现,揭开了中医药的神秘面纱,具有极高的审美价值[1]。如今,"中医针灸"被列入联合国教科文组织人类非物质文化遗产代表作名录,《黄帝内经》和《本草纲目》入选世界记忆名录。目前市场上热销的中医药化妆品,更是以其典雅的包装得到了不少外国友人的青睐。当人们在日常生活中接触到各类实用、颇具东方美的中医药文化产品时,他们都能够意识到我国的中医药产业在发展,我国改革开放的步伐在迈进。通过中医药文化与传媒业、制造业的结合,人们也能感受到我国传播业、制造业水平的提升。在这些中医药文化产品里,蕴藏了古老中国的文化和当代中国的创新精神,于润物细无声中起到了塑造国家形象的作用。

还有部分学者认为,中医药文化产业还可以进一步细分。樊新荣认为,中医药文化产业可以分为"中医药文化基础产业、中医药文化工具产业、中医药文化应用产业、中医药文化技术产业"[2],其中,中医药文化工具产业、中医药应用产业与中医药文化产品、中医药文化服务的概念有所重合,故在此不再赘述其对于国家形象塑造的意义。而中医药文化基础产业、中医药技术产业涵盖了中医药

---

① 王玉,乔武涛.基于国家形象建构视角下的纪录片传播:以《本草中国》为例[J].电视研究,2016(12):53-56.

② 樊新荣.探索中医药文化产业发展新思路[N].中国中医药报,2018-03-26(3).

教育、中医药与现代科技相结合等内容。

（三）中医药文化基础产业与应用产业反映了国家的教育水平和科研能力

《中国的中医药》白皮书中显示：截至2015年底，全国有高等中医药院校42所，在校学生总数达75.2万人，实现了从中高职、本科、硕士到博士的中医学、中药学、中西医结合、民族医药等多层次、多学科、多元化教育全覆盖。能够建立起如此完备的培养体系，除了党和国家对于中医药教育事业发展的大力支持外，我国教育体制的完善、我国国民文化水平的提高也都是促成中医药教育繁荣的重要因素。

此外，各种中医药科学研究也取得了重大进展。截至2022年，科技部在中医药领域布局建设了14个国家重点实验室、2个中医类国家医学临床研究中心，1个国家工程技术研究中心；国家发改委、国家中医药管理局建设了5个中医药领域国家工程研究中心、30个国家中医药传承创新中心，40个国家中医临床研究基地；国家中医药管理局建设了175个国家中医药管理局重点实验室。

通过临床和机理研究，中医药在治疗白血病、IgA肾病、心肌梗死、缺血性中风、非小细胞肺癌、艾滋病等一系列重大疾病、常见多发病方面均取得重要进展，形成了一批中医药特色治疗方案。

陈竺院士团队提示了传统中药砷剂治疗急性早幼粒细胞白血的作用机制，使患者五年无病生存率升至90%以上；陈可冀院士把中医的"活血化瘀"思路运用到冠心病的治疗中，让冠心病诊治有效率从以往的70%提升到88%左右；陈香美院士团队提示了IgA肾病进展新机制，中西医结合治疗使IgA肾病导致的尿毒症患病率下降10.5%，疗效提高20%……一个个鲜明的案例无不诉说中医药在创新发展下独特的临床优势。

这些中医药的科研成果，不仅为世界人民的健康做出了贡献，也说明中医药文化产业能在更广阔的领域内反映国家形象，体现了中医药文化产业对于国家形象塑造的积极影响。

第三节　从建构主义视角探索中医药对国家形象的塑造

一、从建构主义视角看中医药塑造国家形象的过程

关于国家形象的形成过程，学界有不同的看法。较为系统的有本质主义和

建构主义两种观点。

本质主义是"传统唯物主义本体论之下的客观主义认识思维","注重主客体之间的反映与被反映关系,强调对一个国家客观存在的主观性评价"。它认为"国家形象取决于内在本质,即本身固有的根本属性和要素、由自身所规定的实物(国家的客观状态),一般指涉一个国家的物质、精神、制度等方面的所有基本要素"。把国家形象理解为一个"具有客观实在性,由自我设定的,只待向外传播的实物"[①]。它认为国家形象通过主体国家自身的设计和传播即可形成,主要取决于国家的主观意愿和努力程度,这与我国塑造国家形象的实践是不相符的。2011 年,中国曾花费不菲在纽约时报广场播放《中国国家形象片(人物篇)》,试图通过多位中国各行各业的精英来展现当代中国人的"美丽、自信、财富和淡定",但反响平平,甚至有一些受众误读出了"保守、呆板、矜持、自负"的负面形象"[②]。这一结果,用本质主义观点是难以解释的。学者李智认为:"纵观国际社会,国家的综合国力或实力(包括其政治制度和国民素质)与国家的国际形象之间并不存在一种必然的、线性的因果关联性,更不存在一种正相关的关系。""一国的国家形象并不完全乃至根本就不受主体国家的主观意愿支配,也不完全或根本就不受控于主体国家自身的作为和努力。"[③]其进一步明确了本质主义在国家形象塑造观上的漏洞。

建构主义则从国际体系结构而非个体国家单位的系统层面来看待国家形象。它否定了本质主义对国家形象是"一国政治、经济、文化等客观实体在国际社会公众头脑中的反映"的传统理解,指出国家形象取决于"国家间交往互动形成的身份认同"。蒙象飞在《中国国家形象与文化符号传播》中指出,国家形象在某种程度上是被建构出来的,是国家间基于交往互动的身份表达。李智认为,在建构主义理论范式的观照下,国家形象不再是一个客观既定或先天预定的、有待如其所是地去传播的个体实物,也并非一种自我设计、定位和建构的结果,它是一种国际社会或集体实践即跨国交往互动的产物,因而反映出一种在国际社会中被"结构"出来的关系———一种相互承认、"认同"即"集体认同"(collective identity)的社会关系,它体现为国家在国际社会中的"身份"或"角色",在建构主义的理解下,可以把国家形象定义为:国家在国际社会中通过交往互动而被相

---

①　王乐.权力、利益与国家形象建构研究[D].长春:吉林大学,2012:38.

②　蒙象飞.文化符号在中国国家形象建构中的有效运用[J].社会科学论坛,2014(6):226-230.

③　李智.本质主义与建构主义:国家形象研究的方法论反思[J].新视野,2015(6):125.

关国家赋予的一种身份表现或折射。这种观点,更能够反映国家形象的本质,也符合国际交往中国家形象塑造的实际情况。

蒙象飞将国家形象的建构模式归纳为"信息传播(交往互动)→共有观念→国家身份→国家形象"①。即通过交往互动形成共有观念,借助共有观念建构国家身份,凭借国家身份界定国家利益,遵循国家利益确定国家行为。通过前文对中医药国家形象塑造的实体本源的分析不难发现,中医药作为一种承载多元信息的文化,在塑造国家的"信息传播""构建身份"等环节拥有其独特的功能。

从建构主义理论来看,中医药塑造国家形象的过程通过三种途径:第一是我国中医药的实体本源所传递的外显信息:我国的中医药产业、中医药海外中心、中医孔子学院等发展的实际情况。想要塑造良好的国家中医药形象和国家形象,良好的中医药发展状况是前提和基础。在此基础上,让各种与中医药有关的信息通过多种媒介、多种途径传播出去。在现代社会,媒体的传播范围广、速度快、受众数量多,但媒体的叙述有时会受到不同价值观和意识形态的干扰,因而不一定能反映真实情况。第二是中医药特色产品。人们通过接触中医药文创产品来感受中医药的魅力,这种信息比较真实,但对于了解内容有较大的局限性。第三是中医药诊疗体验。这种体验能带来全面、真实的信息,但受众范围小,获得信息的成本高。在这三种途径中,媒体传播的受众最广泛,影响力也最大。因此,为了实现中医药国家形象较好的社会传播效果,应该重视媒体的作用。公众通过自己的认知系统和情感取向,对获得的信息进行选择和分析,进而在大脑中形成对中医药的印象与评价,从而影响他们对我国国家形象的认识。

二、中医药塑造国家形象的探索

蒙象飞认为:"在全球化大背景下,在中国国家形象亟待有效建构的今天,选择和推出一批具有普遍认知价值并能获得国外受众共鸣的中国文化符号,显得尤为重要。"中国外文局对外传播研究中心 2015 年开展的第四次中国国家形象全球调查显示,中医药被认为是最具有代表性的中国元素,选择比例高达50%。鉴于中医药是最能代表中国文化的元素,我们可以认为,中医药正是能提升我国跨文化传播能力的文化符号。

在我国政府的大力推动下,中医药已成为独具特色的国家名片,积极参与到

---

① 蒙象飞. 文化符号在中国国家形象建构中的有效运用[J]. 社会科学论坛,2014(6):226-230.

国家"一带一路"的建设中,承担着促进国际交流合作、弘扬中国传统文化、实现中华民族伟大复兴的重任。《中国的中医药》白皮书中指出:"当前,中国经济发展进入新的历史时期,中医药在经济社会发展中的地位和作用愈加重要,已成为独特的卫生资源、潜力巨大的经济资源、具有原创优势的科技资源、优秀的文化资源和重要的生态资源。中医药振兴发展迎来了天时、地利、人和的历史性机遇。"中医药为我国形象塑造提供了丰富的资源。

(一)"致和平"的思想:追求和平、和谐、和睦的负责任国家形象

中医重视"和"的思想,早在《素问·至真要大论》中就提出了"致和平"的思想,"致和平"与"以平为期"是中医治疗的最终目标。中医一直强调人与自然、他人、社会的和谐共处,追求顺乎天道,追求人的身心和谐、阴阳调和。而中国自古以来就是一个爱好和平的国家,"协和万邦"是中华民族自古以来的外交准则,"中华民族是一个热爱和平、追求统一的'和为贵'的民族。中国文化传统中的和平外交思想已深深融入中国外交生命的有机体内,中国历来就奉行'协和万邦''文化天下'的古训,以协调的方式与世界各国和睦相处"①。习近平总书记在中法建交 50 周年纪念大会上说:"中国是一只和平的、可亲的、文明的狮子。"中医的相关基础理论能准确地传达中国人爱好和平的形象,因而在传播中医药文化的同时也传播了中华民族"和而不同"、和平共处的形象。

(二)重要的生态资源:追求可持续发展的生态文明国家形象

中医学非常重视人与自然界的和谐关系,认为"人秉天地之气而生",人是自然环境的一部分,需要顺乎自然规律,达到"天人合一"的境界,只有这样,才能使得人与环境协调发展。中医学讲究"天人合一",强调"治未病",丰富了医学诊疗体系的内容,符合当代医学从治病到预防的转变,契合当代全球兴起的回归自然的潮流,因此,中医药将为全球人民所接受。中药中有大量的植物药、动物药、矿物药,人们从日常的动植物中就能找到医治百病的方法,这是大自然的馈赠。唯有保护生态环境,与其他生物和谐共处,人类才能健康长寿。传播中医药文化,也能够展现中国追求可持续发展的生态文明国家形象。

(三)优秀的文化资源:历史悠久的文明国家形象

中医药文化世代相传,植根于中华民族深厚的传统文化积淀,独具东方哲学的人文思想性,与中国传统的文、史、哲相互渗透,融会道、儒、释等诸子百家思想,在长期的实践过程中,历经不断的总结与锤炼而日臻完善,具有深厚的文化

---

① 邓长江.中国文化形象研究[D].成都:电子科技大学,2004:11.

底蕴。"中医药文化汲取中华传统文化之精华,其科学性、民族性、开放性、时代性、创新性为跨文化传播创造了机遇、提供了可能。"①传播中医药文化,能展现我国历史悠久的文明古国形象。

(四) 原创的科技资源:能给予现代科学重要启示的国家形象

屠呦呦从葛洪的《肘后备急方》中获得灵感,发现了用于治疗疟疾的青蒿素,荣获2015年诺贝尔生理学或医学奖,这是中医药与现代科技相结合、造福世界人民的一项重大成就。殷晓月认为:"中医药科技形象的建立有助于改变公众对中医药'守旧''衰落''古老'的固有认识。作为'现代'的代名词,'科技'本身便是'古代'的对立面。"②随着《中医药创新发展规划纲要(2006—2020年)》《关于加快中医药科技创新体系建设的若干意见》等文件的颁布,中医药科技创新体系不断完善,中医药科技整体实力持续攀升。公众了解中医药科技发展水平现状,有助于树立现代化的、与时俱进的中医药形象。她同时认为,中医药作为科技资源被发掘有益于回应中医药科学性问题,因为已有学者指出关于"中医不科学"的论据是引发"中医存废之争"的最根本原因③。目前,对中医药的研究还不够深入,除了为人类健康做贡献,中医药还有许多值得人们探索的地方,它也为现代科学研究,为"科学"的定义、学术范畴、认知方式等提供参照,对促进"科学"标准的科学化有重要贡献。我国的传统医学能为现代科学提供重要启示,这必将有利于塑造良好的国家形象。

(五) 独特的卫生资源:注重人文关怀、以人为本的健康国家形象

中医学认为:医乃仁术。自古以来,中医重视对生命的仁爱之心,"药王"孙思邈在《备急千金要方·序》中说:"人命至重,有贵千金,一方济之,德逾于此。"《素问·疏五过论篇》中主要讨论了医生临证之时易犯的五种过失,包括"忽视病人的社会地位改变、思想情绪变化、精神内伤状况和患病的始末过程,不明诊脉的原则",明确了心理、社会的致病因素,强调"病从内生"心身合一的病因病机,"五过",既有"良工"所失,亦有"愚医""粗工"所为。《素问·征四失论》主要讲医德问题。不辨明病症的表里虚实是第一失,不辨明病理机制是第二失,不察明患者体质(人格特质与体质类型)和宿病是第三失,不知辨证求因、审因论治是第四失。《灵枢·师传》言"上以治民,下以治身,使百姓无病,上下

---

① 蒙象飞.文化符号在中国国家形象建构中的有效运用[J].社会科学论坛,2014(6):226-230.

② 殷晓月.中医药社会形象评价指标体系研究[D].北京:北京中医药大学,2017:53-54.

③ 殷晓月.中医药社会形象评价指标体系研究[D].北京:北京中医药大学,2017:53-54.

和亲,德泽下流,子孙无忧,传于后世,无有终时","百姓人民皆欲顺其志","临病人,问所便",认为医学活动是以人为中心的,目的是增进人的健康。医者仁心,人道的医患关系,也就是要做到关心、爱护、安慰、鼓励病人,使病人感到舒适,这应该成为临床医生的重要任务。又言"人之情,莫不恶死而乐生,告之以其败,语之以其善,导之以其所便,开之以其所苦,虽有无道之人,恶有不听者乎",体现了尊重生命的意义,敬畏生命的伦理情感,这也是医学人文的内涵①。

同时,中医学观点认为,"治病必求于本","急则治其标,缓则治其本,标本兼顾",这就真正做到了站在患者的角度考虑,为患者解决燃眉之急,不只片面缓解症状,也不只是追求指标正常,而是注重患者的个人感受,真心实意为患者着想。在预防疾病方面,中医强调要因人、因时、因地制宜,反对千篇一律、一个模式,强调针对各人不同特点辨证施治,这均有利于塑造以人为本的健康大国形象。

(六) 潜力巨大的经济资源:大健康时代的经济大国形象

2010年第六次全国人口普查数据显示,截止到2010年11月1日,中国的总人口为13.39亿人,60岁及以上人口达到了1.776亿人,占总人口的13.3%。保守估计,到2050年,我国60岁及以上人口数量将达到4.3亿人之多。近年来,在我国人口特别是老龄人口中,慢性病的患病率上升迅速。根据健康中国行动推进委员会发布的《健康中国行动(2019—2030年)》,慢性病已经逐渐成为我国居民的主要死因,占总体疾病负担的70%以上,成为威胁人民健康的重要因素②。高血压、高脂血症、糖尿病、心脑血管疾病等慢性病不仅会大大降低患者的生活质量,容易导致患者过早死亡,而且对于家庭、社区乃至整个社会都会产生巨大的负面经济影响。同时慢病逐渐累积,诱发重病,不仅导致患者"辛辛苦苦几十年,一病回到解放前",也加剧了我国医疗资源紧张的状况。

同时,现代社会丰裕的物质生活,滋生了由复杂的生物、社会和心理等综合因素引起的"现代文明病",造成了一部分人精神世界的空虚和失落。研究表明,当前的疾病谱已从"感染性、传染性疾病"向"非感染性、非传染性疾病"转变,器质性疾病不再是人类健康的头号杀手,心身疾病、功能性疾病越来越多,医疗卫生事业应该从防治传染病逐渐向预防社会、心身疾病方向转变。中医除了

---

① 郑晓红,王旭东.中医文化的核心价值体系与核心价值观[J].中医杂志,2012(4):271-273.

② 陈华东,廖晓阳,刘长明,等.《健康中国行动(2019—2030年)》之重大专项行动核心要点解读与启示:全科医生视角[J].中国卫生事业管理,2020(12):958-960.

能从药物入手缓解病人的抑郁和焦虑情绪，还能通过调息行气等多种途径调畅情志、发散人们的不良情绪，使人形神舒畅，从而启发人们树立崇高的理想，感知社会中的正能量，达到更高的精神道德境界。

此外，中医药在治未病、调理慢性病方面具有西医无可比拟的优势。《灵枢·逆顺》云："上工治未病，不治已病。"《难经·七十七难》云："言上工治未病，中工治已病者，何谓也？然：所谓治未病者，见肝之病，则知肝当传之于脾，故先实其脾气，无令得受肝之邪，故曰治未病焉。"西晋的葛洪也提出："是以圣人消未起之患，治未病之疾，医之于无事之前，不追于既逝之后。"中医的"治未病"思想，强调在病变未产生之前就能采取相应的措施，从而掌握应对疾病的主动权。相对于"治已病"，其强调在萌芽状态解决疾病，减少疾病的发生，由此花费的人力、物力、财力及对人体产生的副作用等都能明显减少。中医养生治未病的思想，对于减少疾病对个人健康和寿命的损害具有重要意义。近年来，政府也通过拓展中医医院服务领域，为群众提供中医健康咨询评估、干预调理、随访管理等治未病服务。鼓励中医医疗机构、中医医师为中医养生保健机构提供保健咨询和调理等技术支持。开展中医中药中国行活动，大力传播中医药知识和易于掌握的养生保健技术方法"等措施鼓励人们主动养生、减少慢病的发病率，能极大地推动大健康时代经济大国形象的塑造。

三、以中医药塑造国家形象必须克服的负面影响

新中国成立以来，在党和政府的高度重视下，中医药事业取得了迅速发展，为我国和世界人民的健康带来了福音，展现了我国传统文化的深厚底蕴，为塑造良好的国家形象起到了重要作用。中医孔子学院、中医药海外中心的建立，增强了我国的影响力，为我国文化软实力的提升起到了重要作用。但是，不可否认，在中医药文化传播的过程中，仍然存在着一些问题，带来了一些负面影响，这些影响对塑造国家形象是不利的，需要我们加以反思和克服。

（一）复杂神秘的中医理论难以令人产生认同感

中医理论建立在东方哲学的基础上，本就与西方哲学的观念存在差异，加之中医理论中存在大量"阴阳""五行""气"等难以翻译的词汇，长期以来采用了较为直接的音译方法，使得阅读中医药典籍对于其他国家的受众而言十分困难。这不仅阻碍了中医药的对外传播，更给部分外国民众一种"骄傲自负""拒人千里之外"的印象，对于我国的国家形象有一定程度的负面影响。如蒙象飞所说：

"文化符号误读成为阻碍中国文化、中国形象进一步走向世界的重要障碍。"尽管改革开放以来,我国积极开展外交,在国际舞台上越来越活跃,但迄今为止,许多西方公众对中国的印象仍然停留在"愚昧""封建""迷信"等状态,在他们心中,中国仍是一个古老、保守而又带有某种神秘色彩的国家。在这样的现实条件下,如果还有大量晦涩难懂、神秘而复杂的中医药典籍涌入西方,很有可能会加剧这种误解和偏见。程曼丽认为:"今天的中国早已不再是那个落后而神秘的古老国家了,作为世界上人口最多的、发展速度最快的国家,它在很大程度上代表着未来世界的发展方向,并将屹立于世界民族之林。在这种情况下,如果我们继续以一副老面孔示人,就远远不够了。目前需要做的是,在传统文化的基础上,进行符号系统的拓展与更新,融入更多现代化、国际化的元素,将古老的中国、现代的中国与未来的中国三者结合在一起,形成既有历史传承,又有现代感与亲和力的国家形象符号系统,并一以贯之地向外传播。"①因此,在向西方传播中医文化的过程中应该更有选择性,对于难以翻译的内容,应采用超越文字的其他表现形式进行传播,才能让受众真正对中医药文化有所感受,才能让受众从感受中医药文化开始逐步了解中医药文化,进而认同和接受中医理论体系,才能由此而爱中医、信中医,中医才能有生命力,才能有未来。否则,酒香也怕巷子深,中医的理论再博大精深,中医的疗效再"简便验廉",西方民众也终究难以从内心深处破除对"神秘理论"的畏惧,难以产生对中医"人文关怀"思想的认同感,甚至会产生反感和抵触情绪,乃至于对一个国家产生负面印象,这就会破坏国家良好形象。

（二）逐渐"西化"的中医院给人缺乏自信的印象

疗效是中医生存的根基,中医只有为患者解除病痛,才能具有生生不息的生命力,才能为塑造良好国家形象提供源源不断的动力。各级中医院是中医发挥医疗价值的重要场所,但传统中医以望闻问切为基本手段,以辨证用药为施治法则,难以适应标准化、科学化的现代医疗制度,甚至引起不少人的怀疑,这对于中医院的发展也是极为不利的。此外,大部分中医院又存在起步晚、起点低、底子薄、综合功能不完善的先天性不足,且中医人才的培养存在着周期长、标准不统一等现实困难,许多中医院仅靠中医诊疗难以实现自身发展。尹冬梅认为:"中医院诊断技术西化、技术人员西化,使中医院在数量增加的大背景下,实际处于停顿和萎缩状态。"这里的西化是指中医抛弃了传统诊疗理论而代之以现代医

---

① 程曼丽.关于国家形象内涵的思考[J].国际公关,2007(4):89.

学理论。她还认为："在中医标准化的政策和导向下,当下的中医治疗完全背离了辨证施治、因人施药的个性化的治疗理念,既违背了中医的理念,也导致中医的变向衰败。"①然而,现代医学的冲击并不是中医院西化的根源,中医与现代医学的根本目的都是消除患者的病痛,保护人类的健康,因此并不存在真正意义上此消彼长的对立竞争,所以中医发展陷入瓶颈绝不可能归咎于现代医学繁荣。事实上,国人对中医药文化自信的缺失才是最令人担忧的根本原因。大量事实证明,一个民族对自己的文化有自信就坚守,无自信就放弃。从国家形象的角度来看,中医院的"西化"现象,容易给他国民众以消极的暗示,既动摇了我国民众对中医药文化的信任,也在他国民众心中留下了缺乏文化自信的负面印象,不利于我国文化大国形象的塑造。

(三) 中医养生行业乱象招人抨击

近年来,随着生活水平的提高,人们对益寿延年、缓衰美容的美好愿景也在不断加深。在潜力巨大的市场的诱惑下,各种打着中医旗号的养生馆、美容院也如雨后春笋般涌现出来。然而,其中一部分从业者并不具备扎实的中医知识,也没有接受过系统的技术培训,"无证上岗"的现象比比皆是。这些利欲熏心的"伪中医"和"假大师"在市场上横行霸道,一再拉低了普通民众对中医的信任度和好感度。更有一些媒体为博人眼球,在对请来的所谓"中医养生专家"未经筛选的情况下就贸然宣传,对中医造成了十分恶劣的影响。2010 年,伪养生食疗专家张悟本就以中医名号,在其畅销书和养生节目中大肆宣扬"绿豆治百病大法",甚至引发市场绿豆涨价,随后不久即被拉下神坛,其"中医大师"身份也被证实为伪造。除此之外,甚至有一些无良商家,不仅没能利用中医药为人民群众带来健康,反而在经济利益的驱使下,兜售所谓能"减肥瘦身""排毒祛湿"的"中药产品"。这些成分不明、价格高昂的产品和道貌岸然的"假专家",不仅损害了人民群众的健康和财富,更对中医药的公信度造成了毁灭性打击,不少人民群众甚至因此认为中医是"江湖骗子","中医无用论"也喧嚣尘上,令诸多中医从业者感到寒心,对中医药教育的持续开展也极为不利。这些乱象,让无辜的中医药背了黑锅,也给我国国家形象抹了黑,应该引起我们足够的重视。

(四) 中药的不良反应仍有待研究

在人们的固有观念里,中药为天然药品,与化学合成药物相比,应该更安全无毒,具有更小的副作用。但是,近年来,随着中医药现代研究的发展以及国内

① 尹冬梅. 我国中医院发展问题分析对策[D]. 上海:复旦大学,2013:18.

外对中药疗法的广泛运用,有关中药副作用和不良反应的临床报道屡见不鲜。特别是在中药毒理学研究深入开展后,人们通过实验认识到,部分中药可能会引起药物性肝损害及药物性肝炎。其中,中药注射剂更是副作用和不良反应的重灾区,有关其临床应用造成的呼吸道、消化系统、泌尿系统损害的例子不在少数。临床常见的具有肝毒性的药物如雷公藤、何首乌等引起肝损害的案例也有很多,这在一定程度上引发了公众对于中医药的畏惧心理,不利于推广中医药文化。基于这个事实,我们首先应该做到正视中医药的毒副作用。古人云"是药三分毒",这说明早在中国古代,中国人就已经意识到了部分中药存在一定的毒性。《本草纲目》中,对于部分药物"有小毒""有毒"的表述有不少。现代研发的新药也都或多或少存在副作用,而精神类药物更是有相当大的不良反应。面对中药的副作用,切不可因噎废食,若因为部分中药的毒性而对中药失去信心,甚至叫嚣"淘汰中药",对于人类健康而言是极大的损失。但为了适应世界上大部分国家现有的法律,中药必须想到新的出路。首先要加强对有毒副作用的中药的管理,也需要进一步对中药来源、炮制方法等进行规范,才能从根本上减少"副作用尚不明确"的特点对于中医药的负面影响。尽管目前国家中药管理已基本形成了涵盖中药材生产的质量管理规范、中药新药临床前试验质量管理规范、中药生产质量管理规范等环节的技术标准化规范。但面对复杂的国际市场和严格的国外技术标准规范,现代中药还需要不断完善。毕竟,只有争取中药在更多的国家取得合法化,才能让更多国家的人切实感受到中医药的疗效和魅力,才能最大限度地发挥中医药对国家形象的塑造作用。

第七章　中医药话语权与中医药文化软实力

第一节　中医药话语权的含义

一、话语的内涵

话语是在社会互动过程中呈现的丰富和复杂的语言和言语方式①,承担着表达主观意图和特定意向的功能,与社会权利关系密切。法国哲学家福柯认为:"话语意味着一个社会团体依据某些成规将其意义传播于社会之中,以此确立其社会地位,并为其他团体所认识的过程。"②福柯认为,话语不仅仅是交流和表达的工具,更是斗争的直接目的,即权利的表现形式。换言之,一门学科的影响力以及发挥的作用,与其话语权有着密切的联系。

二、中医药话语权的含义

中医药话语权是指中医药在医药学领域及生命科学领域,在确保中医药科学与文化统一的本质属性的条件下,争取中医药的法律地位、文化地位,通过学术研究影响和引导国际医药学发展的能力和权力,即中医药"说话"的影响力和权力③。近代以来,随着西方医学技术的快速发展,西医在现代社会占据着主导话语权,中医药话语权则处于相对弱势的境况,这对于中医药在人民群众中的作用发挥及中医药的发展前景有着极其不利的影响。

党的十八大以来,以习近平同志为核心的党中央将哲学社会科学工作放在党和国家全局工作中的重要位置。2016年5月17日,习近平总书记专门主持召开哲学社会科学工作座谈会并发表重要讲话。习近平总书记指出:"要按照立

---

① 孙英春.跨文化传播研究与中国的国际话语权[J].攀登,2010,29(2):23-27.
② 王治河.福柯[M].长沙:湖南教育出版社,1999:159.
③ 刘敏如,胡彬.力争中医药国际"话语权"[N].中国中医药报,2016-08-01(3).

足中国、借鉴国外、挖掘历史、把握当代、关怀人类、面向未来的思路,着力构建中国特色哲学社会科学,在指导思想、学科体系、学术体系、话语体系等方面充分体现中国特色、中国风格、中国气派。"2017 年 5 月 17 日,习近平总书记在致中国社会科学院建院 40 周年的贺信中再次指出,要"构建中国特色哲学社会科学学科体系、学术体系、话语体系"。而"中医药学凝聚着深邃的哲学智慧和中华民族几千年的健康养生理念及其实践经验,是中国古代科学的瑰宝,也是打开中华文明宝库的钥匙"。传承发展中医药话语体系,提升中医药话语权是构建中国特色哲学社会科学学科体系、学术体系、话语体系的重要方面,是增强中国文化软实力的重要载体。习近平总书记在许多重要会议、活动和国际重要场合发表关于创新发展中医药的重要讲话,为中医药传承创新发展指引方向,对提升中医药话语权起到决定性作用。提升中医药话语权有利于增强中国文化软实力,提高中国的综合实力。正如习近平总书记所说:"体现一个国家综合实力最核心的、最高层的,还是文化软实力,这事关一个民族精气神的凝聚。"①

第二节　我国中医药话语权现状分析

19 世纪以前,尽管西医渐次传入中国,中医在我国官方与民间仍拥有着医疗领域的话语主导权。然而到 19 世纪末,民族危机下的西化潮流、唯科学主义观的兴盛和国家权力对西医的推崇,使得中医逐渐被边缘化,中医诊疗被贬低为"巫术""玄学",中医药文化也作为"文化糟粕"遭到了各界人士诘难与排斥。李鸿章评论中医"凭虚构象,非实测而得其真也",丁文江甚至表示"宁死不吃中药不看中医",中医面临的绝境可窥一斑②。但从医疗实践来看,中医有许多西医无法替代的优势。对于部分疾病,中医甚至是唯一奏效的疗法。因此,尽管当时的西医逐渐体制化、官方化,并通过垄断诊疗机构、制度化管理和与"科学"精神的捆绑夺得了话语霸权,中医仍能留有一息尚存,并几次转危为安。然而,由于"废医存药"错误思想的影响,中医药的理论价值、临床价值和文化价值等被严

---

① 贵州代表团认真学习习近平总书记参加贵州代表团审议时的重要讲话精神[N].贵州日报,2014-03-08(1).

② 甘代军,李银兵.文化全球化与知识权力:近代中医话语权衰落的根源探析[J].湖北民族学院学报(哲学社会科学版),2018,36(2):73-77.

重低估,导致中医药话语影响力式微。新中国成立以来,历届党和国家领导人高度重视中医药的传承发展和创新,重视中医药的话语权建设。毛泽东同志指出:"中国医药学是一个伟大的宝库,应当努力发掘,加以提高。"1978 年 8 月,卫生部党组提交了有关中医政策以及中医队伍后继乏人的报告,针对当时中医药事业发展存在的问题,邓小平同志亲笔批示,"要为中医创造良好的发展与提高的物质条件"。1993 年 1 月,江泽民同志为新创刊的《中医药管理杂志》题词:"加强中医药科学研究,振兴中医中药事业。"江泽民同志还指出:"中医药学是我国医学科学的特色,也是我国优秀文化的重要组成部分,不仅为中华文明的发展做出了重要贡献,而且对世界文明的进步产生了积极影响。"2006 年在党的十六届六中全会和十六届中央政治局第三十五次集体学习时,胡锦涛同志两次提出要大力扶持中医药和民族医药发展:"要继承和发展中医药和民族医药","制定扶持中医药和民族医药发展的政策措施","推进中医药和民族医药标准化、规范化、现代化"。2010 年习近平同志指出:"中医药学凝聚着深邃的哲学智慧和中华民族几千年的健康养生理念及其实践经验,是中国古代科学的瑰宝,也是打开中华文明宝库的钥匙。"可以说中医药话语权的提升与党和国家领导人的高度重视是密不可分的。当下,中医药发展迎来"天时、地利、人和"的大好机遇,也是提升中医药话语权的重要时期。

一、当前我国中医药话语权建设的优势分析

改革开放以来,特别是党的十八大以来,以习近平同志为核心的党中央把中医药工作摆在更加突出的位置,从政策引领、人才培养、科技创新到中医药全球抗击疫情、中医药文化国际传播等方面,全面提升中医药话语权,增强中医药文化软实力,助力文化强国建设。

(一) 政策引领为提升中医药话语权指路护航

党的十八大以来,以习近平同志为核心的党中央多次对中医药作出重要指示,中医药发展的顶层设计和战略部署日臻完善,为提升中医药话语权提供了根本保障。2016 年第一次以国务院名义印发《中医药发展战略规划纲要(2016—2030 年)》,建立国务院中医药工作部际联席会议制度,将中医药发展提升到国家战略高度,提升了中医药的话语权。第一次发布《中国的中医药》白皮书,向世界展示中国发展中医药的方针政策和成就,增强了中医药的吸引力和影响力。2017 年《中华人民共和国中医药法》的施行,在法律层面表达了国家意志,使得

中医药话语权在法律层面有了保障。2019 年第一次以党中央、国务院名义印发《中共中央　国务院关于促进中医药传承创新发展的意见》，从党和国家发展全局的高度对中医药工作做出全方位、战略性、系统性安排，在国家层面彰显中医药的话语权。2021 年，国务院办公厅印发《关于加快中医药特色发展的若干政策措施》，2022 年国务院办公厅印发《"十四五"中医药发展规划》，2023 年国务院办公厅发布了《中医药振兴发展重大工程实施方案》，这些文件充分展示了党中央、国务院对中医药事业发展作出的全面制度设计，彰显大力发展中医药事业的决心，也牢固确立了中医药的官方话语权。

（二）高层推动，中医药话语权提升成效显著

习近平总书记在致中国中医科学院成立 60 周年贺信中指出："深入发掘中医药宝库中的精华，充分发挥中医药的独特优势，推进中医药现代化，推动中医药走向世界，切实把中医药这一祖先留给我们的宝贵财富继承好、发展好、利用好，在建设健康中国、实现中国梦的伟大征程中谱写新的篇章。"习近平总书记高度重视中医药的发展，重视在国际重要外交场合宣传中医药，介绍中医药，扩大中医药的吸引力和影响力，提升中医药的话语权。

据不完全统计，近年来习近平总书记在上海合作组织成员国元首理事会会议等 30 余场国际活动中推介中医药，提升中医药的国际话语权，倡导开展国际合作。2013 年，习近平总书记在会见时任世界卫生组织总干事陈冯富珍时提出促进中西医结合及中医药在海外发展；2014 年，在习近平与时任澳大利亚总理阿博特的共同见证下，北京中医药大学和西悉尼大学签署在澳大利亚建立中医中心的合作协议；2017 年，习近平总书记在出席中国政府向世界卫生组织赠送针灸铜人雕塑仪式时表示，中国期待世界卫生组织为推动传统医学振兴发展发挥更大作用……沿着习近平总书记的外交足迹，中医药成为中国与世界各国开展人文交流、促进东西方文明交流互鉴的重要内容①。中医药成为服务元首外交的独特载体，中医药话语也成为服务元首外交的独特话语。

在高层推动下，中医药话语权提升成效显著。2016 年，国家中医药管理局与国家发展改革委共同制定了《中医药"一带一路"发展规划（2016—2020年）》，成为首个响应国家"一带一路"倡议的行业规划，明确了中医药参与共建"一带一路"的指导思想、主要原则和重点任务，为行业参与共建"一带一路"提

---

① 让中医药阔步走向世界[EB/OL].（2022-10-22）[2023-06-03]. http://www.cntcm.com.cn/news.html? aid=209924.

供了指导性文件。2021 年 12 月,国家中医药管理局联合推进"一带一路"建设
工作领导小组办公室出台了《推进中医药高质量融入共建"一带一路"发展规划
(2021—2025 年)》,提出要在"十四五"时期,与共建"一带一路"国家合作建设
30 个高质量中医药海外中心,颁布 30 项中医药国际标准,打造 10 个中医药文
化海外传播品牌项目,建设 50 个中医药国际合作基地和一批国家中医药服务出
口基地。中医药成为国家"一带一路"建设工作的重要桥梁和纽带,也成为"一
带一路"沿线国家谈论的重要主题。

截至 2022 年,中医药已传播至 196 个国家和地区,成为中国与东盟、欧盟、
非盟、拉共体以及上海合作组织、金砖国家、中国-中东欧国家合作、中国-葡语国
家经贸合作论坛等地区和机制合作的重要领域。同时,我国与 40 余个国家、地
区和国际组织签订了专门的中医药合作协议,开展了 30 个较高质量的中医药
海外中心、75 个中医药国际合作基地、31 个国家中医药服务出口基地的建设
工作,推动中药类产品在更多国家注册,为共建"一带一路"国家民众提供优
质中医药服务。伴随着中医药国际话语权的增强,2019 年 5 月,第七十二届
世界卫生大会审议通过《国际疾病分类第十一次修订本》,首次将起源于中医
药的传统医学纳入其中,标志着以世界卫生组织为代表的整个国际公共卫生系
统对包括中医药以及来源于中医药的这部分传统医学价值的认可。同时,我国
从 2009 年就一直积极推动国际标准化组织成立中医药技术委员会(ISO/TC
249),截至 2022 年 8 月,与国际标准化组织合作制定颁布 89 项中医药国际标
准,融入国际标准体系。

中医药话语权的提升,也增强了中医药文化软实力。2010 年,"中医针灸"
被列入联合国教科文组织人类非物质文化遗产代表作名录;2011 年,《黄帝内
经》和《本草纲目》入选世界记忆名录;2018 年,"藏医药浴法——中国藏族有关
生命健康和疾病防治的知识与实践"被列入联合国教科文组织人类非物质文化
遗产代表作名录……中医药文化在海外得到广泛传播,纳入多个政府间人文交
流合作机制,并得到了国际社会的更多认同。世界卫生组织的 2022 年统计数据
显示,有 113 个成员国认可针灸等中医药诊疗方式,29 个成员国为中医药的规
范使用制定了有关法律法规,还有 20 个成员国将针灸等中医药诊疗纳入医疗保
障体系。

(三) 人才引擎助推中医药话语权提升

我们知道,提升中医药话语权,人才是第一资源。没有一流的中医药人才,

就没有一流的中医药医疗、科研、产业、教育、文化等，就没有中医药的话语权。正因为如此，党的十八大以来，中医药人才队伍不断夯实，为中医药话语权的提升提供了强大的人才支撑和保障。

首届国医大师评选工作于 2008 年 10 月 28 日正式启动，截至 2022 年 10 月，共评选四届国医大师 120 人，全国名中医 302 人。同时，国家中医药管理局从 2017 年先后实施中医药传承与创新"百千万"人才工程（岐黄工程）、中医药特色人才培养工程（岐黄工程），通过创新体制机制、优化政策环境、强化保障措施，以提升中医药临床服务能力和科技创新能力为核心，搭建不同层级的中医药人才培养平台。截至 2022 年底，共遴选培养 10 名岐黄工程首席科学家、249 名学者和青年岐黄学者，1 500 名中医临床优秀人才，5 000 余名中医药骨干人才，建立了领军人才、优秀人才、骨干人才梯次衔接的高层次中医药人才队伍。完善人才培养平台布局，建设 1 个岐黄工程国家中医药人才培训中心、30 个中医药高层次人才培养基地、54 个国家中医药优势特色教育培训基地，为人才成长提供支撑平台。支持建设 15 个国家中医药多学科交叉创新团队、20 个国家中医药传承创新团队[①]。2022 年国家中医药管理局、教育部、人力资源社会保障部和国家卫生健康委联合印发《关于加强新时代中医药人才工作的意见》，国家中医药管理局首次召开全国中医药人才工作会议，一批批中医药人才茁壮成长。有了高素质中医药文化人才，中医药话语权的提升就是水到渠成的事情了。

此外，为了提升中医药话语权，建立符合中医药特点的人才激励机制，除了国医大师、全国名中医评选表彰已成为周期性表彰项目外，近年来，中医药人才评价激励机制逐步完善，中国工程院在医药卫生学部单设中医药组，在院士增选中单列中医药组、单列计划。2019 年以来，中医药领域新增两院院士 6 名。各地中医药人才评价体系更加突出中医药特色，在医师晋升工作量的要求中更加突出实践能力业绩导向，侧重临床医生执业能力的评价，这些都是中医药话语权逐步提升的突出表现。

（四）科技创新助力中医药话语权提升

中医药话语权的提升，人才是第一资源，而中医药创新就是提升中医药话语权的不竭动力。党的十八大以来，以传承为根基、以创新为动力，中医药逐渐拂去岁月风尘，拥抱现代科技，释放出前所未有的活力与魅力，为人类健康贡献中医智慧，开启了与世界对话、为全人类健康服务的崭新旅程。2016 年，国务院印

---

① 王青云."人才引擎"驱动中医药振兴发展［N］.中国中医药报，2022-10-22（5）.

发《中医药发展战略规划纲要(2016—2030 年)》,对新时期推进中医药事业发展作出系统部署,明确提出要着力推进中医药创新。同年,国务院印发《"健康中国 2030"规划纲要》,开始布局构建国家医学科技创新体系,提出依托现有机构推进中医药临床研究基地和科研机构能力建设。2017 年,《中华人民共和国中医药法》正式实施,规定"国家支持中医药科学研究和技术开发,鼓励中医药科学技术创新,推广应用中医药科学技术成果,保护中医药知识产权,提高中医药科学技术水平"。2019 年,中共中央、国务院发布《中共中央　国务院关于促进中医药传承创新发展的意见》,对促进中医药传承创新发展作出系列部署,提出加快推进中医药科研和创新。2021 年,国务院办公厅印发《关于加快中医药特色发展的若干政策措施》,进一步细化发展方向,提出加强中医药科研平台建设。目前,科技部在中医药领域布局建设了 14 个国家重点实验室、2 个中医类国家医学临床研究中心、1 个国家工程技术研究中心;国家发改委、国家中医药管理局建设了 5 个中医药领域国家工程研究中心、30 个国家中医药传承创新中心、40 个国家中医临床研究基地;国家中医药管理局布局建设了 175 个国家中医药管理局重点研究室①。

伴随着中医药话语权的提升,中医药理论研究的不断深化,对基本中医原创理论问题和思维模式的阐释开始助力学科发展。建立中医脉络学说、体质学说等的同时,还试图进行中医药在药效和疗法上的新探索,明确了针刺麻醉和灸法在临床上的安全性和有效性,回答了"十八反"等中药毒性的基本问题②。站在巨人的肩膀上,中医药在传承研究、理论研究、临床研究、重大疑难病防治研究、中药研究和中医药国际化等领域取得了一大批代表性成果,共获得国家科技奖励 58 项,其中国家最高科学技术奖 1 项、国家科技进步奖一等奖 7 项、国家科技进步二等奖 44 项、国家自然科学二等奖 2 项、国家技术发明二等奖 4 项。

2015 年,中国中医科学院屠呦呦研究员获得诺贝尔生理学或医学奖,在诺贝尔奖领奖台上,屠呦呦研究员用中文发表演讲:"青蒿素是中医药献给世界的礼物……"这是中国内地(大陆)本土科学家第一次获得诺贝尔自然科学奖,极大地振奋了中医药人的信心,提升了中医药人的话语权。此外,陈竺院士团队揭

①　纵深推进中医药综合改革[EB/OL].(2022−10−22)[2023−06−05].http://szyyj. gd. gov. cn/zwgk/xxgkml/5/content/post_4027289. html.

②　科技创新,让中医药焕发时代活力[EB/OL].(2022−10−22)[2023−06−05]. https://baijiahao. baidu. com/s? id=1747634315477995413&wfr=spider&for=pc.

示了传统中药砷剂治疗急性早幼粒细胞白血病的作用机制,使患者五年无病生存率升至90%以上;陈可冀院士把中医的"活血化瘀"思路运用到冠心病的治疗中,让冠心病诊治有效率从以往的70%提升到88%左右;陈香美院士团队揭示了 IgA 肾病进展新机制,中西医结合治疗使 IgA 肾病导致的尿毒症患病率下降10.5%,疗效提高20%等①。一个个鲜明的案例在告诉世人,中医药具有与西方医学完全不同的理论体系、话语体系,具有自己独特的临床优势,也具有自己独特的话语权。

(五) 成功抗疫提升中医药话语权

2020 年,新冠肺炎疫情席卷全球。在疫情大考中,中医药人从古典医籍中找灵感,向科技创新要答案,贡献出了中医药科技创新成果——"三药三方",该成果在湖北保卫战、武汉保卫战和应对局部聚集性疫情中取得了良好效果,不仅有效地缓解了疫情集中暴发、医疗资源不足的压力,而且在提高治愈率、降低病死率方面发挥了重要作用,进一步提升了中医药的话语权②。

2021 年 3 月,基于"三方"取得的抗疫成效,通过科研成果转化,中药新药清肺排毒颗粒、化湿败毒颗粒、宣肺败毒颗粒获得国家药品监督管理局上市批准。同年 3 月,国家中医药管理局与外交部以线上线下相结合的方式共同举办"中医药与抗击新冠肺炎疫情国际合作论坛",会议通过了《支持中医药参与全球疫情防控倡议》。2021 年 5 月,我国外交部和墨西哥外交部以线上线下相结合的方式共同举办"2021 中拉传统医学交流论坛",论坛以"发挥中医药疫情防控作用,深化中拉传统医学合作"为主题。2021 年 6 月和 2022 年 5 月,分别与印度传统医学部、福建省人民政府共同主办 2021 金砖国家传统医药研讨会和 2022 金砖国家传统医药高级别会议。

《推进中医药高质量融入共建"一带一路"发展规划(2021—2025 年)》提出,要深化中医药参与重大传染病防控领域国际合作,分享中医药治疗新冠肺炎的诊疗和康复方案,加大"三药三方"等有效方剂的宣传和推介力度。2022 年 1月 17 日,国家中医药管理局副局长黄璐琦率代表团访问世界卫生组织总部,同谭德塞总干事讨论中医药及传统医学领域的合作。黄璐琦代表中国中医药循证

---

① 科技创新,让中医药焕发时代活力[EB/OL]. (2022-10-22)[2023-08-10]. https://baijiahao. baidu. com/s? id=1747634315477995413&wfr=spider&for=pc.

② 科技创新,让中医药焕发时代活力[EB/OL]. (2022-10-22)[2023-08-10]. https://baijiahao. baidu. com/s? id=1747634315477995413&wfr=spider&for=pc.

医学中心向谭德塞递交了《中医药治疗新冠肺炎循证评价研究报告》。2022年1月底,中国与柬埔寨签署《中国国家中医药管理局与柬埔寨卫生部关于派遣中医抗疫医疗队赴柬埔寨工作的协议》。2022年3月中旬至5月中旬,中国中医抗疫专家组顺利完成在柬工作任务并就地转为医疗队。在中医抗疫专家组及医疗队的努力下,柬埔寨考斯玛中柬友谊医院成功运行,惠及更多当地民众①。

据不完全统计,截至2022年4月,中方已向150多个国家和地区介绍中医药诊疗方案,选派中医专家赴29个国家和地区帮助指导抗疫。2022年,世界卫生组织官网发布《世界卫生组织中医药救治新冠肺炎专家评估会报告》,报告明确肯定了中医药救治新冠肺炎的有效性和安全性,鼓励世界卫生组织会员国在其卫生保健系统和监管框架内考虑使用中医药治疗新冠肺炎的可能性。这一报告充分肯定了中医药抗击新冠肺炎疫情的贡献,体现了世界卫生组织对中医药等传统医学的高度重视,说明了中医药在国际医学领域话语权的提升。

二、提升中医药话语权面临的挑战

党的十八大以来,我国中医药话语权建设取得了一定的成绩,但也存在诸多短板和不足,如中医药体系与现代医学体系的差别、新媒体中医药文化国际传播力量的不足、中西医文化的差异以及高质量中医药翻译人才的缺乏等,都或多或少会影响中医药国际话语权。

（一）中西医文化的差异

中西医文化差异主要表现在四个方面:在认识论方面,中医观物取象,西医实体求原;在时空观方面,中医关注生命的时间过程,西医关注人体的空间结构;在思维方式方面,中医重视意象思维,西医重视抽象思维;在价值观方面,中医追求至善,西医提倡求真。

1. 观物取象与实体求原的不同

"象"原本指万事万物表现出的形象,《周易·系辞下》中有:"见乃谓之象,形乃谓之器。"《周易》通过"近取诸身,远取诸物"得到卦象来"通神明""类万物"。象大体有现象、物象、事象、形象、意象等含义。中医认为,人体有形象、脉象、舌象、声象等,其功能表象尽管千变万化,但有规律可循,而且人体现象规律要比形体规律重要,充分体现时间的性质。中医观物取象不对人体做任何的限

---

① 让中医药阔步走向世界[EB/OL]. (2022-10-22)[2023-06-03]. http://www.cntcm.com.cn/news.html? aid=209924.

定和预设,其观察的是人体在彻底开放的自然状态下所呈现的规律,而这样的规律能够将复杂性、偶然性等统摄其内,于是形成了一系列中医认识论的相关范畴。中医藏象学说、阴阳五行学说以及"司外揣内""以表知里""辨证论治"等方法都是在观物取象的基础上建立起来的。

与中医观物取象不同,西医认为生命现象背后的实体才是医学探索研究的目标。西医以人的形体认识为本位,注重人体的物质层面,将人之形体作为认识主体以外而与主体相对立、相隔离的对象来加以研究,探寻人身构造和生命机理。实体求原运用抽象思维方法,即从个别到一般,再从一般到个别,妥善处理二者的关系成为西医实体求原的主要内容。实体求原以人体解剖为基础,重点研究人体的系统、器官和细胞的组织结构等。在治疗过程中重点寻找具有空间结构的致病因子,然后依靠人工合成药物或其他治疗手段,直接排除病因并修复受损的人体部位。

2. 中西医对时空的不同选择

中西方对时空的不同选择决定着中西医文化的不同走向。著名学者刘长林指出:"主体对客体的选择最重要的是时空选择。时空选择是决定文化形态的原始出发点,中西医文化的根本分野正在于时空选择的不同。"中医注重生命的时间属性。《周易》的核心思想可用"与时偕行"四个字来概括。《黄帝内经》这部医学典籍始终贯穿着以时间为主的思想,主要表现在阴阳五行与天人合一等方面。阴阳和太极图的最初含义就是黑夜与白天,就是月亮与太阳,是一种原始的时间表示。《黄帝内经》认为,人体气血阴阳的生理活动,是与时间因素息息相关的,并且具有周期性、规律性的变化。人体阴阳的消长受季节变异的影响,具有一定的规律性。人体内正气与脏腑的关系也具有周期性的变化。在对疾病的发展和诊治过程中,用"旦慧、昼安、夕加、夜甚"来表示疾病发展变化的周期性和时序性,同时也表示中医对疾病的认识和诊治的基本方针。中医所谓"六淫致病"的"六淫",即风、寒、暑、湿、燥、火,就是季节变化的物理表现形式。"五运六气""子午流注"等思想也要求人体的时间结构与周围环境中的时间因素要相适应。

西医是在结构决定功能指导下进行病因学研究的,此处的结构主要指三维空间结构。在认识方法层面,西医学认为人体各组成部分皆为有形之物,若想知道人体的生理病理状态,就只有通过解剖、化验、分析等手段。在治疗方式上也主要针对致病因子所引起的人体器官、组织的细胞或亚细胞的病变,施以药物、手术或其他理化或生物手段,以控制或去除病物和病变组织细胞或促进病变组织细胞的修复。西医基础理论多数是直接研究人体的空间结构,或者是以空间结构为基础研究人体的功能活动,或者是研究人体空间结构和功能活动的病理变化。总而言之,西医研究的都是一些眼睛看得见的有形的东西,确切地说,都是三维空间中占据一定位置的实体。

综上所述,正是中西医学主体对时空的不同选择,决定了中西医认识和实践朝两个不同方向发展。于是人类医学文化分成了两大源流:中医文化的主流偏向于以时间为本位,秉持阴阳学说和天人合一;西医文化的主流则偏向于以空间为本位,实行实体研究和主客对立。经过几千年的积淀与发展,就产生了中西两种性质不同却优美对称的医学文化形态。

3. 意象思维与抽象思维的差异

中医文化的根本偏向,是着重从意象思维的角度来审视人的生命和健康,而西医文化更多是从抽象思维的视域来观察人的生命和健康。思维方式的不同选择是形成中西医文化基因差异的一个重要因素。

意象思维就是指"在彻底开放而不破坏事物之自然整体的前提下,对事物进行不离开现象的概括,探索其现象层面,即自然整体层面规律的思维"[①]。我们知道,一切事物都有现象和产生现象的实体两大层面,现象就是指事物在自然状态下运动变化的呈现,具有动态性、开放性、非线性等特征。意象思维不对现象做定格、分割和抽取,而是要尽量保持现象的本始性、丰富性和流动性。它不是要到现象的背后去寻找稳定性和规律,而是要从现象本身找到稳定性和规律。

中医学无论在生理病理还是在临床治疗上,着重把人生看作一个自然之象的流程。中医学的阴阳五行学说,其主要途径就是通过"象"。中医之象主要是指人作为自然生命的整体显露于外和所感受到的功能动态过程,是人身上下表里内外相互作用关系的整体表现。辨证论治是中医学的主要特征。中医之"证"属于"象"的范畴,作为整体机能反应,主要指的是人之生命系统不能正常运行时的自然整体关系状态。它是人身病理变化不同阶段的整体表现,而不具有或仅局部具有空间定位(解剖学)的性质。它把握的主要不在于机体的器官实体,而在于人身作为活的自然整体的功能结构关系。

抽象思维是指人们在认识活动中运用概念、判断、推理等思维形式,对现实进行间接的、概括的反映过程。抽象思维是在概念中反映自然界或社会物质过

---

①　刘长林. 中国象科学观:易、道与兵、医[M]. 北京:社会科学文献出版社,2007:63.

程的内在本质的思想,它是在对事物的本质属性进行分析、综合、比较的基础上,抽取出事物的本质属性,撇开其非本质属性,使认识从感性的具体进入抽象的规定。抽象思维所形成的概念,"是对某一类事物共性的提取,而将事物的其他性质、状态、关系舍掉,那么相对于生动、完整、丰富的事物本身,其概念永远是干瘪的、枯燥的、片面的,是对事物普遍联系和运动的割断、停顿。这是抽象思维抓取事物本质、规律时所必定要付出的代价"。

西医学在认识过程中不得不把生命的丰富性、生动性、整体性舍弃,将复杂奇妙、充满个性的生命整体简化为实体单元。它可能精确诊断某一类病,指明其有形的病原体和病灶,但不能确切了解患者个体的特殊性,不能说明其生命整体运化的不适和损伤。例如,在临床治疗过程中,西医学不是直接针对病人,而是针对疾病模型,患者通过模型间接接受治疗,在临床上主要采取大样本研究,从动物实验、临床观察到流行病学调查,再经过统计学处理,次要因素和个体差异往往忽略不计。这样,疾病就从具体病人身上被剥离出来,成为一种抽象的疾病模型。在医学诊断上,典型病例和非典型病例其治疗方案往往差别很大,但若诊断为同一种疾病,则其往往有常规的治疗方案。事实上,真实的疾病是千差万别的,总是个别、特殊、具体地存在于病人身上,用一种静态的、抽象的诊断标准去面对动态的、千变万化的病情必然有其局限性,在方法论上这仅仅是一种不完全归纳法,其结果具有或然性。

4. 至善与求真的区别

大医精诚、止于至善是中医学的道德规范、价值取向和价值追求。敬畏生命、尊重生命、热爱生命,是中医至善的伦理基点。《素问·宝命全形论》指出:"天覆地载,万物悉备,莫贵于人。"《备急千金要方》也说:"人命至重,有贵千金。"神农"尝百草之滋味,水泉之甘苦,令民知所辟就,当此之时,一日而遇七十毒。"这些都是中医至善的生动写照。由于医生之职关乎性命,故历来无论是医者自律还是患者期望,都对医德医术提出了很多要求。具备仁爱至善之心,既是对医者的基本要求也是最高价值目标,故中医学一向被称为"仁术",即所谓"医以活人为心,故曰医乃仁术"。中医济世活人的仁心仁术,不仅仅是治病的医术,更是治人的医道。大医精诚、止于至善是医者需要永远秉承和坚守的医德规范,要求医者应具备心怀至诚的态度,对待患者诚心诚意。正如《备急千金要方》第一卷《大医精诚》所说:"凡大医治病,必当安神定志,无欲无求,先发大悲恻隐之心,誓愿普救含灵之苦。若有疾厄来求救者,不得问其贵贱贫富,长幼妍嫉,怨亲善友,华夷愚智,普同一等,皆如至亲之想。亦不得瞻前顾后,自虑吉凶,护惜身命。"

如果说追求至善是中医的价值取向,那么求真就是西医的目标追求。求真精神,缘起于古希腊哲学,特别是亚里士多德的"吾爱吾师,吾尤爱真理"思想。这种思想造就了西方为求知而求知、为科学而科学的传统。维萨里冲破封建教会的束缚进行人体解剖,哈维突破盖伦医学的约束从事血液循环研究,莫干尼从事器官病理学研究,比沙从事组织病理学探索,魏尔啸从事细胞病理学研究,孟德尔从事豌豆杂交实验,乃至沃森、克里克和威尔金斯从事 DNA 双螺旋结构研究等,都是为了探索真知。因此,可以说发源于古希腊的"求真"精神已成为西医文化的基因,深深融入了西医文化的血液之中。这种求真精神,推动了西医科学技术的快速发展,使西医在生理学、病理学、病因学、遗传学等领域取得了重要的科学成就。

由于中西医在认识论、时空观、思维方式和价值观方面存在明显差异,给中西医之间的交流互动带来一定的困难,同时也对中医药文化走向世界、提升中医药国际话语权带来一定的影响。

（二）高素质中医药国际翻译人才缺乏

无论是中医还是西医,其目的都是为世界人民的健康保驾护航,中西医在某些方面对人体疾病的治疗与养生保健也具有异曲同工之效。然而中医在国际上一直不能被主流医学认同,除了中医学缺乏西医科学实验和数理逻辑的推导外,还有一个重要原因在于中医药国际化传播缺乏高素质复合型翻译人才,中医药的英译未能真正传达其医学理念和厚重的文化内涵[①]。

中医药文化博大精深,是中华民族乃至全世界人民的宝贵财富。然而在没有接触中国传统文化和中国古典哲学之前,容易造成理解中医理论的误区。中医学领域的英译简单化、盲目化也严重阻碍了中医学的国际交流、传播和发展。因此,要牢固确立中医药国际话语权,完善和强化中医药翻译有着重要的意义和作用。

根据学者熊欣对中医学英译的研究,中医中药术语和相关医理在转译中产生的主要问题有:一名多译(令受众无所适从)、多义单译(只得皮毛)、简单对译(语义无从传递)和盲目音译(虽然简洁,却增加了受众的理解难度)及文化乱译(脱离对外文化传播的实质)等。这些问题使得中医学在国际刊物和教育教

---

① 熊欣.中医药国际化中的译语话语权分析[J].中国中西医结合杂志,2015,35(11):1393-1397.

学中难以被理解，甚至会出现颠倒和误解，大大影响了中医药国际化传播的进程。

　　在中医药现代化、国际化要求逐渐增长，中华文化走向世界舞台的时代背景下，中医药相关术语和中华古典哲学的相关词汇的转译需求大大增加。面对当前在中医药英译过程中产生的问题，国内各大高校应当加强中医药高层次复合型翻译人才的培养，努力通过中医药准确翻译工作使中医药融入国际医药学研究活动中，通过确立中医药翻译的国际标准，从而确立中医药的国际话语权。

（三）新媒体国际传播力量薄弱

　　国医大师邓铁涛说过，中医传播需要借助现代媒介，网络和电视可以为中医插上腾飞的翅膀。在新媒体高速发展的今天，中医必须借助现代化的手段加速中医药文化的传播，实现自身的复兴。

　　弗朗西斯·培根说，知识的力量不仅取决于其本身的价值大小，更取决于它是否被传播以及被传播的深度和广度。中医药文化有着深厚的历史底蕴和价值内涵，是世界医药健康的重要力量之一，然而中医药传播深度和广度的不足导致中医药在国际上没有获得它应该有的话语权。一种文化的传播发展需要相应的传播媒介的支持。当前，新媒体作为传播中医药文化的手段，力量较为薄弱，在一定程度上制约了中医药的国际传播。

　　新媒体国际传播力量薄弱还表现在新媒体传播内容呈现同质化趋势。新媒体时代，对传播形式的要求是能够实现个性化、互动化、细分化的传播，对传播内容的要求是能够实现碎片化、集成化、视频化传播。系统分析当下我国新媒体中医药文化国际传播现状，我们发现无论是官方新媒体、学院派新媒体还是民间新媒体等，与新媒体平台对传播内容和形式的要求还存在差距，部分中医药门户网站、微信、微博、微视频等只是对中医药养生文章、中医药信息图片、中医药音频和影像等进行单一传播，而且有些传播内容呈现同质化倾向，不能顺应新媒体时代海外受众对传播内容的个性化需求、学习时间的"碎片化"需求以及传播内容集成化、视频化趋势，导致中医药文化国际传播效果大打折扣。

　　同时，新媒体国际传播力量薄弱还表现在对新媒体国际受众的中医药文化需求分析不到位。《孙子兵法》曰，"知己知彼"方能"百战不殆"。提升中医药文化国际传播效能，必须系统分析主流新媒体中医药文化国际受众的需求——是自身生理需求、安全需求、爱和归属感，还是尊重和自我实现的需求。只有精准了解受众的需求，采用贴近不同区域、不同国家、不同群体受众的传播方式，才能更好推动中医药文化走出去，才能真正做到"以文载道、以文传声、以文化人"，才能真正获得海外民众的文化认同。但笔者以"中医药国际受众"为主题在中文全文数据库中国知网（CNKI）进行搜索，共获得8篇文章，以"中医药海外受众"为主题进行搜索，也只获得13篇文章，其中两次检索重复文章5篇（截止到2022年10月13日）。这充分说明，我国学界对新媒体时代中医药文化国际受众需求的研究不多。对国际受众的中医药文化需求分析不到位，会严重影响新媒体时代中医药文化国际传播的效果。

第三节　对提升中医药国际话语权的探索

中医药话语权的大小影响人们对中医药的认知结果，对促进中医药话语权的提升、对推动中医药文化的传播和中医药事业的发展具有关键意义。提升中医药话语权，第一，要对中医药性质及地位进行科学界定，为提升中医药话语权奠定知识论基础；第二，鼓励中医药积极参与疫情防控，为提升中医药话语权提供实践论基础；第三，鼓励中医药不断改革创新，为提升中医药话语权提供动力基础；第四，拓宽中医话语表述渠道，为中医药话语权提升提供平台基础。

一、对中医药性质及地位进行科学界定，为提升中医药话语权奠定知识论基础

19世纪以前，随着西医渐渐传入中国，中医在我国官方与民间医疗体系中仍拥有着话语主导权。然而鸦片战争后，日益深重的民族危机严重打击了国人的民族自信，"留日高潮"与"庚款兴学"下由帝国主义列强培养的各界精英更是在"事事不如人"的自卑笼罩下，提出了"全盘西化"的思想。在西化潮流中，中医文化被贬为"文化糟粕"，首先遭到了思想界人士的诘难与排斥：胡适认为中医知识与技术都落后于西方，注定处在"非科学"的黑暗之中；丁文江甚至表示"宁死不吃中药不看中医"。而在政界，北洋政府崇洋媚外，奴颜婢膝，教育总长汪大燮表示"吾国医学毫无科学根据"，"决意废弃中医"。此后，伴随唯科学主义观的兴盛，"废止中医"与"中医科学化"被提出，前者以余云岫为代表，他于1916年从日本学医回国后，以西医的逻辑解构中医，认为中医是"前古荒唐无稽之学"，甚至罔顾史实地痛陈"汤药圭刀戕人之生，夺人之命……惨狠阴毒，有过

于盗贼虎狼兵戎刀锯",而后者以陆渊雷为代表,力图为中医戴一顶"时髦"的帽子,却间接承认了所谓的"中医不科学",反为中医发展捅了篓子。

彼时,与节节败退的中医形成鲜明对比的西医却凭借兴办教会医院、大办学校、培养留学生等手段在中国深深扎根。尽管不能否认部分传教士治病救人的人道主义思想,但客观上,西医凭借排他性的竞争与"科学精神"的捆绑,成为帝国主义在华重要的文化侵略工具,其带来的影响是持续而深远的。在国破家亡、民不聊生的旧中国,中医面临的绝境可窥一斑。

然而,中医在疾病防治和病因分析层面有许多西医无法替代的优势。在我国民间,中医药文化更是与最广泛的人民生活血脉相连。因此,尽管西医逐渐体制化、官方化,并通过垄断诊疗机构、制度化管理和与"科学"思潮的捆绑夺得了话语霸权,中医药仍能数次转危为安。自1950年8月的第一届全国卫生工作会议将"团结中西医"作为我国卫生工作的三大方针之一提出后,中医存废之争暂告一段落。然而风波过后,部分重建中医药话语权的方案却反而成了中医药的掘墓人:在第二次"中医科学化"等思想的影响下,中医药本身的地位和性质被曲解,其文化自觉被大大低估,中医药及其文化体系被显著地扁平化,长远来看反而导致了中医药话语影响力的削弱。

纵观近现代中西医学话语地位的嬗变,西医摧毁中医药话语地位、构建其话语霸权的过程对中医药话语权的提升有警示和启迪的作用:西医对中医药话语权的摧毁,是从曲解中医的性质与地位,即全盘否定中医药知识论基础开始的。因此,中医药话语权的重建必须从明确性质与地位开始。

（一）科学界定中医药的地位

中医药是当世仅存的源远流长、留存完整、内涵丰富、优势显著、不断传承的医药学。习近平总书记在出席中医孔子学院授牌仪式时明确指出:"中医药学凝聚着深邃的哲学智慧和中华民族几千年的健康养生理念及其实践经验,是中国古代科学的瑰宝,也是打开中华文明宝库的钥匙。"①这是对中医药学的准确定位,也从根本上涤清了唯科学主义对中医的污名化。从其内涵看,这一定位包含三个主要方面。

1. 中医药理论结晶于中华智慧

中医药理论以古代哲学朴素的唯物论和自发的辩证思想为基础,又将其纳

---

① 杜尚泽,李景卫.习近平出席皇家墨尔本理工大学中医孔子学院授牌仪式[N].人民日报,2010-06-21(1).

入自身的理论体系,是中华民族的智慧积淀。从《素问·天元纪大论》中"太虚寥廓,肇基化元……生生化化,品物咸章"的表述,可见中医药精神与中国传统文化之间隐秘恒久的渊源。具体而言,中医养生的理论及实践反映着中国古代的劳动人民重生贵死、形神共具的生命观;浩如烟海的中医医案和临证指南记录着古代医家大医精诚、仁德修身的价值观;中药的开发与炮制折射着劳动人民改造自然、适应自然、顺应自然的自然观。总的来说,中医药学理论源远流长、广博精深,包含着东方哲学独特的人文思想,融汇着儒、释、道的智慧精华,记录着中华民族与疾病斗争的宝贵经验,并在千年传承中不断凝练、扬弃和升华,迭代发展,日臻完善。

2. 中医药文化扎根于科学真理

在复杂多变的现代社会,人们已经或多或少地认识到把自然科学推向极致的"唯科学论"行不通。而曾经被斥为"伪科学"并饱受非议的中医学,则因其蕴含的东方科学智慧而重新吸引了世界的目光。在《共同构建人类命运共同体——在联合国日内瓦总部的演讲》一文中,习近平主席指出:"我们应该遵循天人合一、道法自然的理念,寻求永续发展之路。"①而中医也强调"天人合一、道法自然",重视自然与生命的权衡自稳。"万物各得其和以生,各得其养以成。"在人口、资源、环境问题突出的21世纪,博大精深的中医文化与和平发展的时代乐章和谐共存,将为人类社会的永续发展指明道路。

3. 中医药话语相连于传统文化

中医药话语强调"阴平阳秘""天人合一""致中和",这些也是中国传统文化最基本的理论内涵,中医药诊疗又为其提供了实践支撑。因此,中医药话语权的提升不是单纯的医学问题,而是中国传统文化如何传承并寻求新发展的问题。中医药文化是中国人的共同记忆,提升中医药话语权也就与保护传统文化辅车相依。换言之,若中医药话语权不断丧失,传统文化也将唇亡齿寒,而失去传统文化精神的滋养,中华民族伟大复兴则是无源之水,无本之木。

(二)科学界定中医药学的性质

习近平同志指出:中医药学是"祖先留给我们的宝贵财富"。这是对中医药学性质的科学界定。第一,中医药学具有原创性。中医药学是国人在实践中积累的与疾病作斗争的原创经验。《吕氏春秋·古乐篇》中的"远古地阴,凝而多寒……故作舞以宣导之"是中国人民对抗寒冷气候的养生智慧;"伏羲尝百草制

① 习近平.共同构建人类命运共同体:在联合国日内瓦总部的演讲[N].人民日报,2017-1-20(2).

砭"是中国人民与疾病作斗争的早期尝试;《素问·异法方宜论》中,系统总结了砭石、毒药、灸焫、微针、导引、按蹻等中医诊治手段的起源。幅员辽阔的神州大地孕育了独具特色的中医药文化,中医药诊疗脱胎于中国人独一无二的生产生活方式。

第二,中医药学具有珍贵性。在传统哲学的启发下,古代人民应用阴阳五行学说解释人体的生理病理特点,从不同角度出发,提出了藏象学说、精气血津液学说、体质学说、经络学说等一系列对生命规律的原创思考,其中蕴含的独具特色的东方智慧深刻影响着国人的思维方式和生产实践。中医的遣方用药,是普通劳动人民与疾病作斗争的可歌可泣的血泪史,更是历代医家心血的凝粹。张仲景在《伤寒卒病论集》的序中写道:"感往昔之沦丧,伤横夭之莫救……博采众方……为伤寒杂病论。"中医的诊疗思路,历经了无数瘟疫、饥荒、灾害的考验,是中华民族繁衍生息的重要保障,是古代人民留下的一笔珍贵的健康财富。

第三,中医药学具有潜能性。屠呦呦从《肘后备急方》中获得抗疟药物提取的灵感,成为中国首位诺贝尔生理学或医学奖获得者,这说明卷帙浩繁的中医药古籍中有许多奥秘等待着人们的探索。在国人尚未能发掘好中医药财富时,中医古方"六神丸"却被日本企业重新包装,摇身一变为"救心丹",成为享誉全球的"救命神药",创造了极佳的经济效益。中医药是个宝,难在利用好。现今,国内科研水平不断提高,但如何充分激发中医药财富的潜能,仍是中医药发展的关键问题。

二、鼓励中医药积极参与疫情防控,为提升中医药话语权提供实践论基础

疗效是中医药生存之根,也是提升中医药话语权的关键。目前,我国已经初步实现人人基本享有中医药服务,大众对中医药的认知并不缺乏广度,但中医对急重症诊疗的参与长期受限,零散的实践成果也并未产生强大的社会影响力和说服力,从而限制了大众对中医药认知的深度。换言之,中医药诊疗地位的边缘化决定了中医药的边缘化,中医药话语也会因此被隐匿与遮蔽。想要提升中医药话语权,必须让中医在更具有影响力的临床实践中发挥价值。而中医药在SARS(严重急性呼吸系统综合征)、新冠肺炎等重大卫生公共突发事件中交出的成绩单,将成为提升中医药话语权重要的实践论基础。

（一）中医药积极参与 SARS 诊治,疗效显著

2003 年 SARS 流行,在中医药介入之前,SARS 患者死亡率约为 15%,中医药

诊疗介入后,死亡率降至约 6.5%,尤其为预防后患和减少后遗症做出了突出贡献。国医大师邓铁涛在广州中医药大学第一附属医院所拟的具有鲜明中医特色的诊疗方案,不仅成功治愈了院中所有患者,还创造了"四个零"奇迹,即患者零死亡、零转院、医护人员零感染、愈后零后遗症①。

(二)中医药广泛参与新冠肺炎防治,作用全面

2020 年 2 月 10 日,习近平总书记在北京市调研指导疫情防控工作时强调,要"不断优化诊疗方案,坚持中西医结合,加大科研攻关力度","要加强医疗救治,继续巩固成果,坚持中西医并重"。基于中医"因时、因地、因人制宜"的诊疗原则,各省均出台了相应的中医药诊疗规范。据统计,有 91.5%的全国新冠肺炎确诊病例接受了中医药治疗,临床疗效观察显示,总有效率达到 90%以上,在改善患者发热症状、控制肺部炎症扩散、促进炎症吸收方面,中医药能起到多方面、多途径、多靶点的作用②。接管武汉金银潭医院病区的首批国家中医医疗队,在救治重症患者时总结出的经验方"化湿败毒颗粒"经临床推广后疗效令人满意。同时,中医药能够发挥辨证论治的优势,在症状学搜集、病机分析、临床诊疗后迅速确立治疗方案,解燃眉之急。2020 年 6 月 2 日,在《构建起强大的公共卫生体系 为维护人民健康提供有力保障》的讲话中,习近平总书记指出"中西医结合、中西药并用,是这次疫情防控的一大特点"③,这是对中医药抗疫贡献与成果的重要肯定。

在两次疫情防控中,中医药从业者展现出的医德与医术,以及诊疗过程中产生的大量具有影响力的临床实例,是掷地有声的中医药话语,为提升中医药话语权奠定了坚实的实践论基础。

三、鼓励中医药不断改革创新,为提升中医药话语权提供动力基础

中医药话语不能只依靠"复制"的模式求生存,必须依靠"更新"的模式求发

---

① 中医抗非典,回顾邓铁涛创"零死亡、零感染、零后遗症"奇迹![EB/OL]. (2020-11-13)[2023-11-01]. http://dy.163.com/v2/article/detail/F4A0QR080514AM05.html.

② 张伯礼,刘清泉,张俊华,等.发挥中西医结合在疫情防控中的作用[J].天津中医药,2020,37(3):241.

③ 习近平对中医药工作作出重要指示强调 传承精华守正创新 为建设健康中国贡献力量 李克强作出批示[EB/OL]. (2019-10-25)[2022-06-18]. http://www.xinhuanet.com/politics/2019-10/25/c_1125151959.htm.

展。习近平总书记强调："要实现中医药健康养生文化的创造性转化、创新性发展。"①提升中医药话语权，必须通过中医药创新所提供的源源不断的动力来实现。唯创新者强、唯创新者胜，对于提升中医药话语权同样适用。

（一）要传承好中医药精华

《中共中央　国务院关于促进中医药传承创新发展的意见》中明确提出"要遵循中医药发展规律，传承精华，守正创新"。习近平总书记具体指出"要加强古典医籍精华的梳理和挖掘"。党中央领导对于基础性中医药研究繁荣发展的重视，对提升中医药话语质量和话语权意义重大。

（二）要优化中医药管理体制，强化人才建设

传承是中医教学的灵魂，健全的管理体制是中医药传承的基础，也是对"伪中医""伪中药"最大的威慑力。应当结合时代特点探索中医药发展的最优路径和人才培养的最优方案，同时推进管理体系和相关法律法规的改革完善，以消灭"伪中医""伪中药""速成班"对中医造成的负面影响，促进中医人才队伍高质量壮大。

（三）要避免"以西医律中医"

在西医药掌握话语霸权的时代，中医药工作者必须坚定对中医药诊疗手段和疗效的自信，也要使患者了解中西医诊疗参照的不同。医药管理部门也应避免照搬西医药标准评价中医药，避免用西医治标苛求中医药。正如习近平总书记指出的，要"建立符合中医药特点的服务体系、服务模式和人才培养模式"，"改革完善中药审评审批机制"，"既用好现代评价手段，也要充分尊重几千年的经验，说明白、讲清楚中医药的疗效"，通过调动中医药发展的自主性，进一步增强其生命力。

四、拓宽中医话语表述渠道，为中医药话语权提升提供平台基础

话语平台是指中医药话语被表达的载体或渠道②。国际交流和治国理政是推介中医药文化的两个重要载体，能促进中医药话语平台的拓宽和话语权的提升。

（一）推介中医药文化

习近平在南非媒体发表的《携手开创中南友好新时代》中提道："中国中医

---

①　习近平在全国卫生与健康大会上强调　把人民健康放在优先发展战略地位　努力全方位全周期保障人民健康[EB/OL].（2016-08-20）[2020-09-30]. https://www.gov.cn/home/2016-08/20/content_5101036.htm.

②　梁凯音.论国际话语权与中国拓展国际话语权的新思路[J].当代世界与社会主义,2009(3):110-113.

药……为南非民众……增进健康提供了新选择。"①在致第十九届国际植物学大会的贺信中,习近平提到"中医药学为人类健康作出了重要贡献"②。在致2017年金砖国家卫生部长会议的贺信中,习近平指出"中医药……以其独特优势受到许多国家民众广泛认可"③。中医药话语权的提升有赖于在协调好民族性与国际化、传统性与现代化的基础上,将中医优秀观念转化为国际社会的主流话语。

（二）融中医药智慧于治国理政

中医药专业术语具有言简意赅的特点,通过对中医理论精准的理解和独到的把握,国家领导治国理政的实践也能促进中医药文化的弘扬和中医药话语权的提升。2018年4月26日,在推进长江经济带发展座谈会上,习近平指出:"要治好'长江病',要科学运用中医整体观……通过祛风驱寒、舒筋活血和调理脏腑、通络经脉,力求做到药到病除。"④2019年7月9日,在中央和国家机关党的建设工作会议上的讲话中,习近平提到要让党的组织体系的"经脉气血畅通起来"⑤。中医文化的广博智慧与习近平总书记的治国理政实践是相辅相成的。

党的十九届五中全会提出到2035年建成文化强国的目标,这是党中央基于当下时代背景和国家发展现况的战略决策。文化是民族生生不息的血脉,更充分地发掘中华民族优秀传统文化能使我们在世界文化激荡中站稳脚跟。中医药话语权的提升不是单纯的医学问题,而是中国传统文化如何传承并寻求新发展的问题。面对西方话语霸权扩张的紧迫现实,提升以中医药为代表的中华民族优秀传统文化的话语地位和话语质量,对于提升我国文化的话语权和感召力及实现文化强国目标具有重要意义。在国际抗击新冠肺炎疫情的特殊时期下,中医药话语权的提升面临着机遇和挑战,把握好中医药话语权提升的基本方法,走正确的中医药话语权提升路径,将为守护人民健康、实现"文化强国"注入源源不断的动力。

---

① 习近平在南非媒体发表署名文章:中国中医药企业为南非民众增进健康提供新选择[EB/OL].(2018-07-24)[2022-10-10].www.cntcm.com.cn/2018-07/24/content_47330.htm.

② 习近平:中医药学为人类健康作出了重要贡献[EB/OL].(2017-07-26)[2022-10-10].http://www.cntcm.com.cn/2017-07/26/content_32458.htm.

③ 习近平致2017年金砖国家卫生部长会暨传统医药高级别会议的贺信[EB/OL].(2017-07-06)[2022-10-10].http://www.xinhuanet.com/politics/2017-07/06/c_1121276812.htm.

④ 习近平:治好"长江病",要科学运用中医整体观[EB/OL].(2018-06-19)[2022-11-12].https://www.sohu.com/a/236475961_644319.

⑤ 建设好党的组织体系这座大厦[EB/OL].(2022-09-01)[2023-09-01].http://www.qunzh.com/ldjs/zz/xzgl/202009/t20200901_51978.html.

第八章 发展中医药文化产业，增强中医药文化软实力

第一节 中医药文化产业概述

中医药文化产业作为文化产业的分支，与文化产业密切相关。因此要了解中医药文化产业的定义，须明晰文化产业的定义，并深刻理解中医药、文化与产业三要素之间的内在关联。

一、文化产业

文化者何？《周易·贲·象传》用"观乎人文，以化成天下"提出了"人文化成"的中华民族精神。而在古代欧洲，文化一词最初是指土地耕种。随着时代的发展，文化的内涵也在不断发生变化。如今对文化最广泛的理解是人的对象化。人类是文化的创造者，而这一过程伴随着人类和世界关系的发生，也就是人的对象化。人类对象化的目标不同，产生的文化也不同。如：将自然界对象化就产生了物质文化；将社会关系对象化就产生了制度文化；将人自身的各类关系对象化就产生了精神文化等。因此，文化就是人化，人的感情、智慧和观念及其所外化的一切，都可被称为文化。这是一个相对于自然而言的人类社会所特有的普遍范畴①。

2003年9月，文化部下发《文化部关于支持和促进文化产业发展的若干意见》，将文化产业界定为"从事文化产品生产和提供文化服务的经营性行业"。

国家统计局印发的《文化及相关产业分类（2018）》中指出文化产业分为两部分。其一，以文化为核心内容，为直接满足人们的精神需要而进行的创作、制造、传播、展示等文化产品（包括货物和服务）的生产活动。具体包括新闻信息服务、内容创作生产、创意设计服务、文化传播渠道、文化投资运营和文化娱乐休

---

① 魏明.文化：综合国力中的"软实力"[J].湖北大学学报（哲学社会科学版），2007，34（2）：26.

闲服务等活动。其二,为实现文化产品的生产活动所需的文化辅助生产和中介服务、文化装备生产和文化消费终端生产(包括制造和销售)等活动。此定义中,前者是直接作用于文化本身的生产活动,后者文化则作为辅助媒介,贯穿于文化产品的整个生产过程并为该文化产品服务。文化产业强调文化含量和文化价值日见突出的重要性,揭示时代消费和生产供应发生的本质变化。文化产业以满足社会健康有益的文化消费需求为己任,以文化内容为资源,并与经济结合。一言以蔽之,文化产业是把文化系统转化为产品而形成的一个新兴的产业,涵盖许多行业。

从市场角度可以将文化分为公益性文化和市场化文化,二者的区别主要在于是否以盈利方式提供。通常,公益性文化由政府或社会以非营利方式提供,目的在于满足广大人民群众基本文化需求,为全社会提供非竞争性、非排他性的公共文化产品和服务,如公共图书馆、博物馆、爱国主义教育基地等。与此相反,市场化文化以营利为目的,借助市场组织文化及其附加产品的生产、传播、消费。市场化文化在公益性文化之外提供文化服务。

文化产业日益受到国家重视,究其原因有以下三点。其一,随着科技的发展与生活水平的提升,人们的需求开始不仅仅满足于温饱,物质消费之外更需要精神消费,文化成了不可或缺的一部分,这是社会发展的必然结果。文化的发展推动了文化产业的发展,而文化产业升级亦可促进文化繁荣,二者互相关联。其二,文化产业不同于其他行业的一点是具有商业与意识形态双重属性,文化产业可以成为一国宣扬或抑制某种意识形态的工具[1]。当前的国际竞争不仅仅依赖政治、经济等“硬实力”,文化作为“软实力”也发挥着重要作用。文化影响力是一种软实力,它的影响不像硬实力那样直接和迅速,然而,由于其成本低,影响广泛、持久,具有独到意义。中华民族要实现伟大复兴,必须重视文化,发展文化产业。其三,文化产业是目前中国经济转型升级的重要领域,也是市场结构调整、产业形态创新的经济模块[2]。世界经济发展史显示,随着经济的发展,第一、二、三产业的发展中心是后移的,产业结构具有从低水平均衡向高水平均衡演化的特征,而第三产业在重心后移链条的终端。发达国家这种状况更加明显,包括文化产业在内的第三产业在国民经济中所占比重越来越高,对经济的贡献也越来越大,因此第三产业的发展水平在相当程度上反映着经济发展的水平。

---

① 张京成,刘光宇.重视文化创意产业的意识形态属性[J].前线,2014(1):56-57.
② 叶朗.中国文化产业年度发展报告:2017[M].北京:北京大学出版社,2017:3.

我国的文化产业发展起步较晚,始于20世纪70年代,在有了一定发展的同时,也存在文化产业对经济增长的贡献不足、地区发展不平衡等问题①。展望未来,我国文化产业的发展挑战与机遇并存。

二、中医药文化产业

中医药是一种文化资源。如今中医药文化的发展也应当借助经济的支持。随着中医药的振兴与文化产业的不断发展,作为我国文化产业一部分的中医药文化产业也日益受到重视。

对中医药文化产业的定义,是仁者见仁智者见智。有学者认为中医药文化产业是中医药与文化产业的有机结合,是将中医药中的地理、历史、文学艺术、风土人情、传统习俗、思维方式、价值观等文化部分进行系统整合发展而成,以实现其社会效益与经济效益的产业。另一方面也可以认为中医药文化产业是文化产业中与中医药相关的部分。在此,笔者将中医药文化产业定义成为满足群众中医药文化消费需要所从事的中医药文化产品和服务的创意设计、生产、经营活动,以及为这种活动提供相关服务的产业群和整个产业链活动的总和。

在不同视域下,中医药文化产业有不同的分类方法。按照产出性质,可将中医药文化产业分为产品和服务两类。一类是中医药文化产品,主要包括与中医药相关的文化产品,其中文化产品又分为物质与非物质两大类。中医药物质文化产品指将中医药文化元素赋予某一物质材料而创造、制作而成的产品,其中有继承亦有创新。继承如中药香囊,创新者如中药面膜、书签等,此类产品贯穿中医药文化并将之实体化,它看得见摸得着,与老百姓生活紧密相连,并能切实提升老百姓的生活质量与幸福指数,是中医药文化产品中的重要组成部分。中医药非物质文化产品包括与中医药相关的电视电影广播、新媒体、书刊音像制品、歌曲、游戏、戏剧、广告等,它既可以依托于中医药物质文化产品出现,增添中医药物质文化产品的底蕴与深度,又可以单独出现,通过中医药满足人们的精神文化需求。另一类是中医药文化服务,主要包括养生文化会所、中医药博物馆、中医养生保健体验营、中医药文化培训班、中医药主题的旅游、药膳馆、中医药文化展览等。此类可以将不同种类的中医药文化产品整合,令消费者实在地感受到能够贯穿于生活中衣食住行方方面面的中医药文化的魅力。总之,中医药文化产业是一个境界高、服务面广的大文化、大健康、大科技工程。人们通过培育

---

① 沈维佳.试论我国文化产业发展的现状及对策[J].商,2015(50):239-240.

中医药文化产业产品,拓展国内外中医药文化产业产品市场,可以有力推动中医药文化发展,使中医药的文化价值和经济价值在现代社会发展中发挥更大的积极作用①。

按照产业链,又可将中医药文化产业分为产业链的核心环节和延伸环节两类②。产业链的核心环节又分为中医药传统文化产业、中医药新兴文化创意产业、中医药健康养生文化产业三方面。中医药传统文化产业是将中医药作为一门文化进行发掘整理研究的产业。中医药新兴文化创意产业是着眼于古老的中医药与当下新兴的科技、文化进行结合的产业,注重的是传统理念的当今表达。中医药健康养生文化产业是对中医药中的健康养生部分进行开发利用,以符合现代人养生需求的产业。产业链的延伸环节则可分为中医药健康旅游产业、中医药健康养老产业、中医药保健康复产业三项。中医药健康旅游产业将中医药元素融入新兴的旅游产业,借助旅游进行中医药文化的传播,帮助人们树立正确的健康观,丰富养生体验。中医药健康养老产业符合当下我国的老龄化趋势,借助中医药进行养老,以提升老年人的生存质量。中医药保健康复产业侧重于针灸、推拿、刮痧等中医药的手段在保健康复领域的应用。

三、发展中医药文化产业的原因

当下,发展中医药文化产业势在必行。中医药文化产业有其作用,故有发展的必要性。其作用可分为经济效益和社会效益两方面。从经济效益的层面来说,首先,这是我国产业结构调整升级的必然要求。经济发展重点或产业结构重心由第一产业逐次向第二产业和第三产业转移的过程是一个国家或地区经济发展阶段的重要标志。经济越发达,其第一产业比重越低,第三产业比重越高③。而中医药文化产业属于第三产业,发展中医药文化产业对于第三产业完善结构、提升效能、扩充范围具有重要意义。其次,这是我国文化产业发展的需要。民族的才是世界的,在如今的全球化浪潮中,我国更应该保持自己的民族特色,而中医作为中华民族独有的科学与文化,理应受到重视。

比经济效益更重要的是中医药文化产业的社会效益。第一,发展中医药文

①　陈小平.地域中医药文化创意产业发展研究[D].长沙:湖南中医药大学,2013:46.

②　宋宝香,尤华.基于大健康视角的地区中医药文化产业发展研究:以南京市栖霞区为例[J].文化产业研究,2016(3):76-86.

③　方成武,杨洁,杨晨,等.安徽中医药文化创意产业发展之思考[J].安徽中医学院学报,2009(5):7-9.

化产业是提升人们道德修养与文化认同、增强文化自信、建设和谐社会的必然要求。中医药文化中蕴含的传统美德,如"医乃仁术""大医精诚"等,在当下对人们道德素养的提升有积极意义。第二,发展中医药文化产业可以促进中医学在内的医学发展,保护人们身心健康,有助于实施"健康中国"战略,是我国大健康产业发展的需要。我国所独有的中医药具有独特的优势,尤其是在养生保健方面的优势是现代医学无法比拟的。现代医学模式由生物医学模式转换为"生物-心理-社会"医学模式,中医则与这种医学模式高度契合。早在几千年前的战国秦汉时期,《黄帝内经·素问》即有"上工治未病""圣人不治已病治未病""尝贵后贱名曰脱营,尝富后贫名曰失精"等说法,这些说法在当下对于医学发展也是大有裨益的,大健康产业的提出更彰显了中医药文化的必要性。当前社会节奏快,压力大,很多人身心处于亚健康状态,身体的亚健康状态需要中医药来调理,而心理的亚健康状态则应通过中医药文化来滋养。大力发展中医药文化产业,以此促使大众健康意识增强、保健能力提升、保健水平提高,是惠国利民之举①。第三,是向全球弘扬包括中医药文化在内的传统文化,提高我国文化软实力的必然要求。当前,世界上很多国家开始重视中医药,截至2022年,中医药已传播到196个国家和地区,已有103个会员国认可使用针灸,其中29个国家制定了传统医学的法律法规,18个国家将针灸纳入医疗保险体系②。中医药文化产业的发展可以促进中医药在世界范围内的传播,促进人类健康命运共同体的构建。此外,还有助于"一带一路"建设,促进中医药对外文化贸易,进而促进中国传统文化在全球的认同,从而提升我国文化软实力,使我国在国际竞争中占据优势。

四、中医药文化产业的特点

中医药文化产业将中医药与文化两者有机融合形成产业,因此,它具有中医药与文化产业的双重属性。作为一种文化产业,中医药文化产业自然具有文化产业的共同特性,如服务性与营利性、传播性与政策引导性、知识性与创造性、文化产品可复制性等,除此之外还具有中医药的文化元素。因此,中医药文化产业带有独特的东方色彩,为我国所独有,也必将由我国发扬光大。

---

① 肖燕,宁泽璞,蔡光先.略论中医药文化产业化[J].世界中医药,2011,6(5):372-374.
② 毛嘉陵.中国中医药文化与产业发展报告:2017—2018[M].北京:社会科学文献出版社,2019:108.

（一）知识要素的独特性

产业化具有诸多影响要素,但其核心竞争力在于知识要素。知识要素的独特性在于其不会随着时间消耗,而且可重复使用。中医药文化产业中由中医药理论构成的知识要素更是具有旷日持久的特点,它经历了几千年的临床验证,毫无疑问是行之有效的。因此从产业化的角度,由中医药理论构成的知识要素具有核心竞争力,彰显了中医药文化产业的独特性。

（二）高附加值性

随着生产力的提高,社会经济的发展,人们购买商品不仅仅满足于商品的功能,而是更多地关注其背后的文化内涵。价值分为使用价值和观念价值两部分,当使用价值被满足后,观念价值就显得更重要。当我们走向知识经济时代时,技术交流与扩散使商品日益丰富并趋向同质化,这将使商品中"精神性"的观念价值越来越大。因此,中医药文化的"高附加值"可以体现出产品的独特品位。

（三）强融合性

中医药文化产业具有强融合性。不同的产业如中医药、文化、艺术、旅游等多种产业互相渗透、交织,最后融为一体,发展为全新的中医药文化产业。产业融合的直接结果是出现了新的产业或新的增长点,催生了许多新产品和新服务,满足了人们收入和生活水平提高后对更高层次消费品的需求。中医药文化产业作为一种新兴产业,具有强大的生命力,且可拉动多种产业发展,全方位提供服务。如今中医药养生旅游方兴未艾,有的景区中医药文化资源和旅游资源可叠加,景区可将诸多资源合理开发整合,因地制宜,协调发展。里面可设药膳、中医讲堂、中药采摘、养生功法等多种项目,这涉及中药、食品、文化、运动、旅游等方方面面,不失为一种良好方式。

（四）知识产权性

知识产权,也称为"知识所属权",指"权利人对其智力劳动所创作的成果享有的财产权利",一般只在有限时间内有效。中医药文化产业作为文化产业的分支,十分依赖对其知识产权的保护。一个中医药相关的文化产业,从创意、实施、推广到形成产业链等一系列步骤都需要知识产权保护。没有对知识产权的保护,中医药文化产业就没有发展的动力。因此,保护知识产权是中医药文化产业蓬勃发展的必要保障。

（五）民生与实用性

中医药文化植根于传统文化,融入老百姓衣食住行等各种方面,为人们所熟悉,有些甚至是世世代代流传的养生保健经验。故中医药文化产业是涉及人民群众健康幸福的民生产业,是实现"健康中国"的必然要求。医学是一门注重实用的学科,中医药能够发展流传几千年,就是因为其行之有效。中医药文化产业不是在象牙塔中高谈阔论出来的,而是在广大人民群众实践中得出的,所以中医药文化产业不会流向空谈,必将具备实用性。

（六）广泛性

广泛性分为两方面:一是涵盖的范围广。从上述对中医药文化产业的定义就可发现,它涵盖的分产业多,产业链条长。只要是利用中医药文化资源,从事满足人的身心健康相关活动的产业,都可纳入中医药文化产业的范畴,第三产业下设14个类,中医药与其中批发零售、居民服务、教育、卫生、社会保障、娱乐等多个领域均有关系。随着人们健康意识的增强,中医药文化产业必将蓬勃发展。二是受众广。中医药文化产业范围的广泛决定了受众的广泛。它包罗万象,老弱妇孺,患者与健康人,不同的职业,不同的文化素养所产生的不同的需求均可被满足。譬如对于健康人来说,中医药文化产业可以未病先防,而对于患者则可以既病防变。

（七）社会公益性

在中医药文化产业发展过程中应将社会公益性放在首位,同时兼顾经济效益。所谓社会公益性是指中医药文化基本服务应该是免费的,或者是低于成本的服务。在此基础上形成的中医药文化产业才能扩大受众人群,传承中医药文化,促进中医药事业继承与创新,承担起中医药文化的宣传教育服务。目前已建成的国家中医药文化宣传教育基地都把公益性放在首位,成为名副其实的中医药文化展示平台、知识平台和教育平台①。这是一个良好的开端,此类经验值得发扬。

五、中医药文化产业与文化软实力的关系

软实力最早由约瑟夫·奈提出,约瑟夫·奈将国家实力分为软实力和硬实力两种,认为软实力是以文化、意识形态、国民凝聚力等为主要内容,并能够通过软实力自身所具有的吸引力、同化力和感召力来影响并说服别人相信或同意某些行为准则、价值观念和制度安排等,从而获得理想结果的能力②。文化是影响

---

① 叶利军.公益性与产业化有机结合的典范:评十大中医药文化基地[J].中医药导报,2012,18(2):4-7.

② 张洪雷,张艳萍.中医孔子学院与中医药文化软实力建设研究[J].中医学报,2011,26(11):1310-1312.

软实力的首要因素,文化软实力指的是一个国家的文化资源及其软性运用过程中所产生的维护国家利益、实现国家战略目标的能力,是一个国家整体软实力的重要组成部分,通常体现为一个国家文化的吸引力、同化力和感召力。中医药文化属于中华优秀传统文化,彰显着中华民族对自身文化的认同,是我国文化软实力的重要体现。

发展中医药文化产业作为提升中医药文化软实力的路径之一,具有重要意义。我国有极为丰富的中医药文化资源,这些资源仍有较大开发潜力,经产业化、集约化开发后带来的无论是经济价值还是社会价值都有利于中医药文化软实力的提升。"临渊羡鱼,不如退而结网",无论是文化软实力还是中医药文化软实力的提升都不是空谈出来的,需要实事求是地去作用于实践。中医药文化产业就是实践的一部分。

同样,文化软实力的提升也打开了中医药文化产业的市场。我国是中医药文化资源的大国,但从产业发展水平来看,还是一个中医药文化产业的弱国。随着中国综合国力的增强,文化软实力的不断提升,中医药文化乘着互联网产业发展的东风,得到了越来越多的国家、地区的了解和认同。在扩大了中医药文化的受众面后,中医药文化产业潜在消费群体随之扩大,必然带来更大的中医药文化产业市场。中国的文化软实力开垦了中医药文化的土壤,为培植中医药文化产业的市场打下了坚实的基础,而中医药文化产业的发展,必然带动中医药文化的普及,同时也必然能够增强中国的文化软实力与信服力。由此,可以形成文化软实力与中医药文化产业市场互补的良性循环①。

第二节　我国中医药文化产业现状分析

一、中医药文化产业的规模

目前,中医药文化产业已被纳入国家规划,进入正轨,开始稳定发展。近年来与中医药文化产业相关的国家政策有以下几个。

习近平总书记在十九大报告中指出,在过去的五年来,文化事业和文化产业蓬勃发展。接下来要推动文化事业和文化产业发展,健全现代文化产业体系和

---

① 肖燕,宁泽璞,蔡光先. 略论中医药文化产业化[J]. 世界中医药,2011,6(5):372-374.

市场体系,创新生产经营机制,完善文化经济政策,培育新型文化业态。

《中医药文化建设"十二五"规划》提出:要发掘中医药文化资源,优化中医药文化产业结构;开发中医药文化科普创意产品,打造中医药文化品牌;发展中医药新兴业态,培育中医药文化特色产业,逐步形成中医药文化产业链。《中医药文化建设"十三五"规划》提出:到"十三五"末,中医药文化产业快速发展,中医药文化创新成果显著增多,还要推动中医药健康养生文化跨界融合创新,促进旅游与健康医疗融合发展等。《"十四五"中医药发展规划》指出:鼓励引导社会力量通过各种方式发展中医药文化产业;实施中医药文化精品行动,引导创作一批质量高、社会影响力大的中医药文化精品和创意产品;促进中医药与动漫游戏、旅游餐饮、体育演艺等融合发展;培育一批知名品牌和企业。

《"健康中国2030"规划纲要》指出要培育健康文化产业。国务院新闻办公室发表的《中国的中医药》白皮书提出要把中医药医疗、保健、科研、教育、产业、文化作为一个有机整体,统筹规划、协调发展。

2005年国家中医药管理局启动了中医药文化宣传教育基地建设工作,截至2019年,形成了81个中医药文化基地①。这些基地分别从不同的层面、从各自的特点出发,在产业发展模式上进行了有益的尝试。从共性上看,要突出旅游休闲特色,大打文化品牌,促进产业发展。从个性方面看,各个中医药文化基地从各自特点出发,开发出多种类型的文化产品,以满足人民群众的中医药文化需求②。如湖北蕲春兴建了李时珍国际健康文化旅游区,该旅游区集医疗、保健、娱乐、文化于一体,内有明清影视城,拍摄了电视剧《大明医圣李时珍》等。此外,甘肃庆阳、安徽亳州、浙江杭州等地均有中医药文化产业的发展。

虽然近年来中医药文化产业逐渐受到重视,取得了一定的发展,但影响力仍旧有限,国内至今仍缺乏一份关于中医药文化产业系统调研的数据。在《中国文化及相关产业统计年鉴》《中国中医药年鉴》《中国文化文物统计年鉴》《中国文化产业年度发展报告》中均未发现系统介绍中医药文化产业的内容。我国的中医药文化产业规模较小,尚未形成产业集群,还没有适应中医药文化发展和对外传播的需要。我国具有丰富的中医药资源、文化资源,中医药文化产业仍有巨

---

① 14年,全国中医药文化宣传教育基地在各地生根发芽,绽放中医药文化之花![EB/OL].(2019-08-19)[2022-10-10].www.natcm.gov.cn/hudongjiaoliu/guanfangweixin/2019-08-19/10628.html.

② 我国中医药文化产业发展模式.[EB/OL].(2018-08-18)[2022-03-10].http://www.chanyeguihua.com/1771.html#top.

大价值未被发掘,还有较大发展潜力。

二、中医药文化产业的结构布局

我国幅员辽阔,不同地区差异性较大。每个地区的自然环境、经济发展水平、风土人情等不同,产业的比例、结构布局自然不同。中医药文化产业作为文化产业的一部分,属于第三产业。第三产业的发展程度与经济水平密切相关,经济越发达的地区通常第三产业越发达,中医药文化产业亦然。此外,不同地区中医药发展水平不一样,某个地区中医药的发展水平、民众对中医药的认可程度、中药材的种植数量都会影响中医药文化产业的发展。因此,中医药文化产业在全国范围内的布局与我国各地区经济水平、中医药发展水平趋同。

中医药文化产业可分为基础产业、应用产业、工具产业、技术产业四部分[①]。

中医药文化基础产业,注重中医药文化产业内涵的阐释、外延的界定,目的是利用并丰富发展中医药基础文化,提供中医药文化出版、印刷、教育等相关产业[②]。此类产业主要将较抽象的中医药文化转换为具体的精神产品,如动漫、歌曲、游戏、电影电视剧等。如2016年我国首部中医药题材动画片《本草药灵》发布。同年,《本草中国》纪录片在江苏卫视上映,受到广泛关注并多次获奖。此外,2019年上映的讲述民国年间孟河医派传人翁海泉的故事的电视剧《老中医》也属于此类范畴。

中医药文化应用产业,为满足社会对中医药文化的消费需求,以中医药文化内容为资源,结合中医药文化与国家和时代发展需要,注重实践与养成、需求与供给、形式与内容相结合,推动中医药文化元素融入商业,把中医药文化消费嵌入各类消费领域,为社会提供中医药文化产品和中医药文化服务。"形而上者谓之道,形而下者谓之器",中医药文化产品是借助中医药深厚的文化底蕴,根据中医的治病、养生知识或以古代名医大德的典故为基础,挖掘其中的价值,进而创造成的中医药产品。其中包括日用品与文创产品:日用品如含有中药的洗发水、面膜、香囊等;文创产品如书签、笔记本、明信片等。中医药文化服务则是以中医药遗迹、中医药博物馆为依托,进行旅游观光、养生保健等服务,也可通过这些服务搭建中医药文化产品的贸易平台。

中医药文化工具产业,如中医药文化信息平台、评价体系,产业及市场数据

---

① 樊新荣.探索中医药文化产业发展新思路[N].中国中医药报,2018-03-26(8).
② 樊新荣.探索中医药文化产业发展新思路[N].中国中医药报,2018-03-26(8).

库等,是中医药文化传承发展、宣传推广,实现中医药文化产业现代化、增强国际竞争力与影响力的关键环节①。该产业借助现代信息技术,建立中医药文化产业数据库,将国内的政策、文献、市场信息等资源整合,搭建信息平台,将中医药文化产业的评价体系系统化、大数据化,对我国中医药文化产业发展战略规划提出建设性意见,从而促进我国中医药文化产业的传播与发展。

中医药文化技术产业研究是在继承中医药传统技术的基础上,融合借鉴利用现代科学技术,深入钻研其内在机理,探索现代科学技术与中医药能够相互融合渗透的关键共性技术、前沿引领技术、现代工程技术②。其利用多学科的交叉,使中医药与现代科技协同发展,以科技促发展。如:开发中医辨证软件,应用细胞自噬理论研究辟谷养生文化;应用中医整体观理论探索人体磁场变化规律等。此举为中医药文化产业注入了现代的活力。

三、中医药文化产业发展的优势分析

(一) 国家政策支持

国家出台了多项法律法规与政策规范、促进中医药文化产业的发展,从而使中医药文化产业的发展有了国家层面的保障。2009 年国家中医药管理局成立了中医药文化建设与科学普及专家委员会,并起草制定了《中医药文化建设与科学普及五年规划》,从此中医药文化产业的发展开始纳入国家层面。《中医药文化建设“十二五”规划》提出:要发掘中医药文化资源,优化中医药文化产业结构;开发中医药文化科普创意产品,打造中医药文化品牌;发展中医药新兴业态,培育中医药文化特色产业,逐步形成中医药文化产业链。《中医药文化建设“十三五”规划》提出:到“十三五”末,中医药文化产业快速发展,中医药文化创新成果显著增多,还要推动中医药健康养生文化跨界融合创新,促进旅游与健康医疗融合发展等。《“健康中国 2030”规划纲要》指出要培育健康文化产业。《中国的中医药》白皮书提出把中医药医疗、保健、科研、教育、产业、文化作为一个有机整体,统筹规划、协调发展。党的十九大报告指出,要推动文化事业和文化产业发展,健全现代文化产业体系和市场体系,创新生产经营机制,完善文化经济政策,培育新型文化业态。党的二十大报告指出,繁荣发展文化事业和文化产业,坚持以人民为中心的创作导向,推出更多增强人民精神力量的优秀作品,健

---

① 樊新荣.探索中医药文化产业发展新思路[N].中国中医药报,2018-03-26(8).
② 樊新荣.探索中医药文化产业发展新思路[N].中国中医药报,2018-03-26(8).

全现代公共文化服务体系，实施重大文化产业项目带动战略。

国家政策的支持可以从宏观上统筹中医药文化产业的发展。政府应从政策、机制、投入、项目、税收等方面给予倾斜，大力扶持扩大中医药文化事业，对中医药的医疗、教育、科研、影视、出版等给予政策支持①。

（二）历史积淀悠久

中医药文化历史悠久，具有深厚的文化底蕴，有许多值得继承发扬的内容。无论是其中蕴含的哲学思想、养生功法还是保健方式都值得弘扬。而且中医药文化深入人心，容易被老百姓接受，如端午节佩香囊、洗艾浴、悬挂艾蒿，重阳节手持茱萸等习俗尽人皆知，也为中医药文化产业的发展奠定了群众基础。深厚的文化积淀为中医药文化产业的发展提供了坚实的文化基础。而且我国幅员辽阔，地域不同文化也不同，中医药文化亦然。因此，每个地区都可以发展自己独有的、具有特色的中医药文化。

此外，中华文化包罗万象，包括民俗、饮食、戏曲、绘画、建筑、音乐、思想等多种内容。中医药植根于中华文化，与其他文化有千丝万缕的联系，二者是分不开的。中医药文化产业除了基于自身发展之外，还可以和中华文化中其他元素进行结合而发展，这样既丰富了中医药文化产业的内涵，也扩大了中医药文化产业的发展范围与表现方式。

（三）旅游资源丰富

伴随着经济与社会的发展，旅游也逐渐走入寻常百姓的生活，热度逐年提升。我国国土面积广大，无论是经度还是纬度跨度都很大，地形分为三级阶梯，不同的地区地理环境迥异，具有丰富的旅游资源。

无论是旅游资源中的自然景观还是人文景观，中医药文化产业均可与之有机契合。因此，国家正在全面推动健康医疗旅游的发展。《国务院办公厅关于印发深化医药卫生体制改革 2017 年重点工作任务的通知》提出要推进健康医疗旅游示范基地建设。这是将健康医疗旅游示范基地纳入国家规划进行建设的重要举措。2016 年 7 月，国家旅游局和国家中医药管理局联合下发《关于开展国家中医药健康旅游示范区（基地、项目）创建工作的通知》，计划用 3 年左右的时间在全国建成 10 个国家中医药健康旅游示范区，100 个国家中医药健康旅游示范基地，1 000 个国家中医药健康旅游示范项目，全面推动中医药健康旅游快速

---

① 秦伟民,刘蔚.简论中医药文化产业发展中存在的桎梏及对策[J].湘潮(理论版),2013(10)：82-83.

发展①。

截至 2021 年,国家中医药管理局会同原国家旅游局公布了 15 家国家中医药健康旅游示范区创建单位和 72 家国家中医药健康旅游示范创建单位。与国家林草局、民政部、国家卫健委联合公布了 96 家国家森林康养基地名单,并通过支持举办北京国际健康旅游博览会、国际健康旅游行业培训会等,提升行业开展中医药旅游业务能力。"十四五"时期,将充分发挥中医药特色优势,促进中医药资源和森林资源融合发展。坚持康养主导,融合发展,倡导中医治未病理念,与卫生健康、养老、体育和教育等服务融合发展,共建共享绿色健康生活方式;坚持因地制宜,特色发展,遵循自然资源禀赋、中医中药、地域文化等区域特色,根据自身森林资源、景观资源、医药资源、人文资源等优势发展特色森林康养服务②。

（四）人才培养助力

人才是任何一个产业发展不可或缺的一部分,而对于中医药文化产业这样一个知识密集型产业,人才培养尤为重要。中医药文化产业的人才需要有中医药相关的复合知识结构且对市场充分了解。当前,我国中医药文化教育体系逐渐完善,构建了中医学本专科生、中医文化学硕博士生在内的合理人才梯队,为中医药文化产业的发展注入了活力。

（五）消费模式转变

随着人们生活水平的提高,人们越来越注重生活的品质。生活品质的提高包括身体健康与精神愉悦,二者都与中医药文化息息相关。诸多事实表明:消费概念与消费模式的社会认同是商品实现产业化的重要前提和基础,并且这种社会认同使该商品的文化理念成正比传播普及。中医药文化产业顺应了消费模式的转化与人民身心健康的要求,必将展现广阔的发展前景。

四、中医药文化产业发展过程中存在的问题

（一）中医文化消费不足

一个产业若想获得发展,须扩大该产业的消费才能获得提升的源泉。在全球化市场语境下,随着全球经济一体化加快的趋势,不同国家之间的交往、贸易、

---

① 叶朗. 中国文化产业年度发展报告:2017[M]. 北京:北京大学出版社,2017:193.
② 国家中医药管理局解读《"十四五"中医药发展规划》[EB/OL]. (2022-03-29)[2022-10-10].
www. natcm. gov. cn/guicaisi/zhengcewenjian/2022-03-29/25695. html.

旅游、文化、教育等不断加强①。因此，全球的消费文化产生了趋同性，这种趋同性促使人们在医药领域对西医主导下的现代医学产生认同，而且认为西医治疗具有效果快、方便等优势。与此相反，人们错误地认为中医熬药麻烦、疗效缓慢。因此选择治疗方式时不由自主地趋向于西医治疗。

在如今的医改模式下，优胜劣汰的市场规律决定着医院、诊所、药店等机构必须以趋利性的消费文化为主导去考虑收益与回报，所以医疗机构会趋向于选择西医而非中医作为首选治疗方式。中医具有"简、便、廉、验"的优势，在此医改模式下和西医同台竞技自然不具备优势，这也影响了中医的发展。

因此，科学主义、西方文化中心论以及消费主义文化的冲击使人们对中医的文化认同陷入困境，自然会影响人们的消费决策。中医药文化消费不足、受众不广泛影响了中医药文化产业的发展。

（二）市场环境欠缺规范化

市场环境的规范与否、经营制度的健全与否均会影响一个产业的发展，中医药文化产业也不例外。一个典型反例就是"刘洪斌事件"。刘洪斌是一位三年间以九个身份活跃在多个地方卫视的虚假"专家"，先后以祖传老中医、蒙医传人等身份推销药品、保健品。由于刘洪斌出现在电视画面中的身份完全不同，他也被网友戏称为"虚假医药广告表演艺术家"。此类骗子在大众媒介上打着中医的旗号行骗来赚取利润，无端蒙羞的却是中医界，只会令中医的公信度下降。

此外，中医药文化产业是较为依赖创意的产业，而创意又是最容易遭遇侵权的部分。创意产生、设计需要一个很长的过程，而盗版侵权却易如反掌。为了使产业发展有一个良好环境，须营造一个对知识产权大力保护的环境。若市场环境不够规范会影响百姓的信任度与投资方的投资热情，进而阻碍产业发展。我国在目前的知识产权法律体系下，对知识产权侵权的执法力度不够大，从盗版的猖獗就可见一斑。这严重阻碍了包括中医药文化产业在内的文化产业的发展。中医药文化产业作为文化产业的重要组成部分，其知识产权问题也不容忽视。

（三）中医药文化与科技未能有效结合

科学技术是第一生产力，当前科技飞速发展并主导话语权。以阴阳五行等传统文化为指导思想的中医若想在当下取得发展，须正确处理与科技的关系。

---

① 郑民，王亭.消费文化对中医的影响及解决策略[J].中国西部科技，2014(7)：90-91.

当前的问题为人们趋于用科学技术解构文化,中医在现代科学的身后亦步亦趋,并企图用行动去肢解自己进而获得现代科学的认可。这并非中医药文化与科技有效结合的最佳方式。固然,西方文化背景下产生的科学技术的确带来了社会的进步,但也不是完美无缺的,过度依赖现代科学也会产生诸多问题。西方文化对于中医药文化在内的中华文化,如同十进制对于二进制,它们都是合理存在的,可以相互借鉴,无必要争论孰是孰非。《中庸》中的道并行而不相悖,万物并育而不相害"正是此意。在中国文化的视角下,科学技术和文化不是一个层次的问题。用科学技术解构中医药文化,长此以往培养的是中医的掘墓人而非继承人。习近平总书记提出"文化自信",而用科技解构中医药文化却是文化不够自信的表现。中医药文化与科技未能有效结合会影响中医药文化产业的发展。

究其原因,与中医药文化产业的发展不够有关。譬如提到儿童食品,人们会想到娃哈哈、旺旺,提到网购,会想到淘宝、京东,可是中医药文化产业中尚未出现像其他产业一样的知名领军企业。中医药文化产业发展不够,自然难以被有关部门全面调查研究。

第三节　发展我国中医药文化产业的策略和途径

一、扩大中医药文化消费,提升中医药文化认同

不同于政治逻辑和经济逻辑,消费逻辑才是与百姓生活息息相关并占主要地位的逻辑。现代社会消费已经成为整个社会运行的结构中心。消费成为对产业进行扩大再生产并对其进行控制的巨大力量,从而成为支撑整个社会经济的支柱。没有消费群体的任何再美好的东西,都不可避免地走向没落的境地。面对这样的消费社会场景,中医的振兴不可避免地要依赖于人们对中医的认同和消费程度[①]。市场经济下,"酒香也怕巷子深",要扩大中医药的文化消费,就要针对中医药文化产业培植出一批忠实的消费群体,他们既要认同中医,又要具有一定的、长远的消费能力,从而开辟中医药文化产业市场空间取得发展。

而当今社会,大众媒介主导了消费意识和消费群体的形成。譬如纪录片

---

① 王明强. 消费社会与中医的文艺传播策略[J]. 环球中医药,2010(5):379-381.

《舌尖上的中国》使一些具有地方特色的美食增加了知名度，扩大了生产。因此，中医药文化产业的发展必须和媒体联合，依托中医药深厚的文化底蕴，借助文艺的形式表现出来，进而通过大众媒介传播。借助报纸、电视、广播等传统媒体宣传，加强中医药的科普与文化传播，同时要注重网络等新媒体的使用。如今在网络上出现了少数不认同中医甚至反对中医的声音，这更加需要我们占领舆论阵地，培养一些有影响力的中医药论坛、微信公众号。正所谓"不是东风压倒西风，就是西风压倒东风"，要吸引包括年轻人在内的更多人关注中医药，须加大中医药文化传播力度，增加中医药文化认同，树立年轻一代的中医药文化自信。

二、加强政策引导扶持，创造良好的政策环境

目前，国家已出台了一系列措施扶持中医药文化产业发展。如《中医药文化建设"十三五"规划》提出到"十三五"末，中医药文化产业快速发展，中医药文化创新成果显著增多，推动中医药健康养生文化跨界融合创新等；还有《"十四五"中医药文化弘扬工程实施方案》等。好的政策环境是一个产业发展的必要条件。一方面，国家要建立健全相关的法律法规、管理条例，维持市场秩序，让安定的市场环境促进产业发展。另一方面，又要充分调动从业者的积极性，采取相关政策扶持中医药文化产业发展。政府应从政策、机制、投入、项目、税收等方面给予倾斜，大力扶持中医药文化事业，扩大中医药文化产业规模的同时提升产业质量，对中医药的医疗、教育、科研、影视、出版等给予政策支持[①]。按照市场运作的规律，确定政府和企业的职责，令诸多行业各司其职，合理处理经济效益和社会效益的关系，为中医药文化产业注入活力。

三、促进中医文化与科技融合，发展新型中医文化业态

中医自古以来就是一门与时俱进的学科。唐代丝绸之路繁荣，阿拉伯国家的乳香、没药传入我国，明代郑和下西洋带来了亚非各国的珍贵药材，如苏合香、降香等，李时珍得以借鉴完成了巨著《本草纲目》，许多药物沿用至今。每个时代都有自己的特色，当前科技飞速发展，中医文化也应与现代科技成果融合，推陈出新，在创新中发展。要将中医药文化元素进行整合重组，用科技中医药产品和中医药服务体现强大生命力和中医药文化的魅力。

---

① 秦伟民,刘蔚.简论中医药文化产业发展中存在的桎梏及对策[J].湘潮(理论版),2013(10)：82-83.

此外,要通过各种文化形式和形象促进对中医药的认知、理解和体验,创造出新的促进中医药消费的模式。"打铁还需本身硬",如此,中医药文化产业的专业水平与附加值可提高,中医药文化产品得到优化,这样才能创造出满足广大人民日益增长的中医药文化需求的中医药文化产品和服务内容。

四、提升从业者素质,以人才促发展

人才是中医药文化产业长久发展的先决条件。此项事业需要四类人才:一是热爱中医药文化,有深厚中医药功底与传统文化素养,同时有文化传播自觉性的中医文化学者;二是熟谙现代科学技术,能够将中医药文化与科学技术相结合的理工科人才;三是能对中医药文化进行商业运作与宣传,使之产业化、系统化的管理学人才;四是专精于传统文化行业,并对中华文化怀有温情与敬意的人才。这四类人才一起进行思想的碰撞、融合,可以形成多元的知识结构。

此外,还要优化中医药文化产业人才培养机制,将院校培养和单位、社会培养有机结合,本专科硕士博士不同层次相结合,全日制与师承、继续教育结合。广泛借用高校文科专业、中医药专业与经管专业的资源,并结合实际培养复合型人才。

五、发展我国中医药文化产业,是提升中医药文化软实力应坚持的方向

(一)中医药文化产业发展应体现当代先进文化

中医药文化产业的发展应体现当代先进文化。先进文化,是指以马克思主义为指导,以培养有理想、有道德、有文化、有纪律的四有公民为目标的面向现代化、面向世界、面向未来的,民族的科学的大众的社会健康积极向上的具有特色社会主义的文化。先进文化有诸多作用。首先,先进文化对弘扬民族精神、形成民族凝聚力,有着极大的激励和促进作用。其次,先进文化为中国经济发展和社会全面进步提供精神动力。最后,先进文化是中国综合国力和国际竞争力的深层次支撑,也是中国共产党夯实执政基础、巩固执政地位的核心内容。

当前,中国特色社会主义进入了新时期,主要矛盾发生了变化,中医药文化产业也应有新作为,要坚定文化自信,努力解决人民日益增长的关于中医药文化的美好生活需要同中医药文化产业不平衡不充分发展之间的矛盾。

中医药文化产业作为一种服务于广大人民群众身心和谐的健康产业,会对

人们的身心健康产生潜移默化、深远持久的影响，中医药文化产业向正确的方向发展会促进人们身心健康，反之亦然。漫长的五千年中医药文化博大精深，绝大部分都是值得借鉴和继承发展的，但不可避免也残留着一些糟粕。应当避免为了经济利益而将暴力、黄色、迷信等文化渗透进中医药文化产业中。发展中医药文化产业必须取其精华，去其糟粕，批判继承，古为今用。坚持辩证否定观，既批判又继承、既克服其消极因素又保留其积极因素。如此方可令中医药文化产业增强民族凝聚力，促进社会和谐与人民安居幸福。

（二）发展中医药文化产业应把社会效益放在首位

文化产业的获益可以分为经济效益和社会效益。其中，经济效益是人们在社会经济活动中所取得的收益性成果，社会效益则是在经济效益之外的对社会生活有益的效果。经济效益是追求社会效益的基础，而追求社会效益又是促进经济效益提高的重要条件。中医药文化产业是文化产业的一部分。文化产业必须正确处理社会效益与经济效益的关系，坚持社会效益与经济效益的辩证统一，将社会效益放在首位，中医药文化产业也不例外。一方面，不能只追求文化产品的经济价值，忽视文化产品深层次的本质性的审美价值和影响深广的社会价值，如此则无异于杀鸡取卵；另一方面，也不能走向另一个极端，认为文化价值与经济价值不相容，认为今天精神生活的健康发展可以而且必须远离市场。

将社会效益放在首位能够最大限度发挥中医药文化产业的内在价值。中医药文化源远流长，博大精深，许多方面对于现代社会的发展都有价值，应努力弘扬。譬如医学伦理方面的"大医精诚""医者仁心""医乃仁术""医无德不立"在当今仍有重要意义。

（三）发展中医药文化产业应坚持以民为本

中国共产党始终代表最广大人民的根本利益，始终站在人民群众的立场，坚持以人民为中心。因此，发展中医药文化产业要以民为本。与中医药文化产业有关的人民分为从业者和消费者，因此，以民为本也分为两方面。

中医药文化产业的从业者希望从中获得经济效益、社会效益，实现人生价值。国家要考虑从业者的合法权利，因地制宜扶植中医药文化产业发展，服务百姓，让人民获得切实利益。对于有条件的贫困地区则将中医药文化产业与精准扶贫相结合，以中医药带动脱贫攻坚战。如贵州遵义与四川南充的贫困县以桑茶作为特色农产品，按照"人均一亩桑，脱贫奔小康"的目标走出了具有地方特色的致富路。

中医药文化产业的消费者则是通过中医药文化产业满足自身的物质文化需求。国家要保护从业者、消费者双方的利益，制定一系列规范市场的政策制度。中医药文化产业整体水平提升后，消费者的需求自然可以更好地得到满足。政府可以为中医药文化产业的消费者提供一定优惠政策，如补助、公共设施的倾斜等，寓教化于消费，这样既提升了消费者的积极性，又能弘扬优秀文化。

（四）发展中医药文化产业要坚持文化创新

创新是指人们为了发展需要，运用已知的信息和条件，突破常规，发现或产生某种新颖、独特的有价值的新事物、新思想的活动。创新的本质是突破，即突破旧的思维定式，旧的常规。创新是一个民族进步的灵魂，是一个国家兴旺发达的不竭动力。文化在交流的过程中传播，在继承的基础上发展，都包含着文化创新的意义。文化发展的实质，就在于文化创新。文化创新，是社会实践发展的必然要求，是文化自身发展的内在动力。

文化创新可以推动社会实践的发展。文化源于社会实践，又引导、制约着社会实践的发展。文化创新能够促进民族文化的繁荣。

以动漫行业为例，中医漫画作者懒兔子采用接地气的方式——漫画以微信等新媒体为平台传播中医文化，受到了关注，不失为一种良好的发展方式。总之，发展中医药文化产业要坚持文化创新，其中分为内容和形式的创新，应当在继承中创新，多行业、多学科交叉发展。

第九章　中医药文化传播与中医药文化软实力提升

2016年8月，习近平主席在全国卫生与健康大会上指出："要着力推动中医药振兴发展，坚持中西医并重，推动中医药和西医药相互补充、协调发展，努力实现中医药健康养生文化的创造性转化、创新性发展。"中医药作为五千年中华文明的结晶，既是国家软实力的重要载体，又在人民健康事业中发挥着不可或缺的作用。中医学植根于中医药文化，优秀的中医药文化起着引领中医学发展的作用，中医药文化传播是中医药事业得以继承和发展的重要环节之一。

其一，中医药文化传播有利于构建社会主义和谐社会。中医药思想流传千年，深受中华优秀传统文化的浸润。受儒家知本、治本、务本思想的影响，中医讲究"不治已病治未病"，"养内慎外"（内养元气，外慎邪气）；道家的"道法自然""道常无为"，要"守柔处弱"等思想折射到中医思想中来，就产生了"法于阴阳，和于术数"，"志闲而少欲"，"嗜欲不能劳其目，淫邪不能惑其心"，"处天地之和，从八风之理"①。所以，上古之人能长寿，重要的一点就是因为他们知"道"；佛家的众生平等、慈悲为怀与中医的大医精诚异曲同工。易医同源，中医的"气"的概念就源于中国古代哲学，它的引入是中医学发展史上的一次革命。将中医的和谐整体价值借鉴到治理国家、处理各种社会问题上，既能发挥中医药文化的价值，又能促进其在社会公众中的传播②。

其二，中医药文化传播有利于促进中医药的传承和发展。近年来，由于人们缺乏对中医药知识的深度了解，传统的中医思想备受争议。文化是人类行为取向的重要方面，它不仅决定于人的价值观念，而且构成了人的行为准则③。文化自信是一个国家、一个民族发展中更基本、更深沉、更持久的力量，它对于中华民族的心理和精神独立性的建构，关乎民族认同，关乎国民性，因而关系到国运兴

---

① 陈智慧.《皇（黄）帝内经》中健康相关行为的探索[J].社会心理科学,2006,21(5):75-77.
② 姜嫚,伍威萍.从中医药文化看中医药的普世价值[J].绿色科技,2015(6):365-366.
③ 张训浩.浅议中医文化与中医发展[J].中国民间疗法,2013(11):5-6.

衰。对于中医药而言,中医药文化自信就是对中医药文化生命力的高度认同,对中医药文化价值的坚定信念,对中医药文化发展前途的坚定信心。要将深厚的传统中医药文化资源"创造性转化"为国家文化软实力,必须以建构中医药文化自身的主体性为前提。所以,唯有传播中医药文化,增强国人的中医药文化自信,才能推动中医道路、理论和临床的发展。

其三,中医药文化传播有利于提升国家文化软实力。中医药文化是中华优秀传统文化的代表,是我国文化软实力的重要体现,对世界其他国家具有强大的吸引力。屠呦呦凭借青蒿素的发明,获得诺贝尔生理学或医学奖,而这一抗疟药物拯救了全球数百万人的性命。里约奥运会上,泳坛名将菲尔普斯身上的火罐烙印让世界了解到"中国印"。可以说,世界范围的"中医热"已然形成。传播中医药文化,弘扬中医特色,彰显中医优势,振奋中医精神,有利于将中医药文化资源转化为国家文化软实力,从而实现提升中医药文化国际竞争力的目标。

所以,传播中医药文化,提升中医药文化软实力,是中医药事业发展进程中必须常抓不懈的一项工作。同时,其对于弘扬中华优秀传统文化、构建社会主义核心价值观、培养现代人的健康理念,也具有深刻的现实和历史价值。

第一节　中医药文化国内传播,提升中医药的吸引力和影响力

一、中医药文化国内传播现状研究

(一) 中医药文化国内传播的优势与机遇

中医药文化是指有关中医药的思维方式、行为规范、传统习俗、生活方式、文学艺术,甚至一些影响深远的事件等①。它体现了中华民族数千年的优秀人文思想和社会理念,是历史文化和社会发展的真实展现。国家中医药管理局指出:"中医药文化是中华民族优秀传统文化的重要组成部分,是中医药学发展过程中的精神财富和物质财富,是中华民族几千年来认识生命、维护健康、防治疾病的思想和方法体系,是中医药服务的内在精神和思想基础。"中医药文化是中医药事业传承和发展的动力和支撑,更是建设中国特色医疗卫生制度和提高我国

---

① 黄文静.应用型本科数字媒体专业人才实验教学项目研究:以中医药虚拟现实平台课题的研发为例[J].艺术科技,2016,29(12):50.

公民整体健康水平必不可少的重要部分。

党的十八大以来，以习近平同志为核心的党中央坚持中西医并重，把中医药摆在了国家发展战略层面的重要位置，中医药事业迎来了"天时、地利、人和"的大好时机。中医药既是中华文明的重要载体，又在人民健康事业中发挥着独特作用。习近平总书记在多个重要的国际会议和国际交往活动中，提出要将中医药作为国际合作交流的重要项目。时任国务院总理李克强明确要求"提升中医药在世界上的影响力，做到在继承中创新发展，在发展中服务人民，为丰富祖国医学宝库、增进人民健康福祉、全面建成小康社会作出新贡献"。时任国务院副总理刘延东将中医药界定为国家的"独特的卫生资源、潜力巨大的经济资源、具有原创优势的科技资源、优秀的文化资源和重要的生态资源"，并指出要"推动中医药走出去，为健康中国建设和人类健康事业作出独特贡献"。党和政府对中医药发展的高度重视和中央领导的密集指示在中医药发展史上是前所未有的。而且近年来关于中医药发展的政策扶持文件相继出台，中医药振兴发展已上升为国家战略。如在国务院印发的纲领性文件《中医药发展战略规划纲要（2016—2030年）》中，提出要大力弘扬中医药文化，发展中医药文化产业[1]。2017 年 7 月 1 日《中华人民共和国中医药法》的实施从法律层面明确了中医药的重要地位、发展方针和扶持措施，为中医药事业发展提供了法律保障[2]。同时各级地方政府、各科研单位及中医药院校等也都十分重视中医药文化和中医药知识技术的普及与应用，努力促进中医药事业的发展。当前，我国中医药事业的发展拥有良好的国内政策环境和广阔的国际发展空间，我们应抓住机遇，克服困难，积极探索中医药文化传播的合适路径，让传统的中医药文化在新时代焕发出更强大的生命力。

（二）中医药文化国内传播面临的挑战

目前，中医药文化的传播有着良好的国内外社会环境，但不可避免也面临一些问题，如院校教育和师承教育的发展困境、中医药文化传播客体和传播内容的困境等，中医药振兴发展任重而道远。

1. 中医药文化传播主体的困境

（1）院校教育的困境

当前社会，中医药教育西医化已经成为一种不可逆转的趋势。一方面，从办

---

① 梁万山，刁远明.中医养生科普现状分析及其对策[J].中国中医药现代远程教育,2017,15(17)：151-154.

② 郑进.以《中医药法》颁布实施为契机 推进云南中医药事业深入发展[J].云南中医中药杂志,2017,38(7)：1-3.

学规模上看,中医药院校与西医药院校相比,无论数量还是招生人数都要少,培养出来的中医自然没有西医多①。另一方面,从教学内容来看,"以中医为基础,结合西医,中西医协同发展"已经成为许多中医药院校的办学理念。目前很多中医药院校,其西医课程占一半或一半以上,已是多年来普遍实行的教学方案,甚至有些中医药大学开设纯西医专业,且美其名曰临床医学。这就使得中医药基础教育显得异常薄弱。同时,当前的教材体系建设盲目跟风,模仿西方的分科模式,一般设有中医基础理论、中医诊断学、中医方剂学、中医儿科、中医妇科、中医眼科等,学生通过课程学习仅仅是掌握了中医的一些知识、一些概念,仅能应付考试。而一些中医经典著作如《黄帝内经》《难经》《伤寒杂病论》《神农本草经》等却被列入选修课,这就导致中医的核心理念如精气神、阴阳、五行等理论并未作为研究、学习和传承的重点,甚至好多被作为封建迷信给删除了。有关人士曾经指出,中医药学校的学生"以五年制本科为例,学生大约三分之一的时间学英语、政治、体育等公共课,三分之一的时间上西医课,只有三分之一的时间是在学中医课,加之第五学年考研的影响,学习中医课程的时间最多也不会超过一年半"。且在交叉地带缺乏系统介绍,相关基础课如哲学、国学等远远不够,导致培养出一些"不中不西"的中西医结合学生,其中医基础不牢、西医技能不精。有些中医药研究生到医院工作后实践动手能力极差,还不如一些本科生,却又不肯虚心向学历比他们低的上级医师请教学习②。中医学是一门实践性很强的学科,除了要具备扎实的基本理论、基本知识和基本技能之外,临床实践体验更加重要。而且中医学院师资水平下降,好多中医学院的教授、博士生导师居然不会号脉。绝大多数中医学院毕业生毕业后未能从事中医行业,而是成为医药代表或选择其他职业,中医人才后继无人的危险依然存在。

（2）师承教育的困境

韩愈在其《师说》中有言:"师者,所以传道受业解惑也。"师承教育是中国传统教育的一种重要形式。对于传统中医而言,师承教育也是培养人才的重要形式。中医以经验医学著称,没有名师指点,个人很难体会到各种深奥微妙。师承名师,以中国古代文史哲的修养作为成才修业的基础,注重济世、仁爱、活人的高尚道德情操;根据学生的个人素质因材施教,让其学习老一辈中医学家独特的经

① 刘步平.王省良:培养学生"原汁原味"的中医思维[N].中国中医药报,2015-01-09(3).
② 洪净,张欣霞.浅谈现代教育模式下的中医药师承教育[J].中医杂志,2014,55(22):1978-1980.

验和诊疗技巧,通过朝夕临诊,耳濡目染,口授心传,个别指导,逐步缩短成才周期①。古往今来,师承教育培养出一大批医术精湛的中医大师。但就中医其本身私相授受的特点来说,所造成的私密性、封闭性甚至某些神秘化色彩较其他领域更为严重。由此也会派生出门户之见、门派之争等诸多现象,学生"各承家技",只闻一家之言,容易导致知识上的局限性。同时,所学知识和技能受限于老师学术水平与个人喜好,导致培养质量参差不齐且难以衡量的局面。而且,教育规模难以扩大,学术创新难有突破②。此外,师承教育缺乏一个可量化的标准体系。对于主管部门来说,对于师承教育教出来的学生是否具有治救病人的能力,谁也不能打包票。所以,师承教育的困境,其实就是传统中医所面临的困境。

2. 中医药文化传播客体的困境

中医药的危机从根本上说是中华传统文化的危机,是中华传统文化命运的一个缩影。公元 16 世纪,西医开始传入中国。随着西医的传入,国人开始对中医的合理性产生了质疑甚至进行否定。历史上第一个明确提出废除中医的人是俞樾。俞樾是一代经学大师,他在 1879 年发表了一篇文章《废医论》;之后又发表《医药说》,提出"医可废,药不可尽废"的观点。政府部门第一次明确提出废除中医是 1929 年 2 月国民政府卫生部第一届中央卫生委员会会议通过的"废止中医案",这个提案是余云岫提出来的,全称是《废止旧医以扫除医事卫生之障碍案》。议案一公布,立即遭到中医界的强烈反抗。新文化运动期间,中医药学作为"旧传统、旧文化"的一部分,也遭到了批判或否定。新中国成立后,卫生部副部长王斌提出:中医是封建医,应随封建社会的消灭而消灭。因为毛泽东主席大力扶持中医,最终卫生部两位副部长王斌和贺诚被撤职。改革开放以来,中医在政策层面上获得支持。1982 年,新修改的《中华人民共和国宪法》中提出"国家发展医疗卫生事业,发展现代医药和我国传统医药"。百余年来,中医的命运一直如雨中浮萍,飘摇不定。

此外,由于中医药文化自身的一些特性,导致它在传播的过程中会存在阻碍。表现之一是中医系统的自我封闭,这导致中医药成为中医药院校内部或者中医药高校之间的一种自我娱乐。表现之二是中医药文化的话语体系原因,其

---

① 黄素英,方松春,刘华,等.中医药创新需要发散性思维:名老中医成才的启示[J].上海中医药杂志,2011,45(11):1-4.

② 孙俊建,刘艳霞.对中医人才培养中师承教育模式建立的体悟[J].北京中医药,2017,36(9):861-863.

在大众化理解层面存在一定的理解难点①。例如中医的理念和传统的中国古代哲学思维、中药的药理药性的辨析、养生的行为习惯,这些都和现代人的思维和文化不完全适应,造成理解的困难。表现之三是中医药文化中难以被人们理解的名词术语一直未能找到合适的途径使之符合现代的通俗语言体系,这是传播学中编码与解码所遇到的困境。例如,中医的经典著作大多是医学古文,如《黄帝内经》《伤寒论》等经典,对于中国大学生和外国的中医爱好者,都存在阅读和理解的障碍。

3. 中医药文化传播内容的困境

现代社会,中医药文化的传播内容也面临着巨大的挑战。一方面,受众无法深刻理解玄奥的中医药文化。由于时代的变迁与新旧媒体的更替,以及经济、文化、医学的快速发展,中医赖以存续与发展的基础理论——阴阳、五行理论基本与现代人们的生活脱节,心肝脾肺肾、卫气营血痰瘀等中医术语的含义与现代医学及日常生活中同语词概念迥异,造成中医理论玄奥难懂,受众难以理解。而这些术语也一直未找到合适的途径使之符合现代通俗语言体系,这种文化本身的编码与受众对文化的解码间的障碍更使人们尤其是年轻人望而却步②。与之对应的是,当前我国公民健康素养水平低下,2022年全国居民健康素养率达到27.78%;全国公民的中医药健康文化素养率为22.56%。低下的中医健康素养水平遭遇玄奥的理论,必然会影响居民获取、评价、应用相关中医药健康知识与技能,更影响中医药文化核心价值特质、审美情趣等的传播。另一方面,对中医药认可程度低,文化传播效果欠佳。随着西方医学的不断发展和完善,中医学在现代社会中面临着巨大的挑战,甚至受到"伪科学"的质疑。西方医学自进入中国以来就得了快速传播,对中医药文化产生了巨大的冲击。西方医学采用人体解剖、医学影像等客观可见的手段让人们信服西医,从而达到传播西医的效果。在西方医学的冲击下,当前中医药文化传播却仅为宣传效果而传播,在临床诊断中运用较少,使人们对其防病治病的医学价值产生了质疑。同时,中医的产生、发展、内涵、核心都建立在对自然的感知基础上,与现代传播环境的内在不可调和的冲突性使中医药文化的传播变得困难。

4. 中医药文化传播载体的变化

随着互联网的不断发展,新媒体越来越受到人们的广泛关注。麦克卢汉在

---

①　陶林,张宗明.论中医文化传播的困境与突围[J].理论月刊,2015(3):70-73.
②　徐桢,王晓青.中医药文化传播路径分析及对策研究[J].成都中医药大学学报,2012,35(3):94-96.

媒介即讯息理论中指出,人们只有拥有某种媒介之后才会从事与之相适应的活动。可以看出,新媒介的产生和发展,必然会影响到人们的生活方式和产业结构。新媒体本身具有互动性、及时性、海量性、共享性、超文本、个性化、低成本等特点,集文字、声音、视频等多种传播为一体,充分弥补了传统媒体的不足。就中医药文化传播而言,可以说新媒体推动了中医药文化的发展,拓宽了中医药文化的传播渠道,扩大了中医药文化的传播受众面,提高了中医药文化传播的效果①,在中医药文化传播中起着举足轻重的作用。

但新媒体由于其低门槛、虚拟性、把关功能缺失等弊端,往往成为谣言的制造者,导致虚假宣传泛滥,传播内容的过度商业化、同质化、低俗化现象严重。以下便是中医药文化在新媒体传播过程中存在的几点问题。

(1)"把关人"的缺失和严峻的信息污染

对于医学这种专业性非常强的学科,在传播的过程中必须保证专业知识准确。传播学中的"把关人"理论认为,在大众传播的过程中,负责对信息进行搜集、过滤、处理、传播的人对传播内容进行"把关",是信息的"把关者"。在"人人都有麦克风"的新媒体时代,大容量、即时性、交互性的传播特点使得对信息发布和传播的过程"层层把关"几无可能。新媒体发布不存在层层审查,信息发布高度自由,并且很多受众是非专业人士,仅通过主观认知或者情感角度去认识中医药知识,盲目听信公众号中传播的信息,容易产生错误理解②。因此,由于以往贯穿传统信息发布活动全程的"把关人"的缺失,大量鱼龙混杂、真伪难辨的中医药信息元素被呈现在公众面前,引发了严峻的信息污染现象。

(2)广告植入严重

中医药文化传播的意义在于通过对这一古老医学的传播与传承,使其惠及更多人,服务百姓。但目前新媒体中中医传播的内容很多是以中医养生保健为噱头,此类新媒体多为营销公司的推广工具,以博取阅读量来争取商业广告,或直接推销其产品或服务,并没有真正公益地传播科学养生保健知识③。尤其是部分医药企业、私立医院等利用新媒体宣扬的内容,打着传播中医药文化的幌子,利用微博、微信等形式,经常性地插入隐性营销或者虚假宣传,诱导民众进

---

①　项光谋.打造面向东盟的中医药文化传播中心[J].当代广西,2009(10):40-41.

②　赵纪娜.新媒体环境下中医文化的传播[J].青年记者,2017(23):141-142.

③　刘丹青,张宗明.公众理解中医:中医药新媒体传播伦理失范之研究[J].医学与哲学(A),2017(5):74-77.

行消费,以获得经济利益。商业化的运营严重撼动了真实性第一的原则,受众无法分辨获取到的信息是新闻还是广告,受众也就在不知情的情况下被欺骗去消费。

(3) 容易形成跟风和散播谣言

新媒体传播人群中,很大一部分是彼此关系比较亲密的人,信息在传播过程中通常因这一特殊关系轻易被相信,容易形成跟风传播现象。此外,在一些中医知识的传播过程中,经常以"偏方""秘方"等字眼吸引受众注意力。典型代表就是"中医养生",这一类信息具有较大的传播价值,但是对于公众又具有未知性,由于短时间内得不到权威信息源,难以证实或证伪。因而,无论是"大师"还是"大 V",无论是"绿豆养生"还是"排毒养生","伪中医传播"屡屡得逞的原因不外乎是:一是利用大众基本中医素养和媒介素养不足,假借甚至虚构专家、专业机构的名义,任意曲解经典、杜撰内容、夸大疗效;二是利用大众"死亡焦虑"心理,用"致癌/抗癌"等严肃话题引起读者恐慌,通过恐惧让公众产生恐慌心理,半信半疑,"恐惧说服"是即时谣言传播的温床;三是利用"病从口入""药补不如食补"等传统观念,从人们常见的食物和生活习惯入手,辅以简单易行的操作方式,便于老年人和注重家庭健康的中年女性等人群付诸健康实践①。

(4) 数字鸿沟的出现

由于社会经济地位较高者往往比社会经济地位较低者能更方便快捷地获得信息,因此大众媒介提供的信息越多,二者间的知识鸿沟就会愈加扩大。随着新媒体技术的发展,"知识鸿沟"在当代已逐渐演进为"数字鸿沟"。不同人群在数字化技术的掌握、网络设备的拥有及使用程度上的差异,加剧了不同群体间所能接受的中医药信息的不平等。同时,人们也有可能因个人的兴趣选择长期滞留于固定的信息领域,为自己制造出一个"信息茧房",呈现片面化、极端化的信息获取和思维认知状态。

二、增强中医药文化国内传播的对策与策略

(一) 高层次中医药文化人才培养是基础

党的十八大以来,习近平总书记把科教兴国、人才强国和创新驱动发展战略

---

① 刘丹青,张宗明.公众理解中医:中医药新媒体传播伦理失范之研究[J].医学与哲学(A),2017(5):74-77.

摆在国家发展全局的核心位置,高度重视人才工作,提出一系列新思想、新论断、新要求①。习近平在欧美同学会成立一百周年庆祝大会上的讲话中指出:"致天下之治者在人才。"人才是衡量一个国家综合国力的重要指标。没有一支宏大的高素质人才队伍,全面建成小康社会的奋斗目标和中华民族伟大复兴的中国梦就难以顺利实现。综合国力竞争说到底是人才竞争,要想增强中医药文化传播的影响力,培养高层次中医药文化人才是基础。中医药文化人才是传承、发展中医药文化的重要力量,要靠这样的专业人才队伍将传统的中医药文化传递出去。

文化兴,国运兴,文化强,国运强。为了实现中华民族伟大复兴的中国梦,为了继承和发扬古老的中医药文化,南京中医药大学顺应时代发展趋势,以弘扬中医药传统文化为切入点,深入开展社会主义核心价值体系教育,大力弘扬民族精神和时代精神。2005年,在"社会医学与卫生事业管理"硕士点下培养中医药文化方向硕士研究生。2011年,在"中医医史文献"博士点下培养中医药文化方向博士研究生。2013年,在中医学一级学科下自主设置中医文化学二级学科博士、硕士学位点。2015年开始独立自主招收中医文化博士、硕士研究生,并设置了三个研究方向:一是中医文化基础研究,该研究方向以揭示中医学与中国古代哲学、宗教、科技、语言文学、艺术、民俗、教育等的关系为主线,探讨中医学形成发展的文化源流与文化基础;以中医自然观、生命观、疾病观、治疗观、养生观为基础,探讨中医学基本观念及其现代价值②;以中医思维方式研究为中心,从方法论角度探讨中医学思维方式特征及其发展规律;以中医文化核心价值体系研究为关键,以提炼中医文化核心价值观为任务开展研究。二是中医文化教育与传承研究,该方向主要探讨三方面问题:①古今中医文化传承方式比较研究。对比古今中医文化传承方式的异同,探讨中医师承教育与现代大学教育融合的途径。②中医文化与中医教育理念关系研究。探讨如何将党的教育方针、现代大学精神与中医文化核心价值观融为一体,凝练现代中医教育理念。③中医文化教育体系的研究与构建。围绕培养中医大学生的中医文化核心价值观,掌握中医思维方式的教育目标,构建并优化中医文化课程体系;探讨与构建第一课堂

---

① 李石纯.高校人才资源合理配置与合理利用:访全国政协委员、人力资源和社会保障部原副部长、中国人才研究会会长何宪[J].中国高等教育,2017(6):22-24.
② 王凤兰,何振中.传统医药非物质文化遗产保护的核心理念[J].南京中医药大学学报(社会科学版),2015,16(1):1-4.

与第二课堂、理论与实践相结合的实践育人体系。三是中医文化传播研究,该方向主要以宣传与普及中医文化、提高民众对中医文化的认知度与认同度为己任。立足于国内与国际中医文化传播平台,深入探讨中医文化传播的核心要素和有效途径,在文化全球化与多元化背景下,为中医文化的传播提供战略选择与可行路径。

此外,由国家中医药管理局主办,中国中医科学院承办的全国中医药传承博士后项目自 2013 年进站启动①。这批掌握中医辨证论治思维和能力的高层次领军人才,将为中医药文化的传播事业助力。

中医药文化具有丰富的人文精神和哲学内涵,其强调的"天人合一""整体观念",体现了中华文化"中正平和""道法自然"的核心哲学智慧,是中华优秀传统文化传承和传播的重要抓手和路径②。因此,作为中医药教学和科研任务主体单位的广大中医药院校,更要积极地承担起历史使命,以"服务国家战略,主动传播中医"的理念为指导,将中医"走出去"落实到提升国家文化软实力的行动中。要让成长中的广大青少年接受中医药文化的熏陶和教育,传递中医药文化核心价值理念,积极引导他们正确认识中医药、认同中医药、热爱传统文化,增强他们的民族认同感和归属感。还要为社会培育更多高层次的中医药人才,并以他们为纽带,让璀璨的中医药理论体系和人文精神为更多世人所认同。

（二）提高中医药疗效是关键

中医药承载着中国古代人民同疾病作斗争的经验和理论知识,是在古代朴素的唯物论和自发的辩证法思想指导下,通过长期医疗实践逐步形成并发展成的医学理论体系。其发展的最终目的是预防和治疗疾病,为实现健康中国发展理念保驾护航。因此,中医药行业要想长久稳定发展,中医药文化要想繁荣,提高临床疗效是关键。邓小平同志曾说过,不管黑猫、白猫,捉到老鼠就是好猫。在医学领域我们也可以这样说:不管中医、西医还是其他民族医学,有疗效才是唯一。因为临床疗效才是中医药事业发展的生命线,提高临床疗效才能为中医药事业的发展提供广阔的医疗市场。

中医药应用于临床是一个相对复杂的过程,要想提高其临床的疗效,就要保证每一个环节的质量。首先,是中药材的来源问题。中药材历来讲究原产地,是为"道地",这是五千年来通过实践摸索出的规律。大量验证表明,一旦中药材

①　胡彬.134 名首批中医药传承博士后进站[N].中国中医药报,2013-12-27(1).
②　王国强.中医药文化进校园的意义及实施策略[J].创新人才教育,2017(2):38-40.

改变了环境,其药效往往就不行了。不道地的药材一哄而上大量供应,优质的道地药材则遭到人们竭泽而渔式的掠抢。如今,浙江各中药房已经难以看到原汁原味的"浙八味"了。云南白药最重要的原材料野生重楼,又名七叶一枝花,已经濒临灭绝。道地药材大多产于老少边穷地区,因此无论用什么手段,如果能使产量倍增,对当地都是有吸引力的。麦冬使用"壮根灵"后,单产可以从300千克增加到1 000多千克。使用激素农药后,党参单产量也可增加一倍,药效可想而知。南京中医药大学周仲瑛教授曾痛心疾首地断言:"中医将亡于药!"这并不是危言耸听。其次,是炮制的问题。中药加工炮制,一是减毒性,二是增加疗效,三是改变归经。炮制不得法,轻则减效,重则害命。虽然现在的药厂和医院有炮制标准,但药材却都锁在柜子里,好多都不炮制,或者炮制不到家①。即使某些著名的大药店也存在此类现象。最后,从事中医临床的诊疗水平是中医药发展的关键环节,要不断夯实中医基础,掌握药性的性味归经,熟读经典著作并力求背诵,反复实践,准确辨证,不断提高临床疗效,不断挖掘中医药潜能,不断总结,使得中医药在一些疑难杂症方面发挥其独特作用。

（三）创新传播内容是根本

美国著名科学哲学家托马斯·库恩(Thomas S. Kuhn)在他的著作《科学革命的结构》中,旗帜鲜明地提出"历史上的科学革命就是一种范式转换的过程"这一观点:旧的范式不断被突破,新的范式重构形成,如此循环往复,推动科学的不断前进与发展。在现代西方医学大行其道的背景下,中医基础理论仍然能保持强大的生命力,主要是因为一方面,临床实践不断验证了中医学理论的正确性和合理性;另一方面,实践的复杂适应性特征通过经验又反作用于现代中医药事业的发展,不断推动着中医基础理论的完善创新。因此,创新中医的基础理论知识,取其精华,去其糟粕,对其进行批判性的继承和传播,就成了当代中医文化传承过程中必须重视的一大问题。

随着现代科学技术的快速发展,学科间知识的跨界渗透与交叉也日益增多,所以对中医学的基础理论中的一些概念、专有名词术语进行阐释显得越来越重要。其一,对中医基础理论中专有名词的注释。中医专有名词,指的是在中医基础理论指导下确定的具有中医学术特点,并构成学科概念体系的特有的关于人体生理病理的名词、名称或用语,如阴阳、五行、实邪、藏象、经络、阴节、精气、乘

---

① 付文.中医将亡于中药?[N].人民日报,2016-12-12(17).

悔、六淫、七情、黄疸、虚热、丹毒等①。中医专有名词有其自身的内涵、特点和专门的使用范畴，如果不能对其进行准确的注释，必然会影响后人对它的精准把握，也会影响现代中医理论体系的构建。因此在中医药文化的传播过程中，必须有专门中医医史文献的人才，通过全面收集和查阅相关医学文献，并结合临床经验，分析术语构造者当时所处的历史背景、文化环境及认知角度，进而对这些专业术语进行多层次、多角度的理解和认识，将其转换成科学语言，矫正部分具有隐喻性和模糊性特点的古代医学专业术语，找到其现代意义属性，发现传统中医与现代医学在生命系统中的内在联系，从而让今人更好地理解传统中医理论中的奥秘，并用以指导今天的临床实践，让古老神奇的中医思想再现耀眼的光彩。其二，对中医临床理论的注释。理论与实践是紧密相连的，二者犹如鸟之双翼，车之双轮，缺一不可。注释中医基础理论应与临床实践紧密结合，坚持以实践为基础，进行流行病学调查，采用数据统计、数据挖掘等现代化的手段方法，建立顺应时代发展的现代中医诠释体系和中医理论临床应用模型，让传统的中医理论也具有现代科学的特点，使之得到更好的传播。其三，对中医的外文翻译。加强中医英语翻译人才的培养，如果只会英语不懂中医，翻译出来的词汇必然不能体现中医的特色和内涵，所以培养既懂英语又会中医的复合型人才，是推进和实现中医药国际化的关键②。语言和文化的差异是中医药对外传播的主要障碍，中医理论体系包含中国的古代哲学思想，像阴阳学说和五行学说等，由此衍生了一套区别于西方医学的语言阐释系统，造成中西医学语言相通性问题。中医药文化传播的基础性工作就是做好中医药典籍翻译，让外国人能看懂中医药典籍的内涵，因此必须加快培养能承担起中医药典籍翻译任务和胜任国际中医药教育的复合型人才队伍，为对接中西医药语言系统，为中医药文化的传播事业提供人才支撑。

（四）中医药文化进中小学课堂是重要方式

2017 年秋季开学初，"浙江省发布了全国首套小学中医药教材《中医药与健康》，对五年级学生开设中医药课程"一事，在整个教育界和中医药领域都引起了强烈的反响。在国家的大力倡导和扶持下，经过多少代中医药人的共同努力，振兴和传承中医药这一宝贵的传统文化，终于取得了一次突破性的进展。作为

---

① 王永炎，王飞，杨晗.诠释学在中医内科学研究中的应用[J].中医杂志,2011,52(7):541-544.

② 王利红，张蕾，王彩红.探古以鉴今，传承为发展:浅议中医教育的传承与思考[J].亚太传统医药,2013(1):4-5.

中华优秀传统文化重要组成部分的中医药文化,必须从中小学生抓起,才能更好地传承和发展。十八大以来,习近平总书记不止一次强调,希望广大中医药工作者增强民族自信,深入挖掘中医药宝库的精华,推动中医药走向世界,切实把中医药这一祖先留给我们的宝贵财富继承好、发展好、利用好,在建设健康中国、实现中国梦的伟大征程中谱写新的篇章。因此,想要让中医药文化得到很好的传承和发展,必须依靠青少年;要想让中医药文化走出国门、走向世界,必须首先在国内弘扬,并且首先在青少年这一群体中弘扬。从这个意义上说,在中小学推广中医药课程有很强的现实意义,对中医药的长远发展也将产生重要的影响。

1. 中医药文化进中小学课堂的价值分析

(1) 是落实"健康中国"发展战略的需要

中共中央、国务院在2016年印发的《"健康中国2030"规划纲要》中,就曾很明确地指出:"健康是促进人的全面发展的必然要求,是经济社会发展的基础条件。实现国民健康长寿,是国家富强、民族振兴的重要标志,也是全国各族人民的共同愿望。"青少年是祖国的未来,他们的健康更关系着中国未来的发展。所以通过推动中医药课程进入中小学课堂,能使学生从小就树立起健康的意识,并且将科学有效的中医药知识内化于心,外化于行,真正落实到自己的日常生活学习中去①。从自身做起,然后去影响身边的每个人,从而使国家"健康中国"的发展战略真正落到实处。

(2) 是继承和发扬优秀传统文化的需要

中医药文化是中华传统文化的精华,它凝聚了中华民族哲学智慧、独特健康理念及其实践经验,是我国卫生与健康事业的显著特色和优势。对它的传承必须当成一份长久的事业来做。要想发扬这一优秀的传统文化,就必须先继承,然后才能发展创新。但目前中医药文化的弘扬出现了后继无人的尴尬局面,一些名老中医的临床诊疗技术、临床诊疗经验、药方正在慢慢地丢失。此外,青年一代对于中医药的不感兴趣与不了解,使得一部分人产生了"中医是伪科学"的片面乃至错误的想法,这些都大大增加了对中医药文化传承的难度。所以,让国人,尤其是青少年一代了解中医药文化,就成了迫在眉睫的事情。把中医药知识通过科普课程的形式传递给中小学生,是对这一文化的继承;让学生从小培养对这一传统文化的兴趣,鼓励学生钻研下去,并让一部分学生能够树立起未来从事中医药相关工作的理想,是对这一传统文化的最有效的弘扬。如果青少年一代

---

① 王玉平.理想信念教育取得实效的重要路径[J].共产党员(河北),2015(24):18-19.

都能从心底产生对中医药文化的认同感和归属感,又何愁这一文化得不到传承?

（3）是大力加强文化自信的需要

文化自信是一个民族、一个国家以及一个政党对自身文化价值的充分肯定和积极践行,并对其文化的生命力持有的坚定信心。中国近代史屈辱沉重,在人类文明史上,全世界列强如此集中地联合起来瓜分一个国家,是十分罕见的。但中华文明就是在那样的艰难时事里,还能保持强大的向心力和凝聚力,以及坚韧的生命力,终于在艰难困苦中一步一步熬了过来、挺了过来,迎来今天的伟大复兴。这主要得益于当时无数仁人志士的那份自信——对中国传统文化的自信。而在当今时代,之所以在社会上会产生"中医是伪科学"的错误思想,归根结底就是这部分人缺乏文化自信。所以要想让中医药文化振兴,并且走出国门、走向世界,国人就必须先树立起对中医药的文化自信。中小学教育作为教育的基础阶段,是帮助学生树立正确的世界观、人生观和价值观的重要时期①。同时,中小学生是未来弘扬中医药事业的接班人,让这部分人建立起对中医药文化的自信就显得尤为重要。而让中医药课程走进校园,就能使得这一文化真正融合到学生的日常生活中去,成为他们成长过程中的一个重要支柱。

2. 中医药文化进中小学课堂的问题审视

让中医药文化走进中小学课堂,是一件具有跨时代意义的大事件。但也不可否认,由于准备时间短和经验不足等,在快速推进的过程中,也存在着不少问题。

（1）缺少教学大纲、课程标准的牵引

在中小学的教学中,任何一门学科的开展都离不开相关教学大纲和课程标准这两根指挥棒。教学大纲是根据课程计划,以纲要的形式编订的某门学科教学内容的指导性文件,它体现了国家对该门课程的教材和教学的基本要求,是考核、评估之纲。可以说,缺少了大纲的指引,开展的课程就缺少了内在的灵魂而变得空泛和没有深意。同时,教学大纲相当于该课程领域内的"宪法",具有普遍性和强制性,是对该课程直接的、统一的、刚性的控制。而课程标准是国家对某门学科进行基本规范的纲领性文件,是编写课程教材、开展教学活动、进行课程与教学评估以及考试命题的依据。这是多数学生能够达到的"最低标准",在教学过程中往往是一种间接的、指导性的、弹性的"规范"。而当前中小学生的中医药课程的教学只有一本教材,而缺少了这两项最重要的指导性的文件,势必

---

① 季卫锋.让科学交流精彩纷呈[J].吉林教育,2008(1):90-91.

就会造成一线教师无路可循的状态：每个学段的学生应该掌握些什么？应该掌握到什么程度？如果这些问题不能得到妥善的解决，那由此开展出来的中医药教学的成效就可想而知了。

（2）缺少相关专业背景的执教师资

教师是一门课程的引导者，孔子云"导而弗牵"，这就意味着教师在讲课时，要用引导的办法让学生跟着自己的指挥棒去走，但是，不能生拉硬拽，强迫学生去进行学习。这就体现了教学方法选择的艺术性，要尽可能让自己的教法活起来，让学生好接受、愿意学。这在中小学生的教育中就显得更为重要。因为中小学生不同于中医药大学里的学生，他们的行为习惯、心理状态与大学生有着很大的差别。因此，启用中医药大学里的任课教师去执教，可能很难承担起中小学生的教学任务；而让中小学教师去执教，他们又不具备中医药的知识背景。如果仅仅靠短期培训的话，那么由不太专业的老师向学生传递知识，是否会有问题？所以，进入中小学开展中医药课程，要求我们的相关教师不仅要有中医药的知识结构，更要有教育学、教育心理学、课程论、教学论等相关的知识背景。而这样交叉学科的人才，在当今大学的专业设置中也是凤毛麟角的。

（3）缺少科学有效的考核体系

考核并不是我们教育的最终目的，却是关键的、必不可少的一个环节，它可以促进学生的学习，改善教师的教学。当前中小学的教育现状是：考核比重大的课程多讲，考核比重小的课程少讲，不考核的课程不讲。此外，学生被排斥在评价过程之外，无法参与评价过程，整个评价过程全是教师参与的单向评价活动。因此，缺乏一个科学有效的中医药课程的考核体系，最直接的后果是该课程逐渐沦为学生心目中可有可无的课程，在学校的教学课时被不断压缩，从而背离了国家试图在中小学中传播中医药传统文化的初衷。

（4）缺少连贯的教学梯度

当前中小学各门教学课程的开展，我们都提倡一贯性。无论是九年的义务教育阶段，还是三年的高级中学教育阶段[①]，每个学段都应该达到一定的教学目标，而学段与学段之间也有一定的承接关系。而当前推行的在五年级开展中医药的相关课程，就忽略了中小学课程应当体现的一贯性的原则。任何教学活动的开展都应该是循序渐进的，更何况中医药这样一个对于大多数孩子都相对陌生的领域。如果不从低年级开始把学习中医药的"地基"打牢，那之后的学习可

---

① 韦祖庆.“学”乃教学设计之本[J].湖南第一师范学院学报,2014,14(5):24-30.

能就会虎头蛇尾,直到有一天"大楼"轰然倒塌。

3. 中医药文化进中小学课堂的对策建议

存在这些问题,并不意味着我们不能在中小学开展中医药的通识教育。在贯彻落实中医药这一全新的学科走进中小学课堂的过程中,必然会存在一些问题,甚至出现一定偏差。这说明把一个全新的课程推广到中小学,是一个漫长的过程。尽管如此,这样传承和弘扬传统文化的理念是不应当被怀疑的。中医药和古典文学、京剧、书法等一样,都是五千年来中华文化宝库里的璀璨明珠。通过对中医药知识的学习,可以让学生感受五千年来中华文化的魅力,建立中华文化的自豪感①,形成文化自信。通过中医药教学,还能够使中医药这个古代瑰宝一代又一代地传承下去。但我们必须时刻思考的问题是:这一课程该怎么开展下去?

(1) 科学确定课程的定位

我们首先需要确定的是,中医药课程在中小学里作为一门什么样的课程而存在。对于中医药这门课程的初创阶段,应该是科普性更重要。因为目前对于这门课程,国家的教育部门、地方的教育部门和学校都还有太多的工作没有完成。所以把中医药课程开设成选修课或者是有特色的地方校本课程,更有利于它初期的推广。在以学校教师为主体,在具体实施国家课程和地方课程的前提下②,充分发挥当地中医院和中医药大学的作用,加强中医药专家学者与中小学一线教师的互动沟通,将中医药教学送进中小学校园里,以"咬定青山不放松"的信念和毅力,把这份事业作为一项长期的工作,坚持不懈地开展下去。

(2) 科学选择教学内容

毋庸置疑,中医药内容确有一些晦涩难懂的东西,比如中医文化里的阴阳平衡、五行相生相克、天人合一等内容,都与哲学、玄学有着密切的关系,它们容易让人望而生畏,进而失去学习的兴趣。此外,中医药里面的一些东西也有模棱两可的一面,即使是非专业的成年人也难以决断,对于中小学的孩子们更是难以辨别。因此,传递给中小学生中医药知识,既要把博大精深的中医药文化和知识点化繁为简,又要由浅入深地进行教学,让学生一步一步地去接受③。这样的工作可以从三个方面进行设计:一是让中小学生去了解一些中医药方面的名人轶

---

①　陈晓玲.从档案文化视角谈海峡两岸档案界的交流与合作[J].办公室业务,2009(6):52-54.

②　戴军.浅议社区文化对建设校本课程的优势与障碍[J].开封教育学院学报,2007,27(1):59-61.

③　李敏.合理运用多媒体技术 实现英语教学整体优化[J].科学咨询(决策管理),2008(5):66.

事,比如神农尝百草、扁鹊四见齐桓公、何首乌的传说等等,以这些故事为切入口,带领学生慢慢走近中医药的世界里,培养他们对这一领域的兴趣。二是可以让中小学生学习一些粗浅的、生活化的中医药药理结论。比如告诉孩子常吃油炸类食物容易上火,喝菊花茶可以败火,肉类食物要和蔬菜搭配着吃等。而这些结论背后的药理知识,对中小学生来说,大可不必理会。对于中小学生的中医药知识的普及讲不到那么深,也不必那么深。通过学习这些中医药知识,能让学生的生活更加健康,可以让学生终身受益。如果能因此激发一部分学生对中医药的兴趣,就可以让他们从小树立起学习中医药知识的理想,从而为长大后从事中医药相关工作做好准备。三是在理论学习的同时,可以积极地做好实践教学工作。对于中学生而言,学校可以与当地中医院展开合作办学,带领学生去参观中医临床治疗。同时也应当注意,要尽可能地去参观那些相对温和的临床治疗,比如针灸、刮痧等等。而对于小学生而言,去参观中医养生类的活动,比如观看太极拳、八段锦、五禽戏等的表演,就显得更加的适宜。

（3）着力解决考核评价问题

既然将其定性为科普类的选修课课程或者是校本课程,那么传统纸笔测试的手段固然可以,但这必然不应该是主要手段,要注意考核评价方式的多元化。我们考核的目的并不是想让学生学习很高深的中医药理论知识,而是想把中医药这一光辉灿烂的文化,通过开展相关课程的教学,传递给青少年,让他们用科学的中医药知识武装头脑、强健体魄,过上健康的生活,进而促进学生的全面发展。必须注意两个方面:一要注重去考核评价学生的学习过程。学习的结果和成效固然重要,但是学生学习成长的过程更加重要。每个学生都是有个性的个体,我们无法用一个统一的尺度和标准去衡量。在让每一个学生达到"最低标准"的课程标准的前提之下,更应该注重学生对中医药这一学科兴趣的培养。鼓励学生对自己感兴趣的方向深入学习,并且可以举办成果展示、中医药知识大赛等活动,使得考核评价的方式变得更加生动有趣。二要注重多方面评价主体相结合。由于中小学现有教师对中医药知识的匮乏,光靠学校教师给出的评价结果,得出的结论必然片面。这就可以让与学校合作的中医院、社区医院,包括家长都参与评价,学生之间也可以展开互评和自评。把这些评价结果综合起来看,得出的评价结果才能更加公正客观,对学生的成长也更加有利。

传统文化是一个民族的基因,在每一个中华儿女的身上,都已经深深地烙上了中华传统文化的印记。优秀的传统文化,是国家富强、民族振兴和人民幸福的精神保障,是支撑中华民族屹立于世界先进民族之林的重要软实力。中医药文化作为优秀传统文化的重要组成部分,对改善国民身体素质、提高国民生活质量产生了积极深远的影响。让这部分传统文化走进中小学生,让未来的主人翁了解、熟悉和应用中医药知识,继承和发扬中医药文化,在全社会形成"信中医、爱中医、用中医"的浓厚氛围和共同发展中医药的良好格局,才能使古老的中医药文化薪火相传、生生不息。

(五) 借助网络小说等新媒体传播是重要途径

伴随着信息化的飞速发展,中医药的传播途径日益多元化。全国各地的中医药文化研究基地,是中医药文化研究与传播的核心平台;高等中医药院校是承担中医药教学和科研任务的主体单位,是中医药文化的活水源头;中医医院和综合性医院的中医科室是开展中医诊疗的主体单位,也是广大人群首先接触到中医药的场所,它们的文化氛围、医护人员的行为方式直接影响到患者对中医药的印象;中医药企业是对中医药市场变化最敏感的机构,也是能将信息的文化属性和商品属性密切结合、充分发挥其优势的机构。因此,传统的以基地主导、院校引领、医院落地和企业推进的中医药文化传播的传统路径已经日益成熟。运用新媒体的文化创新传播方式正在日益兴起。除了日常的微信、微博、微视频和新闻客户端,网络小说也成为新媒体传播中医药文化的新阵地。

网络小说是随着互联网、手机等新兴媒体快速发展和繁荣而产生的一种新兴小说类型,它是网络文学十分重要的组成部分。中国网络小说的兴起最早可以追溯到20世纪90年代,伴随着互联网在中国的出现,网络小说作为一种新的文学形式,依托网络基础平台开始蓬勃发展。与传统的文学形式相比,网络小说具有创作门槛低、创作过程中互动性强、创作内容娱乐化和年轻化等特点,在社会上特别是青少年群体中广泛传播,很快成为一种流行事物。近年来,网络小说的商业化取得了巨大成功,并在手机移动互联网等新媒体的进一步推动作用下,其传播渠道得到了更大范围的扩充。网络小说逐渐得到国内外不同年龄层次读者的认可,成为一种不能被忽视的新兴文化传播载体。

当前,中国正处于大力发展中医药事业的关键时期,国家正在不断致力于推动中医药文化的传承和传播。中医药文化作为中国传统文化的一个重要组成部分,是中华民族几千年积淀下来的文化瑰宝,也是国家文化软实力的一个重要支撑。但是,自近代开始,由于受到西方医学和西方文化冲击等多种因素的影响,中医药文化在中国逐渐走向了衰落。虽然自新中国成立以来,政府和民间都为中医药事业的复兴和发展做出了许多工作,但时至今日,社会上仍然有大量人群特别是青少年群体对中医药文化一知半解,甚至存在误解和敌视中医药的现象,"废除中医药"的呼声至今仍未完全消失。因此,中医药文化的传播事业在今天仍然任重而道远。在新时代,我们应当调整过去相对传统且单一的中医药文化传播方式,积极地探索新的传播途径,更多地去利用新媒体和新形式,来大力推动中医药文化向更加广泛和更加深入的领域传播,着力去占领青少年群体等过去尚未占领的阵地。对此,网络小说凭借其自身的特点和潜力,以及已经蔚为可观的发展规模,在当下有着充足理由可以成为中医药文化传播的一种新的重要载体。

1. 网络小说传播中医药文化的优势

(1) 网络小说传播范围广泛,读者数量众多

中国的网络小说与互联网相伴相生,随着互联网用户数量的飞速增加(截至 2023 年 12 月,中国网民数量已超过 10.51 亿人),网络小说的读者数量也在不断增长,阅读产生的流量数据逐年攀升。2023 年 4 月发布的《2022 年度中国数字阅读报告》显示,中国数字阅读用户规模已高达 5.3 亿人。以网络小说为主营业务的掌阅科技、阅文集团等网络小说运营公司更是盈利颇丰,在 2017 年先后上市。举例来说,截至 2023 年 12 月,由网络作家耳根创作的网络仙侠小说《一念永恒》在起点中文网就取得了超 500 万个读者的收藏,而这部作品在其他网络小说阅读平台也有着大量读者,如在 QQ 阅读中这部作品的读者收藏量更是高达 880 万个,而在阅文集团旗下,读者数量与《一念永恒》相似的网络小说单部作品还有很多。网络小说拥有如此规模庞大的阅读群体,这是过去传播中医药文化的一般科普性读物所不能比拟的。如果将网络小说作为中医药文化传播的新载体,利用其数量庞大的阅读受众群体,便可以将中医药文化推送至更多更广泛的人群当中,产生更加广泛的影响。

(2) 网络小说更容易走进青少年群体

在以往的中医药文化传播过程中,受众群体更加趋向于有一定社会经验的中老年人,传播内容也多是倾向于中老年人更加关注的"健康"和"养生"概念,如由北京卫视在 2009 年推出的电视节目《养生堂》。而在青少年群体中,中医药文化的传播其实并不广泛,许多中小学阶段的青少年都对中医药文化了解不足,甚至抱有许多错误的认识。针对这一现象,浙江省正在推广中医药教材进入中小学课堂,这是中医药文化向青少年群体传播的一次有益尝试。网络小说作为一种流行事物,在年轻人特别是青少年中更容易受到欢迎,能够更好地深入青

少年群体之中。根据北京大学邵燕君所做的调查,代表"90 后"和"00 后"两代年轻人的"九千岁"群体,如今已经成为网络小说的主要读者。中国社会科学院文学研究所发布的《2022 中国网络文学发展研究报告》显示,我国网络文学作家数量累计超 2 278 万人,其中"90 后"作家已成创作中坚,"00 后"作家成新增主力。阅文集团 2022 年新增注册作家中,"00 后"占比高达 60%。以"卖报小郎君""轻泉流响"为代表的"90 后""95 后"作家接连打破网络文学订阅、月票纪录。相较于传统的传播形式,网络小说可以更加方便快捷地让中医药文化走进青少年的生活。此外,网络小说还具有创作过程中互动性强的特点,重视作者与读者之间的互动交流。这种让目标受众广泛参与其中的传播形式,其传播者与受众的关系是相对平等的,所以相对于传统的传播方式中较为呆板的灌输与说教,通过网络小说传播中医药文化,也更加适合年龄层次比较低、心理方面并未完全成熟、比较追求"叛逆"的青少年群体。

（3）网络小说正在逐渐走向国际

近年来,随着互联网的普及和中国国际影响力的提升,中国的网络小说也逐渐开始迈出国门、走向世界。相关研究显示,自 2015 年起,中国的网络小说便开始流行于北美,并且以北美为中心向全世界范围辐射。在国外,一些专门从事中国网络小说翻译的网站相继建立起来,自发地将中国网络小说翻译成英文发布,如北美的 WuxiaWorld 网站就是其中的代表。WuxiaWorld 在全球范围内拥有一大批忠实的读者,他们常以中国网络小说中高频词"道友"的英文"Daoist"自称,对中国的网络小说以及小说中蕴含的中国传统文化十分痴迷。为此,起点中文网还专门建立了面向海外读者的起点中文网国际版,主动翻译中国的网络小说供那些不懂中文的海外读者阅读。此前,中医药文化在海外的传播主要依靠针灸推拿等临床医疗保健技术,以及一些影视剧作品的展示。中医孔子学院在海外的建立则为中医药文化在世界范围内传播起到了巨大推动作用。中国网络小说在海外的传播,是中国本土诞生的流行事物走向国际的一次重要尝试,也是中国对世界的一次文化输出探索。有了网络小说,中医药文化就有了更简便快捷的国际化传播载体。我们应当抓住中国网络小说正在走向世界这一契机,通过网络小说载体向海外传播中医药文化,丰富中医药文化的国际化传播形式,将网络小说打造成为继中医孔子学院之后,又一重要的中医药国际传播载体。

（4）网络小说热衷传播中医药文化

中国的网络小说是草根的、大众的,是深深扎根于中国的土壤而独立发展起来的小说类型。与传统文学更加注重文学性和思想性不同,网络小说的本土化特征和草根本质,使其蕴含了最为朴素的爱国主义情怀,情节内容常带有很强的中华民族传统文化的色彩。在网络小说作品中,中华民族五千多年以来优秀的传统文化经常得到广大作者自发的、广泛的展现,其中也包括中医药文化。曾经改编成影视剧的网络小说《后宫·甄嬛传》就是一个典型的例子,作者在书中屡次提及导致孕妇流产的麝香,其实就是一味孕妇禁用的中药,这个例子就是中医药文化在网络小说中的体现。在网络小说的题材分类中,具有中国传统文化色彩的小说类型占有很大一部分的比例,如武侠小说、仙侠小说、国术小说、中医小说等。即使不在这些分类中的网络小说,也常常会或多或少地涉及一些传统武术和中医药文化的内容。如阴阳五行、望闻问切、针灸推拿等中医药文化相关的知识,在网络小说中就被广大作者普遍采用。正是由于网络小说普遍接受和弘扬包括中医药文化在内的中华民族传统文化,使得网络小说作为中医药文化的传播载体并不会出现"水土不服"的现象。即使没有相关引导,网络小说创作者也都会主动地自发地传播着中医药文化,而若能再加以科学指引,网络小说应当很容易成为中医药文化的优秀传播载体。

（5）网络小说的衍生品可以丰富中医药文化传播途径

网络小说是一种文学类型,其传播范围有着一定的局限性,但是网络小说改编的漫画、动画、影视剧、游戏等等,都有着各自不同的传播渠道和受众。近年来随着"IP"(知识产权)概念的兴起,越来越多的网络小说 IP 进入市场并且取得了不错的效益。在腾讯公司提出的"泛娱乐"概念市场中,小说、动漫、游戏、音乐、影视等组成了一长串 IP 产业链,在这条产业长链中,小说是一切衍生品的源头和开端。拿知名网络小说《鬼吹灯》举例,它最初是由网络作家天下霸唱连载于起点中文网的悬疑冒险小说,后来逐渐被改编为游戏、漫画以及影视作品,比如《寻龙诀》《九层妖塔》《精绝古城》等电影、电视剧作品都是其衍生品。网络小说处于这条 IP 产业链的"源头"和"上游",一个优秀的"源头",可以衍生出许多新的改编作品,最终形成一条规模庞大的"江河"。如果作为"源头"的网络小说是弘扬中医药文化的,那么其下游的衍生作品,自然也会与其一道传播中医药文化。多种多样的网络小说衍生品,可以波及更加宽泛的领域,影响更多的人群,弥补网络小说原本较难涉及的一些领域的缺陷。中医药文化通过网络小说传播,在某种程度上利用的不仅是网络小说本身,还有其丰富的衍生品,这样不仅扩大了中医药文化的影响力,还丰富了中医药文化的传播形式,有利于中医药文化传播开拓新的路径,进入更加宽广的领域。

2. 网络小说传播中医药文化现状分析

(1) 涉及中医药文化的网络小说作品众多

当今网络小说的发展已经拥有了非常庞大的规模,而其中涉及中医药文化的作品也数不胜数。截至 2023 年 12 月,在阅文集团旗下的起点中文网中以"医"作为关键字进行搜索,可以得到近万部网络小说作品,而其中绝大多数都讲中医。这些涉及中医药的网络小说中,有的作品受到读者的热烈欢迎,点击率和收藏数量都颇为可观。如由网络小说作家银河九天创作的中医小说《首席御医》,单在起点中文网的点击量就高达 1 200 万人次,并且已经正式出版实体书。该书作者在这部小说的简介中写道:"在展现中医强大魅力的同时,曾毅(小说主人公)也实现着自己'上医医国'的理想。"所谓"上医医国"理念,正是源自传统中医药文化,这些中医药文化的优秀内涵都在网络小说中有着丰富的体现。纵横中文网的热门网络小说《天才医生》,其作者柳下挥则讲述了一个生长于中医世家的优秀青年医生的故事。此书连载之时多次出现在网站的人气榜单前列,其在纵横中文网的点击量高达 1 亿人次,收藏也超过了 42 万个,还进行了漫画和影视方面的改编。除了专门描述中医药的作品,网络小说中还有一大批非中医药类作品涉及中医药文化,如上文提及的《后宫·甄嬛传》等。

应当说,网络小说中涉及中医药文化的作品极多,相关内容也非常丰富,但是在很多情况下,限于创作者的认知水平以及相关专业知识的缺乏,网络小说中还存在着许多对中医药文化不恰当甚至错误的认识,相关网站也没有引起重视并加以引导,这在一定程度上反而不利于中医药文化的健康传播。

(2) 有些网络小说作者缺乏中医药文化知识

目前网络上绝大多数涉及中医药文化知识的网络小说,都不是由具有中医药相关知识背景的作者创作的,其内容也大多源自作者的道听途说和主观想象,所以导致了这些网络小说作品中存在着许多并不正确的情节或言论,很多时候不能真正地表现和弘扬我国宝贵的中医药文化。以前文提到的网络中医小说《天才医生》为例,在这部作品中,作者虚构了伤寒学派、寒凉学派、易水学派、攻邪学派、补土学派、滋阴学派、温补学派、温病学派八大医学流派齐聚京城争相斗技的情节,这其实是非常不恰当的。首先,作者列举的八大学派并非同一时期并存的,如温补学派诞生于明代,本就是在金元时期补土学派的基础上发展而来的,二者有明显的传承关系,而不应该属于斗争关系。其次,作者出于情节需要,把中医中的医学流派想象成了武侠小说"华山论剑"的各大门派,却不知道中医的流派只是由于临床治疗的思路不同而产生的不同学术流派而已,其根本的出发点还是在于治病救人,相互之间很少出现比试斗技这样的事情。作者因缺乏中医药文化相关知识,塑造了中医学派斗技这样不合理的情节,或许会给读者留下"中医各学派喜欢互相内斗"的错误印象,不利于树立正确的中医形象,也不利于传播正确的中医药文化。

除了专业知识的不足,一些作者对于中医还存在着极其偏激的观点,并将这些极端观点体现在自己的作品中。这些观点大致分为两种:一种认为中医药无用,只有西医才是真正的医学,中医都是有意无意的骗子,等等;另一种观点则认为中医是完美无缺的,西医西药会害人,呼吁大家远离西医。后者经常过分夸大甚至神化中医药的作用,比如一针治好癌症之类的情节比比皆是,还有的作者宣传某些神医不需要望闻问切四诊合参,只需轻轻搭脉就可以知晓病人身体的全部情况,这些情节都是不利于我国中医药事业发展的。现在中医在临床上经常遇到病人不配合问诊,不陈述病情只让医生切脉,这就是病人误信某些媒体对"神医"的渲染,对中医产生了误解。事实上,中医诊脉一向要四诊合参,网络小说如果继续传播这种错误思想,可能会不利于中医医患关系向好的方向发展。由此可见,上述观点都是极端的、错误的。在我国,中医西医都是为祖国人民的医疗健康服务的,它们是互补的而不是对立的。坚持中西医并重,推动中医药和西医药互补,一直是我国医疗卫生事业的发展理念。作者在书中宣扬偏颇言论,无论是反对中医还是过分鼓吹中医,都是不合适的,不利于读者了解正确的中医药文化。

(3)网络小说网站对中医药相关作品缺乏管理

对于一些网络小说中涉及中医药文化的不正确或不恰当的情节,多数网络小说运营网站并没有及时发现和着力修改,大多数情况下都选择了无视,任由这些不利于弘扬正确中医药文化的作品和情节发布在网络上。这既是由于网站管理者对作品管理的缺失,也由于多数网站管理者不了解中医药文化,网站编辑并不能及时发现作品中出现的错误。近年来,随着政府多次开展"扫黄打非"净网行动,绝大多数网络小说网站都进行了内容自查,不断剔除毒害青少年身心健康的色情暴力内容,许多宣扬色情暴力的网络小说被删除。但是,还有一些网站为了盲目追求利益,放任旗下作者描写一些毒害青少年身心健康的情节,于是部分作者便打着中医药文化的幌子,以"房中术"等中医卫生保健术为噱头来创作色情段落,这种作品既污染了网络环境,又导致"房中术"等中医养生保健概念的污名化,对于中医药文化传播非常不利。

（4）政府和作协组织对利用网络小说宣传中医药文化的引导尚不足

在过去的这些年里,各地政府和作协组织都越来越重视网络小说的影响力,在各地分别建立了网络作家协会,同时也在积极引导网络小说创作者弘扬中华民族传统文化、弘扬爱国主义精神,但是具体到引导网络小说去宣传中医药文化,这方面的举措还相对不足。一些针对网络作家开展的培训,如鲁院网络文学作家高级研修班等,也都还尚未涉及中医药相关知识。由政府或作协发起的网络小说征文活动很多,如由上海市新闻出版局指导、阅文集团举办的"网络原创文学现实主义题材征文大赛",但是针对中医药文化的征文活动则比较欠缺。以上这些现实情况都不太符合我国目前大力发展中医药事业、弘扬中医药文化的方针政策,政府和作协组织相关的宣传和引导工作还有待进一步完善和提高。

3. 网络小说传播中医药文化的对策和建议

（1）开展针对网络小说作家的中医药文化知识培训

网络小说是由网络作家创作的,想要通过网络小说来传播中医药文化,就必须尽快开展对网络小说作家的中医药文化知识培训,使他们加深对中医药文化的理解,扭转过去的一些错误认识,在未来的创作中更好地利用网络小说传播中医药文化。这种针对中医药文化知识的培训,可以分为几个部分展开:对于顶尖网络小说作家,可以通过鲁院网络文学作家高级研修班来展开中医药文化知识培训,在研修班中利用几个课时的时间请专业人士来讲授中医药文化内涵、中医思维以及国家对于发展中医药事业的相关政策;对于中层作者,特别是针对长期创作中医药类小说的作者,各地可以举办相应的中医药文化培训班,或者开展中医药文化知识讲座;此外,还可以开展网络作家走进中医药大学的活动,让广大作者与中医药文化更加亲密地接触,加深网络小说作家对中医药文化的认识和理解。

（2）强化网络小说传播中医药文化网站管理

习近平主席在2014年北京举行的文艺座谈会上强调:"文艺工作者不能成为市场的奴隶","坚持以人民为中心的创作导向,创作更多无愧于时代的优秀作品"。许多网络小说运营网站为了获取更多的经济效益,纵容作者利用中医药文化为幌子从事色情暴力内容的创作。针对这样的情况,各网络小说网站应该不断加强管理,积极开展内容自查行动,删除那些抹黑中医药、以中医药为噱头创作色情暴力内容的作品,指导修正网络小说中对中医药文化的描述不够恰当之处,鼓励网站签约作者学习中医药文化知识。网络小说网站可以建立中医药文化积分制度,正确弘扬中医药文化的网络小说作品加分,错误表现中医药文化知识或抹黑贬低中医药的作品减分;对于分数较高、积极弘扬中医药文化的优秀作品予以奖励,对于分数较低、抹黑中医药文化的网络小说作品予以惩罚,并要求修改删除。

要建立一个由网络小说作者、编辑、读者以及中医药相关从业人员或专业人士组成的中医药文化网络小说监督团体,对网络上涉及中医药文化的网络小说进行阅读、评价以及监督,对优秀的作品予以鼓励和推荐,对不好的作品建议修改和删除。还可以依靠建立中医药文化监督团体为契机,探索建立整个网络文学的评论监督机制,这样不仅有利于弘扬中医药文化,还能对网络小说自身的发展建设起到一定的促进作用。

（3）积极引导网络小说弘扬中医药文化,举办中医药文化征文活动

各地政府以及作协组织应当响应党和国家大力发展中医药事业的号召,积极宣传和引导网络小说弘扬中医药文化,与网络小说运营网站合作,探索举办中医药文化征文比赛等相关活动。根据以往网络小说网站举办征文比赛的经验,一个小说类型的征文活动,往往能够诞生一大批这个类型的网络小说作品,其中往往会出现比较优秀的作品。举办中医药文化网络小说征文活动,一方面可以引导部分作者来从事相关的网络小说创作,另一方面也能够扩大中医药文化在网络小说领域的知名度和影响力,让越来越多的作者和读者认识到中医药文化的美丽。

（4）培养一批中医药专业出身的作家专门从事中医药类网络小说创作

利用网络小说载体弘扬中医药文化,离不开中医药专业人士的帮助。中医药专业人士不但可以对网络小说作者进行中医药文化知识的培训,而且可以对网络小说中的中医药文化内容进行监督,其中还有一部分可以从事专门的中医药类网络小说创作。在从事网络小说创作的作者中,不乏中医药专业的作者在其中,他们相较于其他作者,对中医药文化的了解更深入也更准确。可以适当吸收一批这样专业出身的网络小说作者来创作网络小说,让其利用自己的专业知识更好地弘扬中医药文化。在中医学学科中,有专门从事中医药文化研究、中医文献研究等的中医医史文献专业,这些专业的学生对中医药文化知识都有着相当程度的了解,又有相对不错的文字创作能力。可以召集一部分该专业的学生尝试从事专门宣传中医药文化的网络小说创作,相信能够诞生出一批专业且优

秀的作品,促进我国中医药文化的传播。

第二节　中医药文化国际传播,提升中医药文化软实力

中外医药交流,可以追溯到秦汉之时,其开路人首推西汉时著名外交家——"丝绸之路"的开拓人张骞。张骞通西域,打通了中国与阿拉伯国家的往来。自此,中原汉族的医药知识传播到西域,又从阿拉伯传到西方,如中医的"续命汤"等常用方剂被西域普遍接受。而西域的物产,如胡蒜、红花、胡麻等药用植物也传到中国,促使了中医药的发展繁荣。虽然之后中医药文化的发展也曾走过弯路,但中医药文化的生命力在漫长的历史长河里从未消亡。黑格尔曾经说过:"存在的就是合理的。"中医历经磨难而能够顽强地生存下来,除了其自身的独特价值外,更离不开政府、中医药企业和全体中医药事业爱好者的共同努力。

一、政府层面传播中医药文化

当今全球正处于多元化的发展阶段,"四化(世界多极化、经济全球化、文化多样化、社会信息化)三期(全球经济处于危机后的调整修复期、全球经济治理变革与新一轮经贸规则的密集构造期、中国对外经济关系的转换期)"的复杂国际环境催促着中国政府发布具有时代战略意义的"一带一路"政策。"一带一路"倡议的提出,是中国政府应对多元化世界的重大战略,表明中国逐渐形成全新的对外开放格局,对于构建和平发展、创新共赢的世界格局具有重大推动意义。在"一带一路"倡议的推动之下,中医药海外传播迎来了光明的前景[①]。2021 年 12 月 31 日,国家中医药管理局、推进"一带一路"建设工作领导小组办公室共同发布《推进中医药高质量融入共建"一带一路"发展规划(2021—2025)》,计划在"十四五"期间,与共建"一带一路"国家合作建设 30 个高质量中医药海外中心,颁布 30 项中医药国际标准,打造 10 个中医药文化海外传播品牌项目,建设 50 个中医药国际合作基地,建设一批国家中医药服务出口基地,加强中药类产品海外注册服务平台建设,组派中医援外医疗队,鼓励社会力量采用市

---

① 王磊,李海英."一带一路"视域下的中医外交[J].中医药文化,2017,12(5):52-57.

场化方式探索建设中外友好中医医院①。中医药文化依托"一带一路"倡议,加快了海外文化传播的速度,丰富了文化传播形式,减少了文化传播阻力,顺利地在国际舞台上创造文化影响力与经济价值。

与此同时,新闻报刊、孔子学院、经典医学典籍外文翻译、互联网及中医药高校的英文官网、中医报刊的海外版等多样化的传播途径推动着中医药文化的海外发展,增强了中国文化软实力与民族文化自信。突破文化差异障碍并实现中医药文化在海外顺利传播,具有重要的社会价值。

（一）政府海外传播中医药文化的途径与方式

进入 20 世纪以来,中医药文化缓慢而有序地发展着,利用多种方式进行传播,在一定程度上逐步扩大了自身的影响力,尤其是随着早年华人华侨的移民,中医药文化利用"人"这一传播载体,跨过太平洋,逐步在海外扎根,扩大了自身影响力。21 世纪以来,加拿大包括不列颠哥伦比亚省在内的 5 个省市通过针灸立法,澳大利亚在全国范围内对中医实行注册管理。中医药文化的国际地位的逐步提升,影响力的逐步扩大,在某种程度上得益于早期远涉重的洋华人华工这一传播主体。

不过值得注意的是,随着社会科学技术的日新月异与社会政治经济文化的多元化,中医药文化海外传播途径与方式也开始呈现出多种格局。尤其是"一带一路"倡议提出之后,在党中央与政府的鼓励与支持之下,中医药文化传播形式愈加多样化,当今中医药文化主要的海外传播途径与方式包含传统的新闻报刊传播,孔子学院的中医药文化教育,经典医学典籍的英译、日译等的出版与海外销售,海外华人医师的中医药诊所设立,互联网形式传播即包含 QQ、微信、推特、元宇宙、论坛、微博、博客以及各大中医药高校的英文官网、各大中医报刊的海外版官网等的传播。多样化的途径与方式交织成精密的传播网络,推动着中医药文化在海外影响力的扩大。在"一带一路"倡议之后,中国政府通过多种形式传播中医药文化,提升自己的中医药文化软实力。

1. 孔子学院的中医药文化教育

早在 2004 年的时候,为更好地传播与弘扬中国传统文化,中国政府在世界各国推广孔子学院,利用教育的模式加快文化传播速度,提高文化传播质量,从

---

① 国家中医药管理局 推进"一带一路"建设工作领导小组办公室关于印发《推进中医药高质量融入共建"一带一路"发展规划（2021—2025）》的通知［EB/OL］.（2021-12-31）［2022-10-10］. https://zyj. beijing.gov.cn/dwjlxxw/zcfg/202202/t20220217_2611994.html.

而有效提高海外华人与外国友人对中华文化的认可度,提升中华文化的国际地位。根据中国汉办官网的统计数据,截至 2019 年 12 月,我国已在全球 162 个国家(地区)设立了 545 所孔子学院和 1 170 个孔子学堂①。在创设的 545 家孔子学院之中,中医课程设置占据着较大比重。众多证据显示,中医孔子学院的设立,利用教育的系统化与规范化,能够更好地宣扬中医药文化的精粹部分。例如美国佐治亚瑞金斯大学所办的奥古斯塔大学孔子学院,利用来自上海中医药大学的专业中医师资源,"除开展中医药文化讲座、交流活动,进行中医药历史与文化展示等,还面向该校医学相关专业学生开设中医类课程;为该地区的中医从业人员进行继续教育培训,提供来华学习机会;针对社区居民需求开设中医药知识普及班,宣传中医药养生保健知识"②。

基于教育作为中医药文化传播当中的重要媒介角色,2021 年 12 月 31 日,国家中医药管理局、推进"一带一路"建设工作领导小组办公室共同发布《推进中医药高质量融入共建"一带一路"发展规划(2021—2025)》,倡导开展院校合作。在提升中医药高等院校国际教育水平,保障质量的前提下,合理调整留学生规模,加强师资队伍建设,鼓励和吸引更多留学生来华学习中医药。鼓励中医药高等院校以针灸、医学英语、中医护理、中医传播等国际合作优势学科与共建"一带一路"国家知名院校,开展教育合作与交流,打造线上精品课程,积极推动中医药纳入"一带一路"国家高等教育体系③。

2. 中医药文化交流合作论坛

在国家政府的有效推动下,利用"一带一路"的合作平台,中医药文化的国际化传播的最为直观的途径与方式是在各国组织与机构的合作之下,实现跨国文化论坛的交流与协作,尤其是加强沿线国家的医疗交流与合作,实现在沿线国家的文化传播。

自"一带一路"倡议提出至今,中国利用"一带一路"平台开展政治文化论坛,与多个国际组织、机构进行交流合作。例如 2017 年 9 月 22 日在陕西西安举

---

① 高静,郑晓红.基于海外传播平台的文明交流互鉴助推中医药国际传播与文化认同[J].中医药导报,2020(9):208.

② 潘淼.中医药大学创建海外中医孔子学院的实践探索与研究[J].天津中医药大学学报,2017,36(4):303-308.

③ 国家中医药管理局　推进"一带一路"建设工作领导小组办公室关于印发《推进中医药高质量融入共建"一带一路"发展规划(2021—2025)》的通知[EB/OL].(2022-12-31)[2022-10-10].https://zyj.beijing.gov.cn/dwjlxxw/zcfg/202202/t20220217_2611994.html.

办首届欧亚经济论坛——"一带一路"中医药发展论坛,文化论坛以"中医药的传承、发展与共享"为主题。2017 年 5 月 14 日,在北京举办了"一带一路"国际合作高峰论坛。在论坛上,时任国家卫生计生委副主任王国强提出大力推动中医药"一带一路"建设。随着中医药的国际化论坛的开展,与会者针对中医药文化理论、科研成果、医药价值与实践进行了有效沟通交流,推动国际学者等加深对中医药文化的理解,进一步签订合作共赢的中医药文化发展与传播的协议等,促进中医药文化在交流中合作,在合作中传播。

3. 其他传播途径与方式

中医药文化国际化传播的途径除却以上的主要因素之外,还包含其他的传播途径。"互联网+"形式的传播是应对大数据时代的要求而诞生的文化传播模式。当今,国内外人民几乎能够达到人手一台手机,《中国互联网核心趋势年度报告(2023)》显示,截至 2023 年,中国移动互联网月活跃用户规模已经突破12.24 亿人,全网月人均使用时长接近 160 小时,同时,各平台小程序(微信、支付宝、抖音、百度)去重后月活跃用户数量达到 9.8 亿人。网民人数市场的庞大,体现着网络与生活已经紧密挂钩。在充斥着大数据与追求快速生活节奏的时代,信息资源的获取变得更加快速,文化传播的速度也在分秒之间。中医药文化也凭借着"互联网+"的优势,在微博、微信、推特、油管、天涯海外社区、贴吧、知乎、中医药大学的英文官网、中医药文化报刊海外版进行版面宣传传播。而自"一带一路"倡议提出之后,2014 年国家中医药管理局开通官方微信公众号"中国中医",各种中医药微信微博公众账号正此起彼伏出现。在新华网官网,以新闻全文为搜索对象,据截至 2023 年的不完全统计,涉及"一带一路"与中医药内容的共有 10 000 篇,以新闻标题为搜索对象,涉及"一带一路"与中医药内容的共有 2 881 篇。《人民日报》《新华日报》、凤凰资讯等权威媒体均开设海外版,同时也开设相关的中医药文化宣传栏等。"互联网+"模式推动了"一带一路"视域下的中医药文化传播,给予了中医药文化宣传巨大的潜在市场。

中医经典文集的英译、日译也在一定程度上可以满足国外学者对中医药疗效价值与理论价值的理解。1992—2005 年,公开发行的中医古籍有《黄帝内经》英译本、《伤寒论》英译本等。英译本的出现,解决了文字理解的困难,扩大了文化国际化传播的可能性。"一带一路"倡议之后,中医药经典文刊也陆续被翻译成外文版,例如上海中医药大学出版的《中医药文化》期刊开始出现英译版,扩大了期刊文化的国际传播力度。但是由于中英文化存在背景差异,英译本难以实现完全融会贯通原经典文集,名词术语的翻译也难以达到文化理解一致,故而也影响了中医文化传播的质量。

(二) 中医药文化的海外传播影响与文化软实力

中医药文化的海外传播利用孔子学院、中医药文化论坛、互联网等多种形式,扩大了文化传播的区域,提高了文化传播的速度,形成了良好的文化传播局面,也进一步加深了中医药文化的海外影响力。尤其是在"一带一路"倡议之下,中国积极发展多边外交,与沿线国家签署多项中医药领域合作协议。截至 2022 年,中医药已传播至 196 个国家和地区,成为中国与东盟、欧盟、非盟、拉共体以及上海合作组织、金砖国家、中国-中东欧国家合作、中国-葡语国家经贸合作论坛等地区和机制合作的重要领域。第七十二届世界卫生大会审议通过了《国际疾病分类第十一次修订本》,首次纳入以中医药为主体的传统医学章节,中医药历史性地进入世界主流医学体系,中医药在国际传统医学领域的话语权和影响力显著提升[1]。

中医药文化海外的传播影响力不仅带来了可观的医疗经济价值,更多的是彰显了中医药文化的吸引力和影响力,提升了中华文化软实力。早在 20 世纪 90 年代初期,著名的哈佛学者约瑟夫·奈将国家的综合国力分为硬实力与软实力。所谓的软实力由文化因素构成,强调的是在"润物细无声"与"潜移默化"之下,进行对其他国家精神意识层面的影响。而正如习近平主席所言:"我们最深厚的软实力是中华传统文化。"中医药文化作为中华传统文化的重要组成部分,以"天人合一""天人感应"的思想理论影响着中国古代医疗系统的医疗卫生与养生保健。蕴含丰富哲学思想理念与生活价值要求的中医药文化,借助"一带一路"倡议,随着越来越多的孔子学院的建成,逐步彰显出文化软实力。其借助中医药的宣传外壳,"力求在国外,以汉语言学为载体,普及中国知识、中国文化",逐步寻求东西方文化价值观念的趋同,提高中华民族的文化认可度,从而有效提高中国的国际地位。正如 2014 年 10 月 15 日习近平在北京主持召开文艺工作座谈会中所谈到的:"中华优秀传统文化是中华民族的精神命脉,是涵养社会主义核心价值观的重要源泉,也是我们在世界文化激荡中站稳脚跟的坚实根基。"只有不断促进包括中医药文化在内的中华优秀传

---

① 国家中医药管理局 推进"一带一路"建设工作领导小组办公室关于印发《推进中医药高质量融入共建"一带一路"发展规划(2021—2025)》的通知[EB/OL]. (2021-12-31)[2022-10-10]. https://zyj. beijing. gov. cn/dwjlxxw/zcfg/202202/t20220217_2611994. html.

统文化的国际化传播与发展,提高文化影响力,提升文化自信,增强文化软实力,才能真正立足于国际舞台。要借"一带一路"快车,向世界讲好中国故事,传播中医药文化,深化与"一带一路"沿线国家的合作,探索建立中医药服务贸易境外发展模式,大力发展集中医药教育、中医药医疗和中医药文化创意于一体的中医药服务贸易①。

（三）政府海外传播中医药文化的障碍与前景思考

在"一带一路"倡议的推动之下,中医药海外传播迎来了光明的前景,多样化的传播途径也推动着中医药文化的海外发展,增强了中医药文化的认同,提升了中国文化软实力。但与此同时,当今中医药文化海外传播也遭遇了一定的困难,主要包括传播的深度不够与传播的内容准确度不足等问题。

中医药文化的医学术语蕴含着中国古代社会的哲学精神,其理论基础源自古代朴素的哲学思想,这与依靠近代实验的西医药文化存在巨大差异。因此在海外传播的过程当中,中医药文化的理论精粹难以被长期浸润在西医药文化下的外国人接收,文化背景的差异造成了文化传播深入的困难。与此同时,正如上文所提到的,因为中英文化存在语言背景差异,很多中医学专业术语难以被完全精准翻译。尽管现行的《传统医学名词术语国际标准》和《中医基本名词术语国际标准》缓解了语言翻译的困境,但是术语英译标准化中仍存在争议问题,许多词汇专家对一些中医名词术语的翻译各抒己见,如"伤寒"译为"exogenous febrile disease、cold damage、cold affection、cold attack"等。对中医名词术语英译标准化的争论阻碍了文化的海外传播的深入,降低了文化传播内容的质量与影响力。

中医药文化海外传播的阻碍也与互联网发展中的信息漏洞相关。在数据不断更新的当下,由于个人利益、博取关注度以及信息传播资本要求廉价等,网络信息传播海量的数据当中充斥着相当比例的虚假信息。借助互联网载体进行传播的中医药文化,同样也遭遇了虚假信息影响的困境。例如,在2008年国家中医药管理局政策法规监督对有关中医药网站调查、监测、核查后,公布了四批虚假中医医疗机构网站名单,涉及虚假中医医疗机构网站365个。中医药文化在海外的传播,也在某种程度上被错误虚假的信息影响。尽管官方权威网站信息真实性与准确度能够得到确认,但是在缺乏更为完善监管体

---

① 吴镇聪."一带一路"建设视域下中医药文化对外传播研究[J].福建农林大学学报(哲学社会科学版),2016,19(4):78-82.

制的元宇宙、微博、微信、推特、油管等上，虚假的中医药信息难以断绝，不绝如缕。对某种中药材的虚假夸大化、医疗价值的虚假宣传等，易造成海外群众对于中医药文化价值的质疑与否定，从而降低中医药文化的国际地位与文化自信。

　　中医药文化海外传播也受国外文化背景与国家政策的影响。中医药在欧盟区域是作为食品添加剂与保健品存在的，其疗效价值被远远低估。同时，2004年欧盟颁发《欧盟传统植物药（草药）注册程序指令》，指出只有注册上市的草药才能销售，并且要求所在成员国应尽快落实这一指令①。在某种程度上，严格的注册程序也影响着中医药的国外销售，阻碍着中医药文化的海外传播步伐。

　　尽管在当前，不可避免存在以上相关障碍条件，但更值得关注的是，国家政府在中医药文化国际化传播过程中始终扮演着积极推动的角色。例如中国政府与俄罗斯政府利用"一带一路"平台，启动中医"海外惠侨工程——中医关怀计划"，"切实落实中医药在俄罗斯的传播与发展"。2021年，国家中医药管理局、推进"一带一路"建设工作领导小组办公室共同印发《推进中医药高质量融入共建"一带一路"发展规划（2021—2025）》，文件重点强调要深化政府间合作，落实现有中医药合作协议，推动中医药纳入更多国家主流卫生体系和政府合作机制，与共建"一带一路"国家广泛开展医药合作。其中，政策沟通方面"加强传统医学政策法规、人员资质、产品注册、市场准入、质量监管等交流沟通和经验分享"。这表明国家政府已经着手对虚假中医药文化信息加强管理，虚假中医药文化信息在海外的传播将在政策的作用下进一步得到遏制，从而肃清网络虚假信息环境，提高中医药文化的海外地位。同时，在政策沟通方面，进一步"扩大沿线国家对中医药的市场开放，降低对中医药服务和产品的准入壁垒"。尤其是针对欧盟的产品注册指令，中国政府支持"实施中药产品海外注册项目，搭建中药海外注册公共服务平台，支持100种成熟的中药产品以药品、保健品、功能食品等方式在沿线国家进行注册"，进而解决中医药文化海外传播的贸易壁垒，扩大中医药产品在海外的流通②。

　　中医药文化具有崇高的文化价值与社会价值，但是因为与近代西医文化的

---

　　①　严暄暄.人类学视角下的中医药跨文化传通[D].长沙:湖南中医药大学,2016:72.

　　②　司富春,张明文."一带一路"背景下中医药对外交流问题与对策研究[J].中医研究,2017,30(10):1-4.

冲突以及近现代中国在国际上的特殊社会背景等情况,中医药不仅仅逐渐丧失了在卫生医疗系统之中的主导地位,在海外传播发展过程当中也屡受质疑与打击,一些西方国家认为是中国文化和价值观的输出比较敏感,造成中医药文化在国际上被远远低估的现状,营造着不自信的文化氛围。另外,当今全球正处于多元化的发展阶段,"四化三期"的复杂国际环境催促中国发布了具有时代战略意义的"一带一路"政策,以谋求更多的话语权,更好地矗立在世界舞台之上,实现中华民族伟大复兴。国际地位的巩固除了需要高度发达的政治经济文明,也需要一定的自身文化实力。中医药文化是中国传统文化的重要组成部分,在海外弘扬与发展中医药文化将有效推动中国文化软实力的增强,提高中国传统文化的国际地位。因此,更好地突破文化差异障碍,有效地利用中医药文化的传播途径与形式,从而实现中医药文化在海外顺利传播的目标,具有重要的社会价值。在"一带一路"倡议之下,政府始终在中医药文化传播中扮演着重要角色,从积极开展中医孔子学院到与其他国家签署规章条例协调合作,中医药文化的海外传播速度不断加快,传播内容质量不断提高,逐步摆脱文化发展滞后的情况,使中国借助中医药文化传播,提高文化软实力与增强民族文化自信。但是中医药文化传播的助力对象应当不仅仅局限在政府之中,根据传播学"5W"理论,在国际文化传播平台之上,相关海外华侨与企业单位也应当助力中医药文化传播。因此,中医药文化的传播要发挥政府的主导作用,坚持以政府为依托,以企业、高校及相关社会组织为主力的多元化传播主体。要想实现中医药文化的对外传播,离不开政府、相关企业和社会组织以及个人的共同努力。政府作为传播活动的起点,不仅开启了整个传播过程,更在传播活动中扮演着关键角色。政府作为国家行政职能部门,在中医药文化对外传播中的作用举足轻重,是中医药文化对外传播过程中最重要的传播主体。政府部门颁布的相关纲要及意见发挥着传播、引导、管理及监督作用,是中医药文化传播的方向标。中医药企业要积极走出去,必须做好企业文化营销。在中医药的销售过程中,发挥中医药产品的载体作用,传播、演绎中医药文化,让消费者更好地感知中医药文化的内涵和魅力,让他们在获得药品疗效的同时,又对中医药产品和中医药文化形成一种情感上的认可①。相关社会组织要加强国际交流与合作,定期开展文化交流。只有全民共同助力作为中华传统文化重要组成部分的中医药文化传播,才能真正将这一伟大的传统文化发扬光大。

---

① 马静."一带一路"语境下中医药文化对外传播现状探析[J].边疆经济与文化,2017(1):51-52.

二、企业层面传播中医药文化

中药堂一直是中医药传承和发展的活态载体,对中国医学的发展起到了重要的作用,更是现如今传播中医药文化的重要阵地。清康熙八年(1669年),太医乐显扬创办了同仁堂。关于同仁堂,相传有这样一个故事:少年康熙曾患有怪病,全身起红疹,奇痒无比,宫中御医对此很无奈。康熙情绪低落,微服出宫散心,信步走进一家小药铺,药铺郎中只开了便宜的大黄,嘱咐康熙泡水沐浴。康熙按照嘱咐,如法沐浴,迅速好转,不过三日便痊愈。为了感谢郎中,康熙写下"同修仁德,济世养生",并送给他一座大药堂,起名"同仁堂"。此江湖郎中,便是同仁堂的创始人乐显扬,号尊育,祖籍浙江宁波府慈溪县(今宁波市江北区慈城镇)。明代永乐年间,其曾祖父乐良才举家迁往北京,以走街串巷、行医卖药为生,在当时被称为铃医。乐显扬是乐家第四代传人,早期也是铃医,后在清皇宫太医院任出纳文书的吏目。他博览历代方书,又利用职务的便利条件收集了许多古方和宫廷的秘方。雍正元年(1723年),同仁堂被钦定供奉清宫御药房用药,历经八代皇帝一百八十八年,是国内久负盛名的中药老字号,距今已三百余年。同仁堂恪守"炮制虽繁必不敢省人工,品味虽贵必不敢减物力"的传统古训,树立"修合无人见,存心有天知"的自律意识,其药品因配方独特、疗效显著而享誉海内外,如安宫牛黄丸、牛黄清心丸、大活络丸等①。如今,同仁堂已发展成为跨国经营的大型国有企业——同仁堂集团公司,在继承传统制药特色的基础上采用现代科学技术,研制开发更多的新药以造福人民。

杭州胡庆余堂为胡雪岩于1874年创建,以南宋官办"太平惠民和济药局"局方、传统方、名医验方、秘方,生产丸、散、膏、丹、曲、露、油、酒等数百个产品,被誉为"江南药王"。胡庆余堂秉承"戒欺"祖训、"真不二价"的经营方针。门楼上现今还保留着创始人胡雪岩所立"是乃仁术"四个大字,它表达了胡庆余堂创办药业是为了广济于人,反映了当时就有的诚实守信和治病救人的仁义。其生产的胡氏辟瘟丹、古医牌安宫牛黄丸、人参再造丸、神香苏合丸、六神丸等药品疗效显著、质量上乘,深受欢迎。胡庆余堂地处杭州历史文化街区清河坊,是国内保存最完好的晚清工商型古建筑群,系徽派建筑风格之典范。整个建筑形制宛如一只仙鹤,栖居于吴山脚下,寓示"长寿",被评为国内首家中药博物馆、全国重点文物保护单位。其丰富的中药文化内涵和精湛的建筑吸引了海内外大量的游

---

① 北京同仁堂制药厂简介[J].中药通报,1988(5):57.

客,成为保护、继承、发展、传播中医药文化精粹的重要场所①。自公司成立以来,结合自身的实际情况,形成了一整套具有公司特色的现代化、专业化、人性化的网络管理体系,将胡庆余堂的百年历史和文化底蕴与严谨有序的工作态度有机结合。

这些医药企业,从无到有,从小药堂到大企业,从国内走向国际,逐步发展壮大起来,用古老的中医思想给全世界的人带来健康的体魄。这些企业海外市场的零售终端既是经济实体,也是文化载体,肩负着经营发展和文化传播的双重责任。不少企业的门店中设有中医药特色的文化廊,通过中医药雕像、照片、电影等丰富多彩的形式,普及中医药文化,营造文化氛围,使中医药走进人民生活,让中医药文化在人们心底生根发芽。此外,这些企业举办多种形式的健康讲座,向当地顾客教授太极拳、八段锦等养生方法,亦会邀请名医进行义诊活动。将古老的中医文化思想传递给世界每一位追求健康的人。

三、个人层面传播中医药文化

(一) 近代个体传教士传播中医药文化

大约是在元代中西交流的过程中,西人最早了解了中国医学。但直到明末清初的传教士来华,西人才真正实地接触和观察中国医学并一直持续下来。明末来华传教士利玛窦说:"他们按脉的方法和我们的一样,治病也相当成功。""16世纪末耶稣会士赶赴中国之际,以亚里士多德的自然哲学和希波克拉底四种体液说为基础的盖伦医学体系仍然支配着西方医学。"②然而,即使中西医的理论体系存在差异,西方人对中医的消化能力很低,也没有影响中医西传的趋势。关于中医的对外传播这段历史,传教士是一个绕不开的群体。

出身望族的波兰来华传教士卜弥格是将中医中药介绍到西方的第一人。"他在来华期间,曾长期对中国的历史、地理、传统文化、闻名于世的各种物产和中医进行了系统深入的研究,用当时在欧洲通用的拉丁文,写了一系列具有很高的科学价值的著作,为向西方传播中国文明成就,做出了伟大的贡献。"③在中医方面,他比较详细地介绍了《黄帝内经》的基本内容。"卜弥格完全了解了《黄帝内经》的哲学基础,对阴阳五行说做了较好的介绍,我们发现卜弥格不是一般地在介绍《黄帝内

---

① 李兰. 近代中医期刊广告研究[D]. 济南:山东中医药大学,2015:25.
② 陶飞亚. 传教士中医观的变迁[J]. 历史研究,2010(5):60-78.
③ 卡伊丹斯基,张振辉.《卜弥格文集》摘要[J]. 国际汉学,2009(2):100-113.

经》,而是真正读懂了这部书,理解了它。"①除此之外,卜弥格对于《脉经》、中草药以及中西医的比较皆有着深入的研究,并著有《单味药——中国人用于医疗的单味药》《放在〈处方大全〉前的另一篇前言,这同一个神父》《一篇论脉的文章》等文章。

法国耶稣会士殷弘绪对中医西传亦做出了极大的贡献。"他在至少4封信函中详细介绍了具有药用功效的中国植物,如柿子、荔枝、槐树、柳树、扫帚草、樟脑、蕨、芝麻、葛根、赤小豆、芍药、金银花、通草、人参、白及根、白芍、马齿苋等,此外还介绍了辰砂、雄黄、磁石粉等矿物药,以及羊肝丸这味动物药。"②此外,关于种痘法,殷弘绪将英国与中国的认识相互比较,认为"中国人给孩子接种疫苗的方法比英国式的接种疫苗更温和,危险性更小些"。即使殷弘绪在传播中医的道路上困难重重,需要克服语言不通以及理论体系迥异等障碍,他依然站在支持中医的立场上高度评价中医,并向西方人展示中医的魅力。他说:"中国并不像欧洲有的人认为的中国的医生无知或者冒险。我对他们的医学论述不能做出判断,这些论述中的语言莫测高深,中国人也不能全懂。但是我有机会翻阅了不多的医书,我相信如果能把这些书籍译成我们的语言,欧洲的医生们对他们有关各种疾病的诊断、症状描述、药物及其品性的介绍一定会很满意。"

除此之外,还有许多其他的传教士为中医西传毕生奔波。在促进中西文化的交流和传播的过程中,这些在中国生活已久的传教士除了将中医文化传播到西方之外,还翻译了各家经典,促进了中医传统文化的传播以及双方在各个领域及学科的相互沟通,对当代中医文化的传播与中外文化的交流有很大的借鉴和参考意义。

在中国早期的现代化进程中,基督教在推动中国中医药事业发展方面发挥了重要的奠基和推动作用。"具体而言,往往是先有教会医院,后有中国自创的新式医院;先有教会医学院校,后有中国自创的西医学院校;先有传教士医药团体,后有华人医药团体;先有医学传教士创办的医学刊物,后有中国人自办的医学刊物;先有医学传教士编译西医书籍,后有中国人自己编译西医书籍……因此可以说,基督教在华医药事业推动了中国医学早期现代化。"③不可忽视的是,传教士来华对中医亦产生了很大的冲击,在民众中掀起了巨大的质疑浪潮,并延续至今。同时,传教士向世界宣传中医药文化知识,传播了中国的价值观念,展示了中华文化的独特魅力。我们作为新一代的中医人,必须让世界看到真正的中

① 张西平.卜弥格与中医的西传[J].北京行政学院学报,2012(4):123-128.
② 王银泉.明末清初耶稣会士传译中医文化的现代启示[N].中国社会科学报,2015-04-01(B06).
③ 杜志章.论近代教会医药事业对中国医学早期现代化的影响[J].江汉论坛,2011(12):115-122.

医文化,必须加强国际交流合作,积极推广中医和传播中医药文化。

（二）现代来华外国留学生学习和传播中医药文化

自古以来,中医药就是古丝绸之路沿线国家交流合作的重要内容,伴随早期的商贸活动在沿线国家落地生根,以不同形态成为沿线民众共享共建的卫生资源。近年来,随着健康观念和医学模式的转变,中医药在防治常见病、多发病、慢性病及重大疾病中的疗效和作用日益得到国际社会的认可。中医药学是中华民族智慧的结晶和优秀传统文化的瑰宝,是承载中国传统文化的主要载体之一,在世界医药文化领域独具特色①。近年来,随着中国文化软实力的提升,越来越多的外国人对我国传统文化特别是中医药学产生了浓厚兴趣,更多的外国留学生选择来华学习中医。中医药文化俨然成为国际友人了解中华文化的一张崭新的名片,在国际文化交流合作中发挥着越来越重要的作用。这样既大力发展了中医药院校的对外交流事业,将中国传统医药学发扬光大,又满足了世界范围内日益旺盛的中医人才与中医服务的需求。南京中医药大学在外国留学生的中医文化教育上发挥了举足轻重的作用。早在 1957 年,南京中医药大学就接收了新中国首批外国留学生;1993 年与澳大利亚皇家墨尔本理工大学共同创办中医学专业,首开我国与西方正规大学合作开展中医学历教育之先河,在澳大利亚产生了巨大影响,并促成澳大利亚中医立法。目前,学校与 90 多个国家和地区有着广泛交流,并与 30 多个国家和地区的政府、高校或学术团体及机构建立了友好的合作关系。通过国际交流合作,学校积极弘扬中医药文化,扩大中医药在国际上的影响。2010 年,学校与合作多年的澳大利亚皇家墨尔本理工大学共同创办了全球首家中医孔子学院。揭牌仪式上,时任国家副主席习近平亲临现场授牌,称中医药学是"打开中华文明宝库的钥匙",并讲道:"中医孔子学院把传统和现代中医药科学同汉语教学相融合,必将为澳大利亚民众开启一扇了解中国文化的新窗口,为两国人民心灵沟通、增进传统友好搭起一座新的桥梁。"②建校以来,南京中医药大学为海外培养了一大批高素质优秀中医药人才,他们中既有曾任苏里南总统的陈亚先这样的杰出人物,也不乏被称为"现代欧洲中医之父"的马万里等优秀人才。

通过对来华的外国留学生开展中医文化教育,使他们学习专业系统的理论,

———————————

①　国家中医药管理局、国家发展和改革委员会发布《中医药"一带一路"发展规划(2016—2020年)》[J].中医杂志,2017,58(4):296.

②　李思乐,顾赤,毛和荣.我国"中医外交"初探[J].时珍国医国药,2016,27(5):1280-1282.

体验中医正骨、针灸、按摩、刮痧、理疗等项目,逐步使国际友人认可中医、认可中国传统文化,让他们自觉成为传播中医文化的使者。对中医文化的学习和传播,主要体现在如下三个方面:

一是学习和传播中医经典理论。中医基础理论是以中国古代的唯物论和辩证法思想,即气一元论和阴阳五行学说为哲学基础,以整体观念为指导思想,以脏腑经络的生理和病理为核心,以辨证论治为诊疗特点的独特的医学理论体系。中医理论是指导中医临床实践的基础,更是中医文化传承的基础。让外国留学生学习中医经典理论,是期望他们了解中医的“根”,把最正统的中医思想带回他们的国家,使他们了解最纯粹的中国传统医学①。

二是学习和传播中医临床经验。国医大师裘沛然说过:“疗效才是硬道理。”中医之所以能历久弥新,千年之后依然能傲然屹立于世界医药之林,就在于它的独特疗效。中医临床的治疗手段数不胜数,最具代表性的是推拿、针灸、中医正骨、中药等。推拿主要以手法推拿为主,包括拔罐、刮痧、理疗等中医特色疗法,配合中、西药及牵引等方法,利用三维电脑颈、腰椎牵引床和电脑牵引床等现代医学科技进行精准治疗。针灸是利用针刺与艾灸进行治疗,以针刺入人体穴位治病,对痴呆、癫痫、锥体外系疾病、脱髓鞘疾病、周围神经疾病等神经内科疑重杂症具有较高诊治水平。中医正骨则是利用手法、中药及特色器具,综合治疗颈椎病、腰椎间盘突出症、早期股骨头坏死、膝关节骨性关节炎等,运用手法复位配合小夹板,治疗儿童肱骨髁上骨折、尺桡骨骨折、老年桡骨远端骨折等及各部位关节脱位。中药的自制制剂用于预防、治疗疾病,在养生、调养方面效果显著,现已有中药制剂“生肌膏”等被列入世界非物质文化遗产名录。只有让国际友人亲身体验中医推拿、针灸、中医正骨的奥妙,学习利用中医特色技术治疗的手法,了解中医为人类健康服务的功能,才能让他们信服中医。因此,通过外国友人传播中医理论,是为了让更多的国家了解中医;而传播中医临床经验,是为了让更多的国家接纳中医。

三是学习和传播中医文化的精神理念。中华文化是一种向内、向上追寻的文化,它所追求的是时间上的永恒。所以,五千年的中华民族,无论是在鼎盛的汉唐盛世,还是强盛的康乾之治,都不会在疆域上进行野蛮扩张。但它的灿烂文化,通过各种各样的方式与全世界的人民分享。而中医的特色和优势,就是由博大精深的中华文化孕育而成的。因此,要想准确而深入地把握中医文化思想的

---

① 叶绘晟.独立学院大学生传统医学理论体系认知影响因素[J].学理论,2013(5):202-203.

精髓和实质,就必须对中华文化有足够的认识。外国留学生将这份精神理念带回国内,才能在那片土地上更好地开出中医之花。

除了通过传统的院校教育方式让外国留学生学习中医药文化之外,还可以积极借助信息化的方式。进入 21 世纪,移动互联网、物联网、大数据、云计算、人工智能、虚拟现实、新材料等一系列重大技术创新,给文化创新带来了前所未有的强大动力和广阔空间,促进了文化生产、传播、消费及管理方式的深刻变革。这一轮以信息技术为核心推动力的文化科技融合创新,也已构成新一轮综合国力竞争的重要内容①。中医药信息化是实现中医药振兴发展的重要引擎和技术支撑,也是体现中医药发展水平的重要标志。全面提升中医药信息化水平,以信息化驱动中医药现代化,是适应国家信息化发展新形势的重要举措,是推进中医药振兴发展的内在要求,也是实现人人基本享有中医药服务的必然选择。

在深入贯彻落实党中央关于中医药事业发展意见和要求的前提下,国内的各中医药大学和中医医院可以利用自己的网站、微信、微博等向世界人民展示中医药文化。除了设置常有栏目外,中医医院还可以开设网络医院特有栏目,如养生健康知识,医生个人网站,检验、影像、病理、超声检查结果咨询,中草药咨询,网上健康体检,就医指南,特色中医药,健康教育,《健康报》电子版等②,中医药大学可以开设中医国际教育专栏。通过这样的方式,可以实现拉近距离、锻炼队伍和传播文化的目标。

第一,拉近距离。中医医院利用网络医院将医生对国际友人的服务从院内延伸到院外,使友人足不出户在网上就可以实现体验中医的意愿,从而架起了友谊交流的新桥梁。

第二,锻炼队伍。目前全国的中医药大学和中医医院的很多医生和专家学者已经开通了个人网站,产生了大量的中医论著和文献,国际友人通过阅读其中的内容,可以了解中医知识。同时,专家们还将自己对特殊病例的治疗心得在网上同国内外同道进行探讨。医生在与患者进行在线交流中不断加强学习,提升了自身的医疗水平。

第三,传播文化。"但祈世间人无病,何愁架上药生尘。"俗话说:"授人以鱼,不如授人以渔。"通过帮助公众养成正确的生活方式,努力减少疾病,让群众

---

① 傅才武.试论国家文化规划中的问题导向、逻辑建构与策略设计:以《国家"十三五"时期文化发展改革规划纲要》为中心[J].文化软实力研究,2017,2(4):5-13.

② 李延华.创新服务模式构建网络医院的尝试[J].现代医院,2012,12(5):143-144.

少生病,宁愿大家都不看病。网络为医生与国际友人提供了一个可以一对一交流的平台,使得医生能与世界各地的中医需求者拉近距离,实现沟通交流零距离。通过增进中医医生与病人之间的相互了解,使中医药文化传播到全球各地。

全民同享健康,世界共享健康。中医药事业发展关系着全人类的健康福祉,是一把中国走向世界的钥匙。随着中医药自身的不断发展,其在人类命运共同体实践路径中发挥的作用也会越来越大,将成为攻克世界性疾病研究的主力军之一,增进各国间面对疾病休戚与共的使命感,将成为维系各国间经济、文化、生态、科技、贸易层面良好交流的枢纽,为推动世界向美好和谐方向发展发挥巨大作用。中医药将成为人类命运共同体共同的情感枢纽,加快人类命运共同体的实践进程。来华学习中医药文化的外国留学生是传播中医文化的接力者,有了他们,近年来中医药文化的海外传播出现了可喜的新局面,也取得了一定的新成绩。在他们的努力下,"精诚仁爱"的文化特质跨越重洋,让古老的中国传统医学之光在五洲闪亮,熠熠生辉!

中医药文化国际化传播已被确立为我国当代中医药事业发展的基本目标之一。中医药国际化的总体目标是使中国传统医学的理论和实践得到国际社会的广泛认同,以及中医药在全球范围内被广泛接受和应用,并得到法律的保护。中医药文化的国际化传播为中国文化的输出提供了新的窗口,从而满足了国家发展中医药产业的战略要求,为全人类的疾病防治和健康发挥积极作用,迎合人类生态思想潮流,满足预防疾病、提高生存质量乃至生命质量的多样化健康需求,向世界展示了一个具有五千年文明的大国形象。

中医药文化是中华民族优秀传统文化的重要组成部分,在民族文化发展过程中具有特殊地位,有极强的民族象征意义。我们相信中医药文化传播的前途是光明的,因为它的养生保健理念、天人合一的思想、防治结合的理念符合现代人的健康观念。每一个中医药相关工作者都要做中医药文化的传播者,充分利用自己的专业知识,结合时代特征创新中医药文化的传播方式,宣传好中医药文化的精粹,使中医药文化融入大众生活并造福大众,推动中医药文化的积极发展。同时,广大人民群众需要在党和国家正确方针、政策和路线的指引下,提升自己的辨别能力,对浩如星辰的中医药知识去伪存真,积极主动地做传播中医药文化的使者,让具有数千年历史的传统中医药助力健康中国伟大事业发展,为全人类的健康事业做出更大的贡献。

主要参考书目

［1］陈其广.战略的中医药:国情分析和国策建议［M］.北京:社会科学文献出版社,2018.

［2］段鹏.国家形象建构中的传播策略［M］.北京:中国传媒大学出版社,2007.

［3］邓小平.邓小平文集:第2卷［M］.北京:人民出版社,1994.

［4］费耶阿本德.自由社会中的科学［M］.上海:上海译文出版社,2015.

［5］郭建宁.中国文化强国战略［M］.北京:高等教育出版社,2012.

［6］耿刘同,耿引循.佛学与中医学［M］.北京:中国中医药出版社,2017.

［7］关世杰.中华文化国际影响力调查研究［M］.北京:北京大学出版社,2016.

［8］管文虎.国家形象论［M］.成都:电子科技大学出版社,2000.

［9］胡惠林.中国国家文化安全论［M］.上海:上海人民出版社,2011.

［10］江泽民.江泽民文选:第3卷［M］.北京:人民出版社,2006.

［11］吉尔平.世界政治中的战争与变革［M］.宋新宁,杜建平,译.上海:上海人民出版社,2007.

［12］联合国教科文组织.世界文化报告:文化、创新与市场(1998)［M］.北京:北京大学出版社,2000.

［13］刘继南,何辉.中国形象:中国国家形象的国际传播现状与对策［M］.北京:中国传媒大学出版社,2006.

［14］刘朋.国家形象的概念:构成、分歧与区隔［M］.北京:中国传媒大学出版社,2009.

［15］李寿源.国际关系与中国外交:大众传播的独特风景线［M］.北京:北京广播学院出版社,1999.

［16］毛嘉陵.中国中医药文化文献集［M］.北京:社会科学文献出版社,2017.

［17］毛嘉陵.中国中医药文化与产业发展报告:2017—2018［M］.北京:社会科学文献出版社,2019.

［18］马克思,恩格斯.马克思恩格斯全集:第19卷［M］.北京:人民出版社,1963.

［19］毛泽东.毛泽东选集:第2卷［M］.北京:人民出版社,1991.

［20］潘西华.葛兰西文化领导权思想研究［M］.北京:社会科学文献出版社,2012.

［21］"提升我国体育文化软实力核心问题研究"课题组.中国体育文化软实力及其提升［M］.北京:科学出版社,2015.

［22］文庠.移植与超越:民国中医医政［M］.北京:中国中医药出版社,2007.

［23］王一川,等.中国文化软实力发展战略综论[M].北京:商务印书馆,2015.

［24］王治河.福柯[M].长沙:湖南教育出版社,1999.

［25］叶朗.中国文化产业年度发展报告:2017[M].北京:北京大学出版社,2017.

［26］奈.软实力[M].马娟娟,译.北京:中信出版社,2013.

［27］张国祚.中国文化软实力研究论纲[M].北京:社会科学文献出版社,2015.

［28］中共中央宣传部理论局.中国制度面对面[M].北京:人民出版社,2020.

后　记

中医药文化是中华优秀传统文化的一张亮丽名片，是我国文化软实力的重要体现。深入研究中医药文化软实力对于助力健康中国建设、助推文化强国战略具有十分重要的价值，为此，我们申报了江苏省社科基金项目"文化强国视域下中医药文化软实力研究"和江苏高校哲学社会科学研究基地重大课题"江苏中医药文化软实力研究"。

本书为课题研究的最终成果，是课题组成员集体智慧的结晶。全书按照提出问题、分析问题和解决问题的逻辑顺序展开，分为九章，较为系统而又清晰地阐述了提升中医药文化软实力的策略和建议。

全书由张洪雷统筹规划，设计撰写方案，并统稿、审稿。教育部"长江学者"特聘教授，博士生导师、南京师范大学王永贵教授对全书的框架、目录给予热心的指导；课题组成员张宗明、张艳萍、王小丁、林合华、郑慧凌、张卓雅、张清林、张承坤等积极参与书稿的研讨和部分章节的撰写；我的研究生刘晓霞、王玮娇、李国琴、山奇卉、王佳玉、陈廷煊参与了资料的搜集、书稿的编排和整理，秦思韵、王诗语、顾子竹、陈志林、王玉珏参与了全部书稿的审阅和校对。东南大学出版社的编辑为该书的策划和编辑出版付出了艰辛劳动，在此一并致谢！

由于时间仓促、学识有限，疏漏在所难免，敬请读者批评指正。

张洪雷

2023 年 7 月 2 日

于南京仙林灵山脚下